Stain noted 10/27/15 mm

D0035764

La dieta abdominal

El plan de 6 semanas para aplanar su abdomen y mantenerla esbelta para siempre

DAVID ZINCZENKO
Editor jefe de **Men'sHealth®**
CON TED SPIKER

RODALE

Para todos los estadounidenses que se han alzado en armas contra la obesidad.
Hoy comenzamos a ganar la batalla. . .

Aviso

Este libro sólo debe utilizarse como volumen de referencia y no como manual de medicina. La información que se ofrece en el mismo tiene el objetivo de ayudarle a tomar decisiones con conocimiento de causa acerca de su salud. No pretende sustituir ningún tratamiento que su médico le haya indicado. Si sospecha que padece algún problema de salud, la exhortamos a que busque la ayuda de un médico competente.

Las menciones que se hacen en este libro de compañías, organizaciones o autoridades específicas no significa que cuenten con el respaldo del autor o de la casa editorial, al igual que las menciones que se hacen en este libro de compañías, organizaciones o autoridades específicas no indica que ellas respalden lo que se dice en este libro, al autor o a la casa editorial.

Las direcciones de páginas del internet y los números telefónicos que se proporcionan en este libro eran correctos cuando se mandó a la imprenta.

Algunas secciones de este libro han aparecido previamente en las revistas *Men's Health, Prevention* y *Women's Health*.

© 2006 por Rodale Inc.
Fotografías © 2006 por Rodale Inc.

Men's Health es una marca registrada de Rodale Inc.
Impreso en los Estados Unidos de América
Rodale Inc. hace el máximo esfuerzo posible por usar papel libre de ácidos ∞ y reciclado ♻.

Diseño del libro de Christopher Rhoads

Library of Congress Cataloging-in-Publication Data

Zinczenko, David.
 [Abs diet. Spanish]
 La dieta abdominal : el plan de 6 semanas para aplanar su abdomen y mantenerla esbelta para siempre : para la mujer / David Zinczenko con Ted Spiker.
  p. cm.
 Includes index.
 ISBN-13 978–1–59486–502–2 hardcover
 ISBN-10 1–59486–502–7 hardcover
 ISBN-13 978–1–59486–539–8 paperback
 ISBN-10 1-59486-539-6 paperback
 1. Reducing exercises. 2. Abdominal exercises. 3. Exercise for women. 4. Reducing diets. I. Spiker, Ted. II. Title. III. Title: Dieta abdominal para la mujer.
 RA781.6.Z5818 2006
 613.7'1—dc22   2006042339

   4 6 8 10 9 7 5   hardcover
 2 4 6 8 10 9 7 5 3 1 paperback

www.theAbsDiet.com

Índice

Agradecimientos

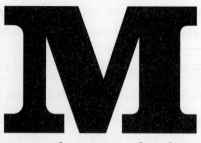

I MÁS SINCERO AGRAdecimiento a las personas sumamente talentosas, trabajadoras y entregadas que me han apoyado, alentado e inspirado. En particular:

A Steve Murphy, quien tiene la gran responsabilidad de dirigir una enorme compañía internacional y aun así, posee la perspicacia y el valor de anteponer a todo la calidad editorial.

A la familia Rodale, sin la cual nada de esto habría sido posible.

A Jeremy Katz, quien comprendió mi visión de *La Dieta Abdominal para la mujer*, me insistió para que sacara lo mejor de mí y me ayudó en varios momentos de crisis durante esta creación.

A Tom Beusse, quien sabe cómo apretar las clavijas tan bien como contar un chiste.

A Steve Perrine, el consejero más sabio que cualquier jefe pudiera jamás tener.

A todo el personal editorial de *Men's Health*, el grupo de escritores, editores, investigadores, diseñadores y directores de fotografía más inteligente y trabajador de toda la industria editorial. En el futuro, cuando se hable sobre los días de gloria del mundo editorial de las revistas para hombres, estarán hablando de ustedes.

A mi hermano, Eric, cuya incesante persecución me hizo avergonzarme de tal manera que empecé a cuidarme más.

A mi madre, Janice, quien nos crió a los dos casi en solitario. Tu fuerza y amabilidad guía todos y cada uno de mis actos.

A mi padre, Bohdan, que abandonó este mundo demasiado pronto. Ojalá aún estuvieras aquí.

A Elaine Kaufman, que me ha proporcionado un segundo hogar durante los pasados años. Gracias por dejarme ordenar el menú.

También a: Jeff Anthony, MaryAnn Bekkedahl, Peter Bonventre, Jeff Csatari, Aimee Geller y Karen Mazzotta, Joe Heroun, Samantha Irwin, George Karabotsos, Charlene Lutz, Patrick McMullan, Jeff Morgan, Peter "What If the Election's a Tie?" Moore, Myatt Murphy, John Rasmus, Ben Roter, Joyce Shirer, Bill Stump, Pat Toomey, Sara Vigneri y a mi madrastra, Mickey. Gracias por su guía y apoyo.

Una mención especial para Bug y Fester. Les agradezco su amor y cariño. Gracias por ayudarme cuando pasaba malos momentos.

Y a Rose. Tu elegancia, encanto, ingenio y mente siempre curiosa me hacen esforzarme por ser mejor cada día. ¿Qué tal lo estoy haciendo?

Introducción

¡SUS MÚSCULOS ABDOMINALES AÚN EXISTEN!

El plan que le ayudará a lucirlos de nuevo

CUANDO USTED PIENSA EN LOS ABdominales, quizás le vendrán a la mente Brad Pitt o Salma Hayek. Puede pensar en portadas de revistas y avisos o comerciales de ropa interior, así como en tablas de planchar, tablas de lavar y en una panza tan firme que podría rebotar un diamante en ella. Su parte cínica también puede imaginar retoques fotográficos, dietas que la matan de hambre y regímenes de ejercicio que toman tanto tiempo que violarían las leyes laborales. Usted supone que los abdominales están reservados para los atletas, las modelos, los fisiculturistas, los entrenadores, los raperos, los fenómenos genéticos, las personas que se han hecho una liposucción y la gente que clasificaría el apio como postre.

Su conclusión: usted tiene más probabilidades de correr un maratón descalza que de conseguir unos fantásticos abdominales y una panza plana.

Como editor jefe de la revista *Men's Health*, sé que usted —sin importar lo grande, redonda o caída que sea su panza o cuántas dietas haya probado— puede conseguir un estómago plano. Me explico: como parte de mi trabajo, yo analizo la información sobre la salud y la buena forma física de la misma forma que los corredores de bolsa analizan el mercado. Por su parte, ellos buscan hacer crecer las inversiones de sus clientes. Por la mía, busco ayudar a mis lectores a obtener los máximos beneficios de nuestra inversión más importante: nuestro cuerpo. Por lo tanto, cuando pienso en abdominales tonificados y en cinturas breves, en lo único que me centro es en esto: cómo mis lectores pueden conseguir uno de manera más rapida, sencilla y eficaz.

Por experiencia, yo sé bien cuán difícil de lograr puede ser esto. Uno mira hacia abajo, ve una barriga gelatinosa, unos muslos regordetes o una figura de contrabajo en vez de una de guitarra y bien podría pensar que su oportunidad de tener una panza plana se desvanecieron el día en que se graduó en la secundaria (preparatoria) o cuando dio a luz a su hijo. Sin embargo, no debería creer que sus músculos abdominales han desaparecido. Considere su panza plana como la prima tercera que usted vio en una pasada reunión familiar. Usted recuerda que la vio y tiene un vago recuerdo de su aspecto, pero hace tanto tiempo que no tiene ni idea de dónde encontrarla ahora. Bien, aunque haga décadas que usted tuvo algún contacto, el hecho fisiológico permanece: usted tiene abdominales.

Y La Dieta Abdominal para la Mujer le va a ayudar a aplanar su abdomen para que pueda encontrarlos.

En una época en la que más de 130 millones de estadounidenses tienen sobrepeso o son obesos y cuando las noticias sobre el adelgazamiento acaparan tanta atención en las portadas como los escándalos de las celebridades (bueno, casi tanta), nunca ha habido un momento más crítico para centrarse en su peso, su figura y su salud. Sé que algunos detractores verán las barrigas planas como el moderno símbolo estadounidense de la vanidad, pero perder unas libras (o kilitos), pulgadas (o centímetros) y tallas de ropa es algo más que una forma de apoyar a la industria de los espejos.

Un vientre plano —es decir, unos abdominales visibles— es el símbolo contemporáneo de la buena forma física porque es el factor más importante de predicción de su salud.

MÁS ALLÁ DE UNA SIMPLE DIETA

Con toda honestidad, no me gustó la idea de usar la palabra "dieta" en el título de este libro. La razón es que la palabra *dieta* se ha tergiversado y ahora significa algo que se sigue temporalmente: uno "se pone a dieta". Pero si usted "se pone" a dieta, al final tendrá que "dejarla". Y por eso la mayoría de las dietas son realmente malas para usted.

La mayoría de las dietas pretenden que uno coma menos o que se limite a ciertos tipos de alimentos. La mayor parte de ellas funcionan a corto plazo porque si uno reduce su ingesta de calorías, el cuerpo comenzará a quemarse a sí mismo para mantenerse con vida. Y sin más, uno baja unas cuantas libras. Pero ahí está el problema: lo primero que hace su cuerpo cuando le faltan calorías es deshacerse del tejido corporal que necesita más calorías para mantenerse: el músculo. Por lo tanto, al seguir una dieta baja en calorías, su cuerpo quema músculo y trata de almacenar grasa. Por supuesto que perderá peso y al final también comenzará a deshacerse de la grasa de más. Pero cuando "deje" la dieta, comenzará a ganar peso de nuevo. ¿Y adivine qué tipo de peso ganará? Pura grasa. Porque le ha enseñado a su cuerpo una dura lección: tiene que estar alerta por si vinieran posibles períodos de baja ingesta de calorías en el futuro, de manera que es mejor que almacene grasa por si acaso. Usted también habrá consumido tejido muscular, el cual quema calorías; por lo tanto, es muy probable que terminará estando más gorda de lo que estaba antes de comenzar la dieta. Por eso las personas que prueban una dieta tras otra no sólo no adelgazan, sino que hasta engordan.

La Dieta Abdominal para la Mujer no es un método de adelgazamiento de emergencia ni tampoco un plan irresponsable sin fundamentos. Usted adelgazará y lo hará rápido. Pero perderá grasa, no músculo. Y mantendrá ese peso durante toda su vida. Usted también seguirá los principios de La Dieta Abdominal para la Mujer durante toda su vida porque le permiten comer montones de alimentos sabrosos de formas inteligentes. Por lo tanto, ¡disfrútela!

Y puesto que los vientres planos aumentan el atractivo sexual, representan esa parte del cuerpo que tiene el mismo poder de seducción tanto sobre los hombres como sobre las mujeres.

Dependiendo de dónde se ubique usted en la escala de la forma del cuerpo, hay muchas probabilidades de que haya intentado reafirmar sus abdominales antes. Quizás usted haya intentado adelgazar anteriormente y haya fracasado. Quizás haya bajado y subido más que la bolsa de valores. Yo entiendo perfectamente lo que usted ha vivido; he recibido cartas de miles de personas que han compartido sus historias del éxito en la pérdida de peso con *Men's Health*. Además, lo entiendo porque yo, al igual que usted, sé lo que es sentirse gordo.

De niño, cometí todos los errores dietéticos habidos y por haber. Comía comida rápida en lugar de saludable. Jugaba con videojuegos cuando debería haber estado jugando afuera. Cuando tenía 14 años, andaba con 212 fofas libras (96 kg) en mi cuerpo de 5 pies con 10 pulgadas (1,77 m). Yo quería tener el cuerpo de un jugador de básquetbol, pero más bien me parecía a la pelota. Y pagué por ello con un constante bombardeo de humillación. Mi hermano mayor, Eric, invitaba a sus amigos a casa sólo para verme comer. "Dejen al animalito tranquilo", les decía a sus amigos. "Está comiendo".

Como la mayoría de los muchachos, aprendí mis hábitos de salud de mis padres, sobre todo de mi papá, quien tuvo un sobrepeso de más de 100 libras (45 kg) durante la mayor parte de su vida adulta. Con el tiempo, desarrolló hipertensión y diabetes, sufrió un ataque al corazón menor y tenía que detenerse al final de un corto tramo de escaleras sólo para recuperar el aliento. Un derrame cerebral masivo puso fin a su vida a los 52 años. Mi padre murió porque ignoró muchas señales que indicaban problemas de salud... especialmente la grasa que rellenaba su barriga.

Pero yo fui afortunado. Cuando me gradué en la secundaria (preparatoria), me uní a la Reserva de la Marina, donde me bombardeaban con los principios de la buena forma física día tras día. Poco después me gradué de la universidad, comencé a trabajar en *Men's Health* y aprendí la importancia de una nutrición adecuada y —no menos importante— el peligro de acumular demasiada grasa en la panza.

La grasa de la panza —la grasa que hace sobresalir su cintura— es la grasa más peligrosa del cuerpo. Y esa es una de las razones por las que La Dieta Abdominal para la Mujer pone el énfasis en deshacerse de la grasa de la barriga... porque al lograr esto usted vivirá más tiempo. La grasa del vientre se clasifica como grasa visceral, lo cual significa que está ubicada detrás de la pared abdominal y que rodea sus órganos internos. Dado que goza de acceso fácil a su corazón y a otros órganos importantes, la grasa visceral es la grasa que puede matarla. Sólo tome en cuenta un estudio de la Universidad de Alabama–Birmingham en el cual los investigadores utilizaron siete medidas diferentes para determinar el riesgo de padecer enfermedades cardiovasculares de una persona. Concluyeron que la cantidad de grasa visceral que los individuos tenían era el único y mejor factor de predicción del riesgo de sufrir enfermedades cardíacas.

Tanto si usted quiere cambiar su cuerpo para mejorar su salud, su aspecto, sus niveles de energía o su atractivo sexual, La Dieta Abdominal para la Mujer le ofrece una sencilla promesa: si usted sigue este plan, transformará su cuerpo para que pueda alcanzar todas y cada una de esas metas. Y como ventaja adicional, esta dieta innovadora hará algo más que simplemente mejorar su vida: se la salvará.

Cuando usted piense en todo lo que tiene que ganar con La Dieta Abdominal para la Mujer le resultará obvio en qué se equivocan la mayoría de las dietas que circulan por ahí: todas ponen el énfasis en perder. Si consideramos la epidemia de obesidad de los Estados Unidos, perder peso es una meta admirable. Pero yo creo que hay una razón sicológica fundamental por la cual muchas de estas dietas fracasan: no hay motivación en perder. Como sociedad, a nosotros no nos gusta perder. No nos gusta perder en los juegos de mesa. No nos gusta cuando nuestro equipo favorito pierde en la Copa Mundial. No nos gusta perder dinero al pagar demasiado por un producto. No nos gusta perder nuestro cabello, nuestro cutis terso ni nuestro dominio corporal sobre la gravedad. ¡No nos gusta perder *nada*! En cierto modo, ni siquiera nos gusta perder peso porque a todos nos han inculcado la noción "entre más grande, mejor". En cambio, estamos programados para ganar. Queremos ganar más dinero... y de ser posible, la lotería. Queremos ganar respeto y poder. Queremos ganar buena forma física. Queremos ganar fuerza. Queremos sumar cosas a nuestra vida, no restarle. En fin, queremos ganar... y ver nuestros resultados. Por ello considere La Dieta Abdominal para la Mujer como un cambio en su forma de pensar acerca de su cuerpo y acerca del adelgazamiento. Este programa se concentra en lo que usted puede ganar y en cómo puede ganarlo. Como consecuencia de lo que usted ganará con este programa —abdominales, tono muscular, energía, una mejor salud, una estupenda vida sexual (hablaré más sobre eso después)— usted se librará de la grasa y cambiará la forma de su cuerpo sin esfuerzo y para siempre.

Ahora bien, ninguna dieta funcionará sin una buena nutrición y por supuesto, esta forma la base de La Dieta Abdominal para la Mujer. Usted no sólo aprenderá qué comer; aprenderá cómo comer para hacer que su cuerpo queme grasa rápidamente. También aprenderá a controlar los antojos que amenazan con hacer que la circunferencia de su cintura se siga expandiendo. El plan se centra en torno a —pero no lo limita a— 12 "Alimentos Archiabdominales" que se encuentran entre las mejores fuentes de proteínas, fibra y en todos los demás ingredientes y nutrientes que nos ayudan a ganarle a la grasa. Al basar su dieta en estos alimentos, formará un nuevo cuerpo en el proceso. Pero hemos llevado este plan de adelgazamiento a un nivel totalmente distinto. Aunque la nutrición sigue siendo el componente principal de la mayoría de las dietas, existen demasiados programas que se centran exclusivamente en cómo cambiar sus hábitos alimenticios: reducir los carbohidratos, limitarse a sólo sopa de repollo (col) o sacar la cuenta de cuántas calorías consumió como si usted fuera una contadora. Esos programas no logran reconocer un componente crucial del control del peso: el hecho de que nuestro cuerpo tiene su propio mecanismo natural quemador de grasa: el músculo.

Formar sólo unas cuantas libras de músculo en su cuerpo es el equivalente psicológico a despedir la grasa de su cuerpo como si fuera un empleado vago. El músculo —en forma de masa muscular no adiposa, no masa muscular *voluminosa*— acelera rápidamente el proceso de quema de grasa: una libra (0,5 kg) de músculo corporal exige que su cuerpo queme hasta 50 calorías adicionales al día sólo para mantenerlo. Ahora piense en lo que sucede si usted agrega sólo unas cuantas libras de músculo tonificado en el transcurso de un programa de dieta. Su cuerpo utilizará hasta varios cientos de calorías extras al día sólo para alimentar esos músculos; esencialmente, usted quemará una libra extra de grasa cada pocas semanas sin hacer nada (y eso sin incluir siquiera los beneficios que puede obtener al cambiar su dieta). Cuando usted combine el ejercicio con los alimentos que más fomentan el crecimiento del músculo no adiposo, los que la dejan satisfecha y los que le proporcionan a su cuerpo un suministro equilibrado de nutrientes, irá por el buen camino, poniendo en práctica la esencia de este plan.

En fin: convertirá toda esa grasa de más en músculos tonificados.

¿Quiere decir todo esto que con La Dieta Abdominal para la Mujer usted lucirá como una fisiculturista, con un cuerpo sumamente musculoso (y realmente inquietante)? ¡Para nada! Tanto la dieta como La Rutina Aplanadora (vea la página 213) no tienen como meta prepararla para un concurso de fisiculturismo. En cambio, nuestro programa está diseñado para devolverle las curvas sensuales y naturales que Dios le dio como mujer. En cuanto a las fisiculturistas, ¡allá ellas con sus musculotes!

Ahora bien, aunque nuestro programa de ninguna manera la pondrá como una versión femenina de Arnold Schwarzenegger en sus mejores momentos, sí le desarrollará los músculos y es importante que usted entienda por qué el programa enfatiza este aspecto. Como indiqué anteriormente, a fin de cuentas su cuerpo es una inversión... y los músculos son como si fueran un interés compuesto para dicha inversión. Si alguna vez ha tomado un curso básico de Economía, entenderá cómo funciona el interés compuesto: si usted invierte $100 en un fondo de alto rendimiento y agrega un poco más cada mes, con el tiempo esa inversión crecerá y crecerá a medio millón de dólares o más. Pero usted habrá invertido solamente una mínima parte de su dinero. El interés compuesto es lo que le permite obtener los máximos beneficios financieros. El mismo concepto se puede aplicar a su cuerpo. Invierta en un poco de músculo adicional en las próximas 6 semanas —al comer los alimentos adecuados y seguir un plan de ejercicios formadores de músculo y quemadores de grasa— y usted habrá invertido en un cuerpo esbelto y fuerte que puede durar toda una vida, porque su nuevo músculo quemará continuamente la grasa para mantenerse vivo.

Quizás mi forma de describir los efectos de La Dieta Abdominal para la Mujer le hará pensar que estoy ofreciendo villas y castillas igual que todos los demás que andan por ahí promocionando su propio plan o producto adelgazador con bombos y platillos. Bueno, déjeme decirle que hay dos diferencias importantes entre ellos y nosotros. Primero que nada, nuestro plan está basado en docenas de estudios realizados en todo el mundo, no las aseveraciones de un actor famoso a quien le están pagando para hablar bien del plan o del producto que sea. Segundo, comprobamos la eficacia de nuestro programa a través de nuestros lectores. Inicialmente, creamos esta dieta específicamente para los hombres que leen *Men's Health*.

Escogimos a varios voluntarios y ellos probaron La Dieta Abdominal, logrando excelentes resultados. De hecho, usted verá algunos de los testimonios de estos hombres en este libro. Luego, al ver el éxito que los hombres lograron, modificamos la dieta según las necesidades de la mujer, de nuevo probando su eficacia con varias voluntarias cuyos testimonios también encontrará en este libro. Por lo tanto, tiene en sus manos el producto de no sólo cientos de estudios realizados, sino también de personas de carne y hueso que fácilmente integraron a nuestra dieta en sus rutinas diarias y lograron cambios impresionantes en sus cuerpos.

Después de analizar los logros obtenidos por nuestros lectores, puedo decirle que durante el transcurso de este plan, que dura 6 semanas, usted puede perder hasta 20 libras (9 kg) de grasa (mucha de ella en el primer par de semanas, y procedente de su barriga en primer lugar) y ganará varias libras de músculo no adiposo. Pero lo que más notará es que ha cambiado considerablemente la forma de su cuerpo. Algunas de ustedes tendrán resultados aún más espectaculares (vea la página 40 para conocer la historia de Linda Toomey, quien perdió 16 libras/7 kg en las primeras 6 semanas de la dieta y redujo su porcentaje de grasa corporal de un 36 a un 25 por ciento). En fin, La Dieta Abdominal para la Mujer incluye los tres componentes necesarios de un eficaz programa de transformación del cuerpo: nutrición, ejercicio y los principios de motivación para seguir adelante. He diseñado este programa para que le resulte fácil de seguir, aunque haya probado otras dietas en el pasado y haya fracasado. Es fácil de seguir porque:

▶ Todos los componentes de la dieta y del plan de ejercicio son rápidos, sencillos y lo suficientemente flexibles como para integrarlos fácilmente a su vida.

▶ Todas las metas son alcanzables.

▶ Todos los principios están respaldados por investigaciones científicas muy respetadas.

La Dieta Abdominal para la Mujer cambiará la manera en que piensa en su cuerpo. Es el primer plan en el que se cuentan no sólo las calorías que su cuerpo ingiere, sino también las calorías que su cuerpo quema. Con la ayuda de las investigaciones más novedosas sobre nutrición y ejercicio, La Dieta Abdominal para la Mujer le mostrará cómo puede entrenar a su cuerpo a quemar grasa más rápida y eficazmente —incluso mientras duerme— y centrar sus comidas en torno a los alimentos que inspiran a su cuerpo para mantener encendidos estos hornos quemadores de calorías. Esta dieta no se trata de contar calorías, sino de hacer que las calorías cuenten.

A lo largo del libro le explicaré los principios de la dieta y le mostraré cómo seguir el plan de 6 semanas. También le explicaré el programa de ejercicio (el cual no tiene que comenzar hasta la tercera semana) y le daré instrucciones sobre cómo llevar a cabo los ejercicios y cómo preparar las comidas. Además, si usted tiene una vida muy ajetreada, la dieta aún le servirá: puede preparar muchos de nuestros "alimentos aplanaabdómenes" con tan sólo una licuadora (batidora).

Por último, para mantenerla motivada he incluido las experiencias de nuestros voluntarios, quienes atribuyen a esta dieta única el logro de haber cambiado sus cuerpos y sus vidas. . . por no hablar también de sus guardarropas.

LOS PILARES DE LA DIETA ABDOMINAL PARA LA MUJER

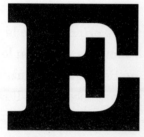

STA SENCILLA GUÍA DESGLOSA las pautas fundamentales de La Dieta Abdominal para la Mujer, el plan de 6 semanas para aplanar su abdomen y mantenerse esbelta para siempre.

TEMA	PAUTA A SEGUIR
Número de comidas	Seis al día, espaciadas con relativa uniformidad a lo largo del día. Coma meriendas 2 horas antes de las comidas más grandes.
Tamaño de la porción	Mientras que muchas dietas se centran en controlar el tamaño de las raciones, La Dieta Abdominal para la Mujer está diseñada para autocontrolarse. Los alimentos altos en fibra y en proteínas que encontrará en este libro la llenarán y la dejarán satisfecha durante horas. Su cuerpo le dirá cuándo es hora de comer. . . y cuándo es el momento de detenerse.
Destaque estos ingredientes nutricionales	Proteínas, grasas monoinsaturadas y poliinsaturadas, fibra, calcio.
Limite estos ingredientes nutricionales	Carbohidratos refinados (o carbohidratos con valores altos en el índice glucémico), grasas saturadas, ácidos transgrasos y sirope de maíz alto en fructosa.

TEMA	PAUTA A SEGUIR
Los **ALIMENTOS ARCHIABDOMINALES**	Base la mayoría de sus comidas en estos 12 grupos de alimentos. Cada comida debería tener al menos 2 alimentos de la lista.
	Almendras y otros frutos secos
	Proteínas en polvo a base de suero de leche
	Lácteos (leche, yogur y queso) sin o bajos en grasa
	Aceite de oliva
	Ma**N**tequilla de maní
	Av**E**na instantánea (sin edulcorantes o saborizantes)
	Pane**S** y cereales integrales
	Espinacas y otras verduras
	Frijo**L**es y legumbres
	Huev**O**s
	Frambuesas **Y** otras bayas
	P**A**vo y otras carnes magras
Armas secretas	Cada uno de los Alimentos Archiabdominales ha sido elegido en parte por sus poderosas armas secretas. . . los nutrientes que ayudarán a activar sus quemadores de grasa naturales, protegerla de enfermedades y lesiones ¡y mantenerla esbelta y saludable durante toda su vida!
Alcohol	Limítese a 2 ó 3 bebidas por semana para maximizar los beneficios del plan de La Dieta Abdominal para la Mujer.
Aplanador con sabor	Licuados. La combinación del calcio y las proteínas en la leche, el yogur y las proteínas en polvo a base de suero de leche, combinados con la fibra presente en la avena y la fruta, hace que el licuado sea una de las opciones más llenadoras y fáciles de la dieta. Tómese uno (ofrecemos varios tipos) regularmente.

TEMA	PAUTA A SEGUIR
Hacer trampa	Una comida a la semana, coma lo que quiera.
Programa de ejercicios	Opcional durante las 2 primeras semanas. Se incorpora una rutina de ejercicios de 20 minutos que trabajan todo el cuerpo 3 días a la semana a partir de la semana Nº3 hasta la Nº6. Se pone el énfasis en los ejercicios de fortalecimiento, las caminatas rápidas y algo de trabajo abdominal.
Rutinas caseras	Se detallan rutinas que servirán tanto para el gimnasio como para la casa para que ya no haya excusas.
Rutina abdominal	Se realiza al principio de dos de sus rutinas de fortalecimiento, con un ejercicio para cada una de las cinco partes de sus abdominales.

Capítulo I

LAS VENTAJAS DE APLANAR SU ABDOMEN

Las seis formas en que un abdomen plano mejorará dramáticamente cómo se ve, se siente y vive

NUESTROS CUERPOS SE MIden constantemente en los gimnasios, las canchas de deportes, las playas y las recámaras (dormitorios, cuartos) de todo el país. Estamos midiéndonos continuamente en los espejos de los vestidores y en las pesas (básculas) de los baños. Pero dejemos de lado esas mediciones vanidosas y concentrémonos en medirnos según criterios diferentes: el número de células grasas que tenemos.

LAS CONSECUENCIAS DEL SOBREPESO

Las personas con sobrepeso tienen:

▶ Un 50 por ciento más de probabilidades de desarrollar enfermedades cardíacas (las obesas: hasta el 100 por ciento)

▶ Hasta un 360 por ciento más de probabilidades de desarrollar diabetes (las obesas: hasta el 1.020 por ciento)

▶ Un 16 por ciento más de probabilidades de morir de un primer ataque al corazón (las obesas: el 49 por ciento)

▶ Aproximadamente un 50 por ciento más de probabilidades de tener el colesterol total por encima de 250 (las obesas: hasta el 122 por ciento)

▶ Un 14 por ciento menos de atractivo para el sexo opuesto (las obesas: el 43 por ciento)

▶ Un 37 por ciento más de gasto anual farmacéutico (las obesas: el 105 por ciento)

▶ Un 19 por ciento más de permanencia en el hospital (las obesas: el 49 por ciento)

▶ Un 20 por ciento más de probabilidades de sufrir asma (las obesas: el 50 por ciento)

▶ Hasta un 31 por ciento más de probabilidades de morir por cualquier causa (las obesas: el 62 por ciento)

▶ Un 19 por ciento más de probabilidades de morir en un accidente automovilístico (las obesas: el 37 por ciento)

▶ Un 120 por ciento más de probabilidades de desarrollar cáncer estomacal (las obesas: el 330 por ciento)

▶ Hasta un 90 por ciento más de probabilidades de desarrollar cálculos biliares (las obesas: hasta el 150 por ciento)

▶ Un 590 por ciento más de probabilidades de desarrollar cáncer esofágico (las obesas: el 1.520 por ciento)

▶ Un 35 por ciento más de probabilidades de desarrollar cáncer de riñón (las obesas: el 70 por ciento)

▶ Un 14 por ciento más de probabilidades de padecer osteoartritis (las obesas: el 34 por ciento)

▶ Un 70 por ciento más de probabilidades de desarrollar presión arterial alta (las obesas: hasta el 170 por ciento)

El estadounidense promedio tiene unas 30 mil millones de células grasas y cada una de ellas está llena de unas sustancias grasas conocidas como lípidos. Cuando usted introduce a su organismo chocolate, queso fundido, masitas de puerco, chicharrones, bacalaítos, tostones y otras delicias parecidas, esas células grasas se pueden expandir... ¡hasta alcanzar 1.000 veces su tamaño original! Pero una célula grasa no sólo puede alcanzar ese tamaño; cuando llega a su límite físico, comienza a crear productos derivados, dejándola a usted con dos o más células grasas por el precio de una. Sólo hay un problema: igual que muchas tiendas, las células grasas tienen una política de no aceptar devoluciones. Una vez que usted tiene una célula grasa, no puede deshacerse de ella. Así que conforme usted se pone más gorda y dobla el número de células grasas de su cuerpo, también dobla la dificultad que tendrá en perder los lípidos que se encuentran dentro de ellas.

Muchos de nosotros tendemos a almacenar grasa en nuestras panzas y ahí es dónde comienzan los peligros del exceso de peso para la salud. Algunas personas la almacenan arriba de la cintura y otras la almacenan debajo de esta. En cualquier caso, la grasa abdominal no permanece en el cuerpo simplemente sin hacer nada; es activa. Funciona como un órgano independiente y libera sustancias que pueden ser perjudiciales para su cuerpo. Por ejemplo, libera ácidos grasos libres que reducen su capacidad para descomponer la hormona insulina (demasiada insulina en su organismo puede producir diabetes). La grasa también segrega sustancias que aumentan su riesgo de sufrir ataques al corazón y derrames cerebrales, así como cortisol, la hormona del estrés (niveles elevados de cortisol también están relacionados con la diabetes y la obesidad, así como con la presión arterial alta). La grasa abdominal es la culpable de muchos problemas de salud porque reside sorprendentemente cerca de su corazón, hígado y otros órganos... los presiona, los envenena y entorpece sus funciones diarias.

Ahora fíjese en las personas con barrigas planas y músculos abdominales bien definidos. Son los iconos de la fuerza y de la buena salud. Son esbeltos, son fuertes; lucen de maravilla con ropa; lucen de maravilla sin ropa. Un estómago definido, de muchas maneras, indica una buena forma física. Pero también refleja otra cosa: un estómago plano es el sello distintivo de la gente que controla su cuerpo y, como tal, su salud.

Aunque algunas personas tal vez piensen que esforzarse por tener un abdomen plano es una meta superficial o vanidosa, no tiene nada de malo. Por supuesto, unos abdominales definidos la hacen lucir bien. . . y también hacen que a los demás les guste su aspecto. (En una encuesta, tanto hombres como mujeres calificaban los abdominales como la parte más *sexy* del cuerpo). Y por una buena razón: cuando usted está en una forma física espléndida, le está diciendo al mundo que es una persona disciplinada, motivada, segura y saludable. . . y por lo tanto, una pareja deseable. Y algunas veces un poco de vanidad puede ser bueno para su salud: en un reciente estudio canadiense que abarcó a más de 8.000 personas, los investigadores descubrieron que, en un período de 13 años, las personas con los músculos abdominales más débiles tenían un índice de mortalidad de más del doble respecto a aquellas con los estómagos más fuertes. Esta investigación confirma la noción de que tener un vientre plano sirve para algo más que llenar a otras mujeres de envidia cuando uno se encuentra en la playa. De hecho, sus músculos abdominales controlan más partes del cuerpo de lo que pudiera imaginar. . . y tienen tanto valor interior como exterior. A continuación le daré las seis razones principales por las que aplanar su panza va a mejorar su vida.

Su cintura cuida su salud

ESTUDIO TRAS ESTUDIO muestra que las personas con las cinturas más grandes tienen el mayor riesgo de sufrir enfermedades que ponen en peligro su vida. Las pruebas no podrían ser más convincentes. Según los Institutos Nacionales de Salud, una cintura superior a 35 pulgadas (89 cm) para las mujeres y superior a 40 pulgadas (102 cm) para los hombres indica un riesgo considerable de padecer enfermedades cardíacas y diabetes. Un estudio publicado en la *International Journal of Obesity* (Revista Internacional de la Obesidad) mostró que las mujeres deberían esforzarse por conseguir cinturas de menos de 31,5 (80 cm), mientras que el tamaño adecuado para los hombres es de menos de 35,4 (90 cm). . . conforme se expande su cintura, así lo hace su riesgo de sufrir enfermedades cardíacas. Y ahora viene lo realmente terrorífico: la cintura del hombre estadounidense promedio es de 38,8 pulgadas (99 cm), un tamaño enorme que ha aumentado desde las 37,5 (95 cm) en 1988, según la revista *Obesity Research* (Investigación sobre la Obesidad). Y otro estudio mostró que el tamaño de la cintura de la mujer promedio es de más de 36 pulgadas (91 cm). Tanto los hombres como las mujeres con estómagos flácidos tienen un riesgo superior de sufrir los mismos problemas de salud.

Por supuesto, los abdominales no garantizan que nunca se enfermará, pero los estudios demuestran que al desarrollar unos abdominales fuertes, reducirá la grasa corporal y disminuirá considerablemente los factores de riesgo relacionados con muchas enfermedades, no sólo las cardíacas. Por ejemplo, la incidencia de cáncer entre los pacientes obesos es de un 33 por ciento superior a la de los delgados, según un estudio sueco. La Organización Mundial de la Salud calcula que hasta una tercera parte de los cánceres de colon, riñón y del tracto digestivo están causados por el sobrepeso y el sedentarismo. En un estudio de la Universidad de Minnesota se realizó un seguimiento a 22.000 mujeres durante 7 años y se descubrió que las mujeres con sobrepeso que perdían 20 libras (9 kg) o más reducían su riesgo de padecer cáncer de mama en un 19 por ciento. Y tener un exceso de grasa abdominal es especialmente peligroso. Como usted quizás sabrá, el cáncer es causado por mutaciones que se producen en las células al dividirse. El tejido adiposo de su abdomen estimula a su cuerpo para que produzca hormonas que hacen que las células se dividan. Más división celular significa más oportunidades para la mutación celular, lo cual implica más riesgo de sufrir cáncer.

Una cintura delgada también previene otro de nuestros problemas de salud más urgentes: la diabetes. En la actualidad, a 13 millones de estadounidenses (entre ellos 2 millones de hispanos) se les ha diagnosticado diabetes de aparición adulta y muchos más están sin diagnosticar. La mala de la película diabética es la grasa, especialmente la grasa abdominal. Existe la falsa creencia de que la diabetes sólo se desarrolla por uno consumir demasiada azúcar refinada, como la que se encuentra en el chocolate y en el helado. Pero en realidad la gente contrae diabetes tras años de

---

HISTORIA DE ÉXITO CON LA DIETA ABDOMINAL PARA LA MUJER

"LA SEGUIRÉ PARA SIEMPRE"

Nombre: Marian Nagel

Edad: 44

Estatura: 5'6" (1,67 m)

Peso inicial: 148 (67 kg)

Seis semanas después: 132 (60 kg)

Como madre de adolescentes, Marian Nagel llegó a un punto en el que tuvo que tomar una decisión. "¿Quiero ser vieja y gorda o vieja y saludable?"

Así que Nagel decidió volver a mejorar su forma física para sí misma. . . y también para servir de inspiración a su hijo. Tras comprar nuestra revista *Men's Health* para ayudarle, Nagel se enteró de nuestra primera versión de La Dieta Abdominal (la cual fue diseñada para hombres) y ambos la probaron. Ella le dijo a su hijo: "Esto no es una dieta; es una lista de alimentos de los que tienes que comer más". En 6 semanas el hijo de Nagel bajó desde 324 libras (147 kg) hasta 292 (132 kg) y ella adelgazó unas 12 libras (5 kg) durante el mismo período de tiempo. (Desde entonces, Nagel bajó hasta 132 libras/60 kg y ahora está intentando adelgazar 4 libras/2 kg más).

"Particularmente a las mujeres mayores de 40 años les resulta cada vez más

comer alimentos altos en carbohidratos que se convierten fácilmente en azúcar en la sangre: alimentos como el pan blanco, la pasta y el puré de papas. Devorarse una cesta de pan y un tazón (recipiente) de pasta puede hacerle lo mismo a su cuerpo que un bote de helado: inundarlo de calorías de azúcar. Las calorías que uno no puede quemar son las que se convierten en células grasas que rellenan la panza y provocan una enfermedad que, si no se recibe tratamiento, puede causar ceguera, ataques al corazón, derrames cerebrales, amputación y la muerte. Pero se puede controlar mucho de esto; un estudio que realizó un seguimiento a 1.400 hombres y mujeres diabéticos durante 9 años descubrió que simplemente al *intentar* bajar de peso se podría reducir el riesgo de muerte relacionado con la diabetes hasta en un 30 por ciento.

---

difícil deshacerse de esa grasa de la pancita después de tener hijos", explica Nagel, quien redujo su porcentaje de grasa corporal desde un 27 hasta un 20 por ciento durante la parte inicial del programa. En particular, a ella le gustaba hacer el entrenamiento por intervalos en una estera mecánica (caminadora, *treadmill*). "Perdí una cantidad increíble de pulgadas —dice—. Durante esas 6 semanas perdí unas 3½ pulgadas (9 cm) de mi cintura. ¡Qué agradable es volver a tener curvas! Veo a hombres en el gimnasio que no pueden hacer los abdominales que yo hago".

Nagel también piensa que el plan de alimentación de La Dieta Abdominal para la Mujer es perfecto para las mujeres. "Las mujeres tienen más tendencia que los hombres a comer por nervios y suponen que van a comer más y a ingerir más calorías si toman 6 comidas al día. Pero si lo haces de la manera adecuada, estarás nutriendo tu cuerpo, lo cual acelera el metabolismo. Comes para asegurarte de que tu cuerpo esté quemando algo todo el tiempo", explica Nagel.

Pero de toda la ayuda que nuestra dieta le ha prestado a Nagel, lo que más feliz la hace es la manera en que ha ayudado a su hijo.

"Lo mejor para mí es servir de ejemplo; no sólo mejorar espectacularmente mi forma física, sino ser un buen ejemplo para él", dice Nagel. "Realmente me encanta y aún la sigo; es más un cambio en el estilo de vida que algo temporal. Seguiré La Dieta Abdominal para la Mujer durante toda mi vida".

La obesidad localizada en la parte superior del cuerpo también es el factor de riesgo más importante para sufrir la apnea obstructiva del sueño, una afección en la cual el tejido blando de la parte posterior de su garganta colapsa durante el sueño y bloquea la vía respiratoria. Cuando eso sucede, el cerebro le indica a uno que se despierte y que comience a respirar de nuevo. Cuando uno se queda dormido una vez más, sucede lo mismo y puede continuar cientos de veces durante la noche; esto hace que se sienta crónicamente grogui e incapaz de descansar como su cuerpo necesita. (Uno no recuerda despertarse una y otra vez; solamente se pregunta por qué sigue cansado después de 8 horas de sueño). La grasa obstaculiza a los músculos que expanden y ventilan los pulmones y la obliga a realizar un mayor esfuerzo para conseguir suficiente aire. Cuando unos investigadores australianos estudiaron a 313 pacientes con obesidad grave, descubrieron que el 62 por ciento de las personas con una circunferencia de la cintura de 49 pulgadas (124 cm) o más tenían serias alteraciones del sueño y que el 28 por ciento de los pacientes obesos con cinturas más pequeñas (menos de 49 pulgadas) tenían problemas del sueño.

Tener sobrepeso también la pone en riesgo de padecer montones de otras enfermedades que le impiden conseguir una buena noche de descanso, incluyendo el reflujo gastroesofágico y el asma. Un estudio francés de 3 años de duración que abarcó a 67.229 mujeres descubrió que tener sobrepeso doblaba el riesgo de padecer asma. Y las mujeres que aumentaban unas 20 libras desde el momento en que comenzaban la menstruación hasta que alcanzaban la edad adulta tenían un 66 por ciento más de riesgo. Todo esto puede crear un círculo vicioso: la grasa abdominal provoca que uno duerma mal. Si uno duerme mal, se sentirá cansado durante el día. Si uno se siente cansado y deprimido, el cuerpo sentirá antojos de comer algo que le proporcione energía rápida, así que uno se come algún alimento chatarra alto en calorías. Esta comida chatarra extra hace que uno acumule más grasa abdominal, lo cual hace que. . . bueno, ya se puede imaginar el resultado.

Podría llenar todo este libro con pruebas, pero voy a reducirlo a una frase: una cintura más pequeña equivale a menos riesgos para la salud.

El impacto íntimo del abdomen

LAS MUJERES AFIRMAN QUE EL MEJOR órgano sexual es el cerebro; los hombres dicen que se encuentra aproximadamente a unos 3 pies (91 cm) en dirección sur. Así que dividamos la diferencia geográfica y centrémonos en lo que es realmente importante para disfrutar de una buena vida sexual.

Unos músculos abdominales y de la baja espalda fuertes proporcionan resistencia y fuerza tanto a los hombres como a las mujeres para probar nuevas posturas (o permanecer seguros en las de siempre) a fin de que el sexo sea tan placentero como debería ser. Pero lo que es aún más importante, una cintura más pequeña significa que los hombres y las mujeres estarán mejor equipados en otra área importante: la circulación sanguínea.

Los alimentos fritos y refritos que obstruyen las arterias no discriminan, de manera que cuando uno tiene sobrepeso, la placa aretomasa que obstruye los vasos sanguíneos que van hacia su corazón y cerebro también obstruye los vasos que van hacia los genitales. Me explico: a lo largo de los años, los chicharrones, las hamburguesas con queso y tocino y las pizzas de *pepperoni* que tanto disfrutamos terminan contribuyendo a la formación de placa en las arterias. Del mismo modo que los depósitos acumulados en las tuberías no dejan que el agua fluya bien, la placa no permite que la sangre circule libremente por las arterias, lo cual significa que a la sangre se le dificulta llegar a la región pélvica. Si la circulación disminuye en la región pélvica de las mujeres esto puede ocasionar menor lubricación, sensibilidad y placer sexual.

Al menos un estudio de más de 200 mujeres mostró que al aumentar la circulación sanguínea hacia el área genital de las mujeres se podía incrementar la lubricación, la sensibilidad, el deseo sexual y las sensaciones en el área. Aunque los resultados son preliminares, sí sugieren que mantener las vías "despejadas" en ambos géneros puede desempeñar un importante papel en la satisfacción sexual.

Protección contra lesiones

A PRINCIPIOS DEL siglo pasado, los incendios fácilmente podrían destruir una ciudad completa. Este peligro se debía al hecho de que la mayoría de las construcciones eran de madera. Hoy en día, es prácticamente imposible que suceda, ya que nuestra infraestructura está basada en el acero, el cual es lo suficientemente fuerte para resistir incendios.

Bueno, en cierta medida su abdomen es la infraestructura de su cuerpo. No le conviene una infraestructura hecha de madera o de paja. Necesita que sea de acero para que la proteja contra lesiones. Y de hecho, los estudios indican que los abdominales tienen justamente esta función.

Considere un estudio del Ejército de los Estados Unidos que vinculó unos músculos abdominales fuertes con la prevención de lesiones. Tras someter a 120 soldados de artillería a la prueba estándar de buena forma física del Ejército, que consistía en abdominales, planchas (lagartijas) y una carrera de 2 millas (3 km), los investigadores realizaron un seguimiento de sus lesiones de la parte inferior del cuerpo (como dolor en la baja espalda y tendinitis de Aquiles) durante un año de entrenamiento de campo. Los 29 soldados que hicieron más abdominales (73 en 2 minutos) tuvieron cinco veces menos probabilidades de sufrir lesiones en la parte inferior del cuerpo que los 31 que a duras penas consiguieron hacer 50. Pero ese no es el dato más sorprendente. Aquellos que tuvieron buenos resultados en las planchas y en la carrera de 2 millas no disfrutaron esa protección, lo que sugiere que la fuerza de la parte superior del cuerpo y la resistencia cardiovascular tuvo un pequeño impacto en mantener sanos los cuerpos. Fue la fuerza abdominal lo que ofreció la protección. A diferencia de cualquier otro músculo, un núcleo fuerte afecta el funcionamiento de todo el cuerpo. Lo mismo que se encuentre bailando, arrancando las malas hierbas de su jardín o cargando a sus hijos, sus abdominales son los músculos más importantes para no sufrir lesiones. Entre más fuertes sean, más fuerte —y segura— estará usted.

ASIGNACIONES ALIMENTICIAS

Su última comida no fue a parar solamente a su estómago. Después de una comida, su cuerpo comienza a distribuir las calorías a los órganos hambrientos de nutrientes, a los músculos en crecimiento, y sí, a su panza. El Dr. Michael Jenson, profesor de Medicina en la división de endocrinología, diabetes y metabolismo en la Clínica Mayo, calculó este desglose de cómo su cuerpo procesa los alimentos.

El 10 por ciento a los riñones. Los riñones trabajan para asegurar que la sangre esté equilibrada con las cantidades correctas de agua y nutrientes.

El 5–10 por ciento al corazón. El corazón obtiene la mayor parte de su energía de la grasa, la cual proporciona al laborioso corazón una energía a más largo plazo que la glucosa.

El 23 por ciento al hígado, páncreas, bazo y glándulas suprarrenales. Después de extraer los nutrientes, el hígado almacena las calorías excedentes como glicógeno.

El 25 por ciento a los músculos. Los músculos necesitan una fuente constante de energía sólo para mantener su masa, por ello, entre más músculos tenga usted, más calorías quemará.

El 10 por ciento al cerebro. La glucosa es el combustible del cerebro. No puede almacenarse por mucho tiempo, por eso las personas a menudo se sienten mareadas si se saltan una comida.

El 10 por ciento a la termogénesis. El simple acto de descomponer los alimentos que usted comió exige un tercio de las calorías que consume.

Del 2 al 3 por ciento a las células grasas. Sus células grasas crecen y finalmente se dividen conforme se depositan más y más calorías.

El 10 por ciento nadie sabe adónde. Su cuerpo es un gran lugar y algunas calorías no se sabe adónde van.

Fortalecerán su espalda

YO TENÍA UN AMIGO que se lastimaba la espalda unas dos o tres veces al año. Siempre le sucedía de la manera más sencilla: al dormir en una mala postura o al levantarse de la silla demasiado rápidamente. Una vez, se la lastimó cuando intentaba llegar al asiento trasero de su carro para agarrar algo que había botado su hija pequeña. En otra ocasión el dolor era tan punzante que cayó desplomado al piso. . . ¡mientras estaba de pie en un orinal! Parece mentira, pero su problema no era que tuviera problemas con la espalda. Simplemente tenía unos abdominales débiles. Si los hubiera fortalecido con ejercicio regular, se habría librado de ser uno de los millones de personas que sufren dolor de espalda todos

---

HISTORIA DE ÉXITO CON LA DIETA ABDOMINAL

"¡DE BRANDO A RAMBO!"

Nombre: Bill Stanton

Edad: 40

Estatura: 5'8" (1,72 m)

Peso inicial: 220 (100 kg)

Seis semanas después: 190 (86 kg)

Bill Stanton, consultor de seguridad, había estado levantando pesas desde los 15 años. Pero incluso con sus rigurosos ejercicios de fortalecimiento, Stanton seguía engordando cada vez más: cuando cumplió los 40, se había convertido en una bola de 220 libras en un cuerpo de 5 pies con 8 pulgadas. ¿Por qué? Porque la rutina de ejercicio y la dieta de Stanton consistía en hacer pres de banca y sentadillas (cuclillas) y luego terminar la noche con alones de pollo y algunos tragos.

"Mis pantalones me quedaban como un torniquete y me sentía como si estuviera en un mal matrimonio; vivía cómodamente incómodo", dice Stanton. "La Dieta Abdominal me retó a ponerme para mi número, hacer un esfuerzo sincero por adelgazar y tomar el control de lo que como".

Tras probar La Dieta Abdominal durante 6 semanas como uno de nuestros primeros voluntarios, Stanton adelgazó 30 libras (14 kg). . . y ha disminuido su

los años. (Y sí, comenzó La Rutina Aplanadora —vea la página 213— hace un año y en unas semanas su dolor de espalda prácticamente desapareció).

Puesto que la mayor parte de los dolores de espalda están relacionados con unos músculos débiles en el tronco, mantener un abdomen fuerte puede ayudar a resolver muchos problemas de espalda. Los músculos que entrecruzan su abdomen no funcionan aisladamente; se entrelazan por su torso como una tela de araña e incluso se sujetan a su columna. Cuando sus músculos abdominales están débiles, los músculos de sus asentaderas (sus glúteos) y de la parte posterior de sus piernas (sus corvas) tienen que compensar el trabajo que sus abdominales deberían estar haciendo. El efecto, aparte de no agradar mucho que digamos a los músculos que tienen

grasa corporal del 30 hasta el 15 por ciento. "Lucía como si estuviera embarazado. Mi cuerpo era como el de un levantador de pesas olímpico: brazos grandes, un pecho grande y una panza grande. Ahora tengo la definición muscular de Rambo".

Stanton agradeció la diversidad de las comidas de nuestra dieta y el enfoque de las rutinas de ejercicio que trabajaban todo el cuerpo, aunque admite que le tomó algo de tiempo acostumbrarse a comer seis veces al día. "Lo que tenía que hacer era aprender a comer para vivir, no vivir para comer", dice. Y luego, afirma, todo funcionó sobre ruedas a partir de ahí. Una vez que su perspectiva cambió —responsabilizarse con el plan, limitar el número de veces que se iba de fiesta por la noche y eliminar las comidas a altas horas de la noche— fue capaz de darle un nuevo rumbo a todo. "Me despierto acometiendo el día en lugar de esperando a que termine el día", dice.

Ahora todo está mucho mejor. Stanton siempre está de buen humor, camina más erguidamente, tiene más energía y es un modelo para los demás.

"Yo hago mis rutinas de ejercicio en el gimnasio Sports Club LA, donde la gente está *realmente* centrada en lucir de maravilla", dice. "Incluso allí, algunos de los muchachos han celebrado mis esfuerzos. Uno hasta me dijo: 'Todo el mundo aquí se ha fijado en tu transformación. Estás inspirando a muchas personas'".

Stanton ha cambiado su físico tan espectacularmente que incluso lo han acusado de tomar esteroides. "Lo tomo como un cumplido", dice riendo.

que hacer el trabajo de los otros, es que desestabiliza la columna y con el tiempo provoca dolor y tensión en la espalda. . . o incluso problemas de espalda más graves.

Limitarán los achaques y dolores

CONFORME ENVEJECEMOS, es normal experimentar algunos dolores en las articulaciones; sobre todo en las rodillas y en las caderas, pero quizás también alrededor de los pies y en los tobillos. La causa de ese dolor tal vez no se deba a unas articulaciones débiles, sino a unos abdominales débiles. . . sobre todo si usted hace algún tipo de ejercicio, desde jugar tenis regularmente hasta caminar todas las mañanas. Al hacer alguna clase de actividad deportiva, sus músculos abdominales ayudan a estabilizar su cuerpo durante los movimientos de arranque y parada, como cambiar la dirección en la cancha de tenis o en una clase de aeróbicos. Si usted tiene unos músculos abdominales débiles, sus articulaciones absorben toda la fuerza de esos movimientos. Es parecido a lo que sucede cuando uno se pone a saltar en un trampolín (cama elástica). Si uno salta en el centro, la estera absorberá el peso y uno rebotará al aire. Si uno salta hacia el lado del trampolín, donde la estera se junta con el bastidor, uno romperá los resortes. En cierta medida, el cuerpo es como un trampolín y los abdominales son el centro de la estera y las articulaciones, los soportes que sujetan la estera al bastidor. Si sus abdominales son lo suficientemente fuertes para absorber el impacto, pues todo irá de maravilla. Si no lo son, la fuerza pone mucha más presión en sus articulaciones de lo que pueden soportar.

Y las personas que no son deportistas también se benefician de una protección similar. Un estudio holandés que abarcó a casi 6.000 personas descubrió que aquellas cuyas cinturas eran más grandes tenían más probabilidades de sufrir dolor de talón y desarrollar el síndrome del túnel carpiano, una dolorosa afección de la mano y la muñeca. Un estudio incluso descubrió que el 70 por ciento de las personas que padecían el síndrome del túnel carpiano tenían sobrepeso o eran obesas.

Le ayudarán a cantar victoria

SI USTED TROTA, anda en bicicleta, juega tenis o realiza cualquier deporte que requiere movimiento, su grupo esencial de músculos no son sus piernas y sus brazos. Es su núcleo: los músculos de su torso y de sus caderas. Desarrollar un núcleo fuerte le dará potencia para obtener un rendimiento óptimo. Eso fortalece los músculos que rodean todo su abdomen y los habitúa a proporcionar la cantidad correcta de sostén cuando usted lo necesite. De manera que si tiene un saque débil, unos abdominales fuertes lo mejorarán. Si usted también practica deportes en los que tiene que correr mucho, ya sea tenis con su esposo o fútbol con sus hijos, los abdominales pueden mejorar el juego muchísimo. Esto es así porque en realidad la velocidad tiene que ver con acelerar y desacelerar. ¿Qué tan rápido puede ir usted de un lado a otro en la cancha? Sus piernas no controlan eso, sus abdominales sí. Cuando unos investigadores estudiaron cuáles músculos eran los primeros en tomar parte en esos movimientos deportivos, descubrieron que los primeros en actuar eran los abdominales. Entre más fuertes sean, más aprisa llegará usted a la pelota.

• • •

Todas estas son estupendas razones para emprender La Dieta Abdominal para la Mujer. Pero la mejor razón es esta: el programa es un plan fácil y que no exige sacrificios, que le permitirá comer los alimentos que quiera y que la hará lucir y sentirse mejor cada día. Está ideado para ayudarle a adelgazar de las maneras más sencillas posibles: recalibrando el quemador de grasa interno de su cuerpo, centrándose en los alimentos que hacen que su cuerpo comience a perder peso y haciendo que usted se convierta en una esbelta y genial máquina quemadora de grasa.

¿QUÉ RAYOS ES. . . LA PRESIÓN ARTERIAL ALTA?

Usted sabe que la presión arterial alta es mala, pero probablemente le cueste un poco de trabajo asimilar todo el concepto de cómo funciona la "presión arterial". Quizás usted se pregunte: "¿No podemos simplemente sacar un poco de sangre y reducir la presión?". Si fuera tan fácil. . .

Cuando la mayoría de las personas piensan en la presión arterial, se imaginan más bien la manguera de un jardín: demasiada presión y la manguera revienta, a menos que usted abra la válvula. Pero ese modelo es demasiado sencillo. En lugar de eso es mejor pensar en su sistema circulatorio como si fuera el Canal de Panamá: una serie de esclusas y compuertas que ayudan a transportar la sangre adonde sea necesario. La gravedad funciona en su sangre igual que en el resto del cuerpo: quiere empujar todas las cosas hacia abajo. Imagínese a usted saltando de la cama mañana por la mañana y parándose. La gravedad quiere agarrar toda esa sangre que está distribuida por su cuerpo y empujarla hacia sus pies. Usted, por otra parte, querría que esa sangre bombeara su cerebro para que le ayudara a averiguar dónde rayos están sus llaves.

En el momento justo, las arterias de la parte inferior del cuerpo se estrechan mientras el corazón aumenta espectacularmente el rendimiento. El resultado inmediato: la presión arterial se eleva y la sangre circula hacia el cerebro. Por tanto, usted al fin encuentra sus llaves. . . aunque no se acuerda cómo fueron a parar al congelador.

Es un sistema ingenioso, pero increíblemente fácil de descarrilarse. Cuando usted pone un relleno extra alrededor de su estómago, su corazón bombea más arduamente para que la sangre pueda llegar a todo ese nuevo tejido adiposo. Si usted come papitas fritas y otros alimentos altos en sodio, su cuerpo retiene agua a fin de diluir el exceso de sodio y eso hace que aumente el volumen sanguíneo total. Cuando usted forra sus arterias con placa aretomatosa (depósitos) por comer demasiados alimentos grasosos, la presión aumenta porque la misma cantidad de sangre tiene que meterse por unas venas recién estrechadas. Si usted deja que las tensiones del día lo persigan por la noche, su cerebro libera hormonas del estrés que mantienen a su cuerpo en un estado perpetuo de ansiedad que lo prepara para luchar o huir, lo cual también obliga a su corazón a bombear más arduamente. La combinación de una dieta alta en sal y en grasas junto con un exceso de estrés crea una situación muy peligrosa.

Y como su sistema sanguíneo no es una llanta (goma, neumático), sacar un poco de sangre no aliviará la presión. Su corazón aún está bombeando y sus vasos sanguíneos siguen dilatándose y contrayéndose para asegurarse de que la sangre vaya adonde sea necesario. Cuando la presión permanece alta durante años y años, los vasos de las delgadas paredes del cerebro pueden reventar bajo presión extrema; las células cerebrales mueren como resultado de lo que se conoce como un derrame cerebral hemorrágico. O la hipertensión puede hacer que se forme placa aretomatosa en una de las arterias del cerebro y se corte finalmente el riego sanguíneo. (La presión arterial alta daña las suaves paredes de las arterias y crea puntos donde se pega la placa). La insuficiencia renal o un ataque al corazón también pueden ser el resultado de las peligrosas acumulaciones de placa en las arterias.

Y luego está el desgaste natural que la presión arterial alta provoca en su corazón. Con el tiempo, el trabajo extra provocado por la presión arterial alta hace que las paredes del corazón se endurezcan y se engrosen. El corazón se convierte en una bomba menos eficiente, incapaz de bombear tanta sangre como recoge. La sangre invierte su marcha, el corazón se detiene y el funcionario de la morgue garabatea en su ficha: "insuficiencia cardíaca congestiva".

Lo ideal sería que su presión arterial fuera de 120/80 o más baja. ¿Qué significan esos números? El número superior, llamado presión *sistólica*, es la presión generada cuando el corazón late. El número inferior es la presión *diastólica*, la presión que ejerce la sangre en los vasos sanguíneos entre cada latido del corazón. Los valores más altos están desglosados en tres categorías:

▶ **Prehipertensión: de 120 a 139 de presión sistólica/de 80 a 89 de presión diastólica.** Las personas que padecen prehipertensión deberían comenzar a preocuparse ya de su presión arterial, concentrándose en la dieta y en los consejos sobre ejercicio que se encuentran en La Dieta Abdominal para la Mujer. O sea, puede que no vea ahora mismo las luces intermitentes de la policía en su espejo retrovisor, pero su detector de radares ha sonado. Es hora de desacelerar el paso.

▶ **Hipertensión de Fase I: de 140 a 159 de presión sistólica/de 90 a 99 de presión diastólica.** A las personas que se encuentran dentro de este rango se les recomienda normalmente una terapia con fármacos y cambios en el estilo de vida. Su riesgo de sufrir un ataque al corazón o un derrame cerebral es elevado y necesita estar bajo el cuidado de un médico.

▶ **Hipertensión de Fase II: 160 o más de presión sistólica/100 o más de presión diastólica.** A menudo las personas que se encuentran en este nivel precisan necesariamente una terapia avanzada con fármacos, ya que enfrentan un grave riesgo de quedar lisiadas o morir a causa de su enfermedad.

(continúa)

CONSEJOS PARA CUIDARSE MEJOR

¿QUÉ RAYOS ES. . . LA PRESIÓN ARTERIAL ALTA? *(CONTINUACIÓN)*

Le haré dos preguntas: ¿Sabe cuál es su presión arterial? Si no lo sabe, ¿está usted lo suficientemente preocupada a estas alturas como para empezar a cuidarla? Afortunadamente, los Alimentos Archiabdominales pueden ayudarla a recortar las grasas malas de su dieta y a aumentar las buenas. . . y también a deshacerse de algunas de esas libras de más. Al igual que La Rutina Aplanadora y unas cuantas técnicas de reducción del estrés. (Para averiguar cómo manejar sus niveles de estrés, vea "Cómo la engorda el estrés" en la página 194). Mientras tanto, intente atacar el problema con algunos de estos sencillos *tips*.

"Enjúguese" bien. Tome jugo de verduras bajo en sodio, como el de la marca *V8*, ya que 2 botes de 5,5 onzas de este le brindan casi 1.240 miligramos (mg) de potasio. En un estudio publicado en la *Journal of Human Hypertension* (Revista de Hipertensión Humana), los investigadores descubrieron que los pacientes prehipertensos que agregaban más potasio a sus dietas reducían su presión sistólica en 2,5 puntos y su presión diastólica en 1,6 puntos. El potasio ayuda a sacar el exceso de sodio del sistema circulatorio y hace que se dilaten los vasos sanguíneos. ¿Por qué es *V8* mejor que un plátano amarillo (guineo, banana), otra buena fuente de potasio? Bueno, es que el jugo de verduras *V8* también contiene licopeno y luteína, dos fitoquímicos con propiedades que reducen la presión arterial.

Controle su consumo de ciertas carnes. Una lonja (lasca) de jamón contiene 240 miligramos de sodio, más sal de la que encontrará en el exterior de dos palitos *pretzel*. Tome nota: deshágase de las carnes frías de cerdo tipo fiambre y bajará su presión arterial. Un estudio reciente descubrió que las personas prehipertensas que reducían su consumo diario de sodio desde 3.300 hasta 1.500 miligramos rebajaban en casi 6 puntos su presión arterial sistólica y casi en 3 puntos su presión diastólica. Si quiere comerse su sándwich (emparedado) tipo *hoagie*, al menos cambie a la línea de carnes frías bajas en sodio *Boars Head* —jamón, pavo (chompipe), rosbif— y deje los pepinos encurtidos en su plato (833 miligramos de sodio). Otra regla general: si la comida viene en lata o en un bote o tarro, probablemente sea una mina de sal.

Tome dos y se acabó. Haga que su segunda bebida de la noche sea la última. En un estudio que marcó un hito publicado en la *New England Journal of Medicine* (Revista de Medicina de Nueva Inglaterra), los investigadores descubrieron que 1 ó 2 bebidas al día reducían ligeramente la presión arterial. Sin embargo, 3 bebidas o más al día elevaban la presión en un promedio de 10 puntos en la presión sistólica y 4 en la diastólica. El tipo de alcohol no importa. Si quiere, pida un destornillador: el jugo de naranja (china) es una de las mejores fuentes de potasio que baja la presión.

Tome más té. Un estudio de la Asociación Estadounidense del Corazón descubrió que las personas que bebían 2 tazas de té al día tenían un 25 por ciento menos de probabilidades de morir de una enfermedad cardíaca que aquellas que rara vez probaban esa bebida. La razón: los flavonoides del té no solamente mejoran la capacidad de relajar los vasos sanguíneos, sino que también hacen que la sangre sea menos espesa y que se reduzcan los coágulos.

Mímese con esta mermelada. La mermelada de grosella negra (*black currant jelly*) es una buena fuente de quercetina, un antioxidante que los investigadores finlandeses creen que puede mejorar la salud cardíaca al evitar la acumulación de los radicales libres, que pueden dañar las paredes arteriales y permitir que penetre la placa aretomatosa (depósitos).

A diario una manzana es cosa sana. Las personas que comen manzanas con frecuencia tienen un riesgo un 20 por ciento inferior de desarrollar enfermedades cardíacas que aquellas que las disfrutan sólo de vez en cuando.

Benefíciese con bayas. Las frambuesas, las fresas (frutillas) y los arándanos están todos cargados de ácido salicílico. . . el mismo combatiente de las enfermedades cardíacas que se encuentra en la aspirina.

Aproveche el atún. Los ácidos grasos omega-3 del atún y otros pescados, así como la semilla de lino (linaza), ayudan a fortalecer el músculo cardíaco, rebajan la presión arterial, previenen los coágulos y reducen los niveles de inflamación del cuerpo, los cuales pueden ser potencialmente mortales.

Tome la toronja en cuenta. Una toronja (pomelo) al día puede reducir el estrechamiento arterial en un 46 por ciento, bajar su nivel de colesterol malo en más del 10 por ciento y ayudarle a rebajar su presión arterial en más de 5 puntos.

Proporciónese potasio. Pique un plátano amarillo (guineo, banana) —con sus 487 miligramos de potasio— en rodajas y agréguelo a su cereal, luego hornee dos batatas dulces (camotes) pequeñas (612 mg) o cocine espinacas (1 taza le brinda 839 mg) para cenar. Todos esos alimentos están cargados de potasio. Los estudios muestran que no obtener al menos 2.000 miligramos de potasio al día puede allanar el camino para sufrir presión arterial alta. Otras buenas fuentes de potasio son las pasas (1 taza contiene 1.086 mg), los tomates (jitomates), puesto que 1 taza de salsa ofrece 811 mg, las habas blancas, dado que 1 taza de ellas aporta 955 mg y, por último, las papayas (fruta bombas, lechosas), las cuales ofrecen 781 mg del mineral.

(continúa)

¿QUÉ RAYOS ES. . . LA PRESIÓN ARTERIAL ALTA? *(CONTINUACIÓN)*

Compre el que cuente con calcio. Tomar jugo de naranja (china) enriquecido con calcio ofrece dos beneficios importantes. Primero que nada, consumir más calcio puede reducir su presión arterial. Además, le conviene la vitamina C del jugo: según una investigación llevada a cabo en Inglaterra, las personas que tenían los mayores niveles de vitamina C en sus torrentes sanguíneos tenían un 40 por ciento menos de probabilidades de morir de enfermedades cardíacas.

Suminístrese semillas de calabaza. Una onza (28 g) de semillas contiene 151 miligramos de magnesio, más de un tercio de su Asignación Dietética Recomendada. Las deficiencias de magnesio se han vinculado con la mayoría de los factores de riesgo para sufrir enfermedades cardíacas, incluyendo la presión arterial alta, los niveles elevados de colesterol y una mayor acumulación de placa aretomatosa en las arterias. Entre las otras buenas fuentes están el hipogloso (*halibut*), el cual ofrece 170 mg en una porción de 7 onzas (198 g), el arroz integral, que brinda 84 mg en una taza, los garbanzos, que aportan 79 mg por taza, las nueces de la India (anacardos, semillas de cajuil, castañas de cajú), que contienen 74 mg por onza y, por último, las alcachofas, ya que cada una le brinda unos 72 mg del mineral.

Cambie el aceite. Unos investigadores de la India descubrieron que las personas que reemplazaban los aceites de maíz (elote, choclo) y vegetales en sus cocinas por grasas monoinsaturadas (aceite de oliva o, en este caso, aceite de semilla de sésamo/ajonjolí) reducían su presión arterial en más de 30 puntos en sólo 60 días sin realizar ningún otro cambio en sus dietas.

Restrinja el regaliz. Se ha descubierto que un compuesto que se encuentra en la raíz del regaliz (orozuz) eleva la presión arterial. . . especialmente en personas que comen montones de regaliz negra. El regaliz con sabor a frutas, sin embargo, no contiene ese compuesto.

(*Nota*: si encuentra en este capítulo nombres de alimentos que no entiende o que jamás ha visto, favor de remitirse al glosario en la página 400).

LO ESENCIAL PARA SEGUIR LA DIETA ABDOMINAL

ESTA SENCILLA LISTA DE COMPRAS LE proporcionará todo lo que usted necesita para seguir La Dieta Abdominal para la Mujer y La Rutina Aplanadora (vea la página 213). Si no reconoce el nombre de un alimento dado, vea el glosario en la página 400.

Compre una vez

Un complejo multivitamínico, como el de la marca *Centrum Multivitamin*, 1 bote

Una licuadora

Semillas de lino molidas, 1 pinta (0,5 l)

Lista de compras básica:

Los 12 Alimentos Archiabdominales y comidas relacionadas

Almendras y otros frutos secos

Proteínas en polvo a base de suero de leche

Lácteos (leche, yogur y queso) sin o bajo en grasa

Aceite de oliva

Ma**N**tequilla de maní

Av**E**na instantánea (sin edulcorantes ni saborizantes)

Pane**S** y cereales integrales

Espinacas y otras verduras

Frijo**L**es y legumbres

Huev**O**s

Frambuesas **Y** otras bayas

P**A**vo y otras carnes magras

Además:

Arroz de grano largo

Atún enlatado

Carne de res molida (magra)

Pasta de trigo integral

Pechuga de pollo

Pescado magro a elección

Toronja u otra fruta que desee

Verduras de hoja verde a elección

Lista de compras: Ingredientes para las recetas

(vea las recetas para saber las cantidades de cada una)

Ajo

Apio

Arroz integral

Bistec *sirloin* magro

Caldo de pollo enlatado

Catsup

Cebollas

Concentrado de jugo de limón, congelado

Curry en polvo

Chiles jalapeños

Frijoles negros

Frijoles blancos pequeños

Galletas saladas o pan rallado

Garbanzos

Guacamole

Harina

Hongos

Jengibre fresco

Jugo de naranja

Lechuga romana

Limón y limón verde

Maíz dulce

Margarina sin transgrasas

Mayonesa sin grasa

Melón tipo *honeydew*

Miel

Muffins ingleses de miel y trigo

Pan árabe de trigo integral

Pan con pasas

Paquete de aliño italiano para en-

saladas bajo en grasa

Paquetes de *Carnation Instant Breakfast*

Pasas

Pimentón

Pimientos verdes y rojos

Pimientos de cayena

Plátanos amarillos

Polvo de chile

Preparado comercial de *chili* seco

Preparado comercial de sopa de cebolla

Queso de grasa reducida (requesón, queso crema, *mozzarella*, suizo, norteamericano, *Cheddar*)

Queso parmesano

Rosbif magro cortado en rebanadas

Salchicha de pavo

Salsa

Salsa de tomate

Salsa para espaguetis

Salsa para sofritos asiáticos

Salsa *Tabasco*

Salsa *Worcestershire*

Sazonador tipo italiano

Tocino canadiense

Tocino de pavo

Tomates

Tomates al estilo mexicano

Tomates pelados enlatados

Tortillas

Vinagre balsámico

Zanahorias cambray

Ejercicio para hacer en casa (si usted pertenece a un gimnasio, deben tener todo el equipo necesario)

Un tapete de ejercicio (opcional)

Una banca plana (opcional, pero recomendada)

Uno o dos pares de mancuernas (pesas de mano) medianas de 5 a 25 libras (de 2 a 11 kg) si usted tiene experiencia levantando pesas; más ligeras para principiantes

Un par de tenis para correr

Una pelota suiza (opcional, pero recomendada)

Capítulo 2

¿POR QUÉ CREAMOS LA DIETA ABDOMINAL?

Avances asombrosos en la nutrición

PREVIAMENTE LE EXPLIQUÉ LAS 6 formas en que La Dieta Abdominal para la Mujer mejorará su vida. Y le expuse la promesa excepcional y científicamente probada de nuestra dieta, en particular la forma en que puede ayudarle a deshacerse de hasta 20 libras (9 kg) de grasa en 6 semanas. . . comenzando por su panza. Pero los siguientes pasos dependen de usted.

Si usted simplemente no está interesada en mejorar su vida —si no le atrae la idea de convertirse en una persona más esbelta, en mejor forma física, más saludable, sin sufrir dolores, más exitosa y más vital sexualmente— entonces cierre este libro ahora mismo y regréselo. Si no está interesada en lograr los mejores resultados posibles con el mínimo esfuerzo, este libro no es para usted.

Pero si realmente quiere realizar un cambio —un cambio que pueda ver, que pueda sentir, que dure toda una vida— este libro es para usted. De hecho, es el único que puede ayudarle.

La Dieta Abdominal para la Mujer es un plan sencillo ideado en torno a 12 alimentos cargados de nutrientes que, cuando se ubiquen al principio de su tabla dietética, le proporcionarán todas las vitaminas, minerales y fibra que necesita para lograr una salud óptima mientras activan el crecimiento del músculo y encienden los quemadores de grasa naturales de su cuerpo. Le diré más cosas sobre estos alimentos en un capítulo posterior, pero aquí tiene una perspectiva general rápida. (¡Dígame si este no es un plan de comidas que puede seguir!)

Almendras y otros frutos secos

Proteínas en polvo a base de suero de leche

Lácteos (leche, yogur y queso) sin o bajos en grasa

Aceite de oliva

Ma**N**tequilla de maní

Av**E**na instantánea (sin edulcorantes o saborizantes)

Pane**S** y cereales integrales

Espinacas y otras verduras

Frijo**L**es y legumbres

Huev**O**s

Frambuesas **Y** otras bayas

P**A**vo y otras carnes magras

He elegido estos alimentos tanto por su contenido nutricional como por su simplicidad. Todos los días llegan a mi escritorio montones de libros nuevos de dietas y consejos sobre el adelgazamiento. (De hecho, si escribe "dieta" en el motor de búsqueda de Amazon.com, aparecerán cientos de libros). Algunas de estas dietas son un poco extravagantes: dietas a base de toronja (pomelo), de sopa de repollo (col), de requesón, toda una gama de opciones interesantes (y en algunos casos, inquietantes). Algunas suenan bien: dietas bajas en grasa, dietas bajas en carbohidratos, dietas bajas en sal. Pero la mayoría tienen una cosa en común: en realidad están diseñadas para que usted fracase a largo plazo.

Eso es así porque incluso las dietas basadas en principios sólidos a veces no logran reconocer las realidades de la vida: que usted está demasiado ajetreada como para improvisar complicadas comidas como alambres de camarón con sabor a mango. Que usted disfruta la comida demasiado como para renunciar a la pasta y a las papas para siempre. Que comer debería ser un placer, no un quehacer más. Por eso basé La Dieta Abdominal para la Mujer en alimentos comunes que son fáciles de preparar y de disfrutar. En mi opinión, la mayoría de las dietas son demasiado complicadas e invitan al fracaso por tres razones fundamentales.

1. Reducen las calorías con demasiada severidad.
Con una reducción calórica estricta —o drástica—, quizás baje de peso al principio, pero usted se queda hambrienta. Cuando está hambrienta, aumentan las probabilidades de que se atiborre en algún momento del día. Cuando usted se atiborra, se siente como si hubiera fracasado, luego se siente culpable por fracasar, entonces abandona el plan y reanuda sus hábitos de desayunar helado de chocolate. Sin embargo, con La Dieta Abdominal para la Mujer nunca sentirá hambre. . . de hecho, comerá mucho más a menudo que ahora: ¡seis veces al día!

2. Restringen demasiados alimentos. Sería muy fácil idear un plan que no incluyera pasta, ni pizza, ni pan con mantequilla. Pero si yo hiciera eso, usted abandonaría el plan la primera vez que pasara por su restaurante italiano favorito. Aunque cambiar sus hábitos alimenticios es una parte fundamental de este programa, creo que hay más probabilidades de que siga el plan si no tiene que dejar todo lo que le gusta. Es normal comerse un buen bistec encebollado, un poco de flan o bien tomarse una copa de vino después de llegar del trabajo. Si usted se priva de todos los alimentos que saben ricos, aunque fuera la persona más motivada del mundo, no tendría muchos alicientes para seguir con el plan durante más de unas pocas semanas. Con nuestro plan usted come los alimentos que disfruta. . . y se da un gustito cuando sea necesario.

3. No toman en cuenta el estilo de vida. Si todos tuviéramos un *chef* que preparara nuestras comidas —o incluso más de unos pocos minutos para hacerlo nosotros mismos— adelgazar sería mucho más fácil. ¿Pero cuándo fue la última vez que usted tuvo 2 horas para armar una comida? Todos estamos muy ajetreados. Comemos en restaurantes. Pedimos que nos traigan la comida a casa. Vamos al autoexprés (*drive-through*). Ponemos la comida sobre la mesa a toda prisa para satisfacer las necesidades de nuestras familias y para ahorrar el máximo de energía posible. Sí, ojalá tuviéramos tiempo para cuadrar los totales de gramos de grasa, medir cada onza o gramo de comida o preparar platos saludables con muchísimos ingredientes beneficiosos. Pero la verdad es que la mayoría de nosotros no podemos, sin importar cuánto peso necesitemos bajar. Tenemos compromisos con nuestros trabajos y familias y nos pasamos tanto tiempo viajando a diario desde la casa al trabajo, pagando las facturas y cuidando a los niños que preparar una obra maestra de camarón y mango difícilmente encabeza nuestra lista de prioridades. Es por eso que La Dieta Abdominal para la Mujer es lo que usted necesita: un programa sencillo, con alimentos sencillos e incluso recetas aún más sencillas.

A continuación evaluaremos algunas de las dietas más populares de la actualidad y le mostraré por qué muchas de ellas están diseñadas para hacer que uno adelgace a corto plazo y engorde a largo plazo.

La Dieta Atkins: limita alimentos. . . y nutrición

LA DIETA ATKINS elimina prácticamente todos los carbohidratos durante la primera parte del plan y únicamente le permite alimentos que contienen proteínas y grasa: nada de pan, ni pasta, ni fruta, ni verduras, ni jugo. . . ¡ni diversión! Sin duda alguna la dieta Atkins ayuda a la gente a adelgazar. He visto personas que bajaron 10, 20 e incluso 30 libras (5, 9, 14 kg) con la dieta Atkins, todos dándose un festín a base de bistecs, queso y tocino mientras lo seguían, y también he visto los estudios que respaldan la eficacia del plan para ayudar a la gente a adelgazar, al menos a corto plazo. Destacar las proteínas es inteligente, pero eliminar muchos otros alimentos que son importantes para mantener una buena salud no lo es. Sin embargo, el verdadero problema que yo observo con este tipo de dieta y que con frecuencia se pasa por alto en todo el debate anticarbohidratos es el siguiente: yo podría indicarle que debe limitarse a comer sólo unos cuantos alimentos cualesquiera, digamos papitas fritas, helado y chocolate. Siga una dieta comiendo solamente esas cosas y seguro que adelgazará. . . sencillamente porque usted no puede forzarse a comer lo mismo una y otra vez. Simplemente al limitar los alimentos que come a sólo un puñado de ellos, usted perderá peso automáticamente porque ha reducido drásticamente sus calorías totales. Pero también ha reducido drásticamente su ingesta de vitaminas, minerales y fibra a la vez que aumentó su consumo de la grasa saturada que obstruye las arterias. Y lo que es incluso más importante, usted no podría seguir esa dieta durante mucho tiempo, aunque le guste mucho, porque su estilo de vida (y sus papilas gustativas) exigen un plan de alimentación más flexible y placentero... y porque su cuerpo está programado para antojársele frutas, cereales y jugos tanto como papitas fritas y azúcar.

Bueno, aunque no parezca tener mucho sentido que digamos, esa dieta superrestrictiva y baja en nutrientes es exactamente lo que le ofrece la dieta Atkins. Usted come un número limitado de alimentos y la vasta mayoría de ellos contienen proteínas y grasa saturada. Adelgazará porque ha eliminado los carbohidratos, pero también se ha puesto en riesgo de sufrir muchos problemas de salud. En primer lugar, los alimentos de la dieta Atkins tienen grandes cantidades de grasa saturada, y hay pruebas abrumadoras de que las sociedades con dietas altas en grasa saturada tienen un mayor índice de enfermedades cardíacas. En segundo lugar, al eliminar la mayoría de los carbohidratos de su dieta, está eliminando algunos nutrientes importantes, como las vitaminas del complejo B, la fibra y los fitonutrientes que ayudan a su sistema inmunitario. Y lo peor de todo, aunque la dieta Atkins introduce los carbohidratos en fases posteriores del plan, pocas personas pueden atenerse al limitado número de alimentos que permite. De manera que ese adelgazamiento a corto plazo conduce a un aumento de peso a largo plazo y, potencialmente, a problemas de salud también a largo plazo.

Weight Watchers: mucha matemática, poca comida

WEIGHT WATCHERS —un popular sistema que consiste en contar puntos y que impone el control de las raciones haciéndole registrar la cantidad de comida que come todos los días— le funciona a mucha gente. Aquellos que comen en exceso pueden beneficiarse de realizar un seguimiento de lo que consumen y estar conscientes de reducir las calorías. Pero este programa tiene sus defectos. En primer lugar, yo no conozco a mucha gente que tenga el tiempo ni la disciplina a largo plazo para medir los alimentos y contar las calorías diariamente. En segundo lugar, Weight Watchers no garantiza el equilibrio nutricional. Usted podría hacer trampa, contando sus puntos para sólo comer comida chatarra si luego se priva durante otras partes del día. En teoría, podría comer todos sus puntos del día en una o dos comidas, y eso volvería más lento su metabolismo y en realidad podría hacerle subir de peso. Contar calorías, tal como lo explicaré en las próximas secciones, es solamente *uno* de los componentes de un programa de control de peso que pretenda ser eficaz. En tercer lugar, a algunas personas no les gusta el ambiente del grupo de apoyo de Weight Watchers.

La Zona: un equilibrio difícil de lograr

LA DIETA DE LA ZONA, del Dr. Barry Sears, pretende equilibrar los tipos de alimentos que usted come con el objetivo de ubicarla a usted "en la Zona". La premisa básica es que en cada comida usted debería ingerir carbohidratos, proteínas y un poquito de grasa monoinsaturada en la proporción exacta que Sears recomienda. Los carbohidratos se dividen en carbohidratos convenientes, como las verduras y algunas frutas, y en carbohidratos no convenientes, como el pan, el jugo, la cerveza y los dulces. Las proteínas y las grasas están divididas de manera similar. Esto le da libertad para comer lo que quiera, pero cuando escoge los alimentos no convenientes, debe comer menos de ellos y acompañarlos con otros alimentos. Por ejemplo, usted puede darse un gusto con los carbohidratos "malos", pero sólo con moderación, y debe acompañarlos con proteínas y algo de grasa. Así que si piensa tomarse una copa de vino, necesita acompañarla de un poco de requesón y unas cuantas olivas para equilibrarla. Es por eso que mucha gente se queja al seguir La Zona: algunas de las combinaciones de alimentos se salen de lo normal y medir cuánto de cada grupo puede y debe comer puede ser demasiado complicado. Sears proporciona fórmulas para determinar qué cantidad de cuáles alimentos debería comer basándose en cuánto ejercicio hace y en su nivel de grasa corporal. Este número puede convertirse en cuántos "bloques" de cada alimento debería comer en un día. Usted puede distribuirlos a lo largo del día, pero no debe dejar pasar 5 horas entre las comidas. El asunto de medir, dividir y combinar puede llegar a ser bastante complejo; y aunque el equilibrio de alimentos es bastante razonable, usted tendría que ser un controlador aéreo para mantenerlo todo bajo control. La dieta depende tanto de su concepto central que casi nadie tiene el tiempo ni la energía de seguirla durante mucho tiempo.

Sugar Busters: sólo ataca al azúcar

LA FILOSOFÍA DE LA DIETA SUGAR BUSTERS se centra en eliminar los alimentos altos en azúcar, así como los alimentos que disparan su azúcar en la sangre (glucosa) y la hacen sentirse hambrienta (algunos carbohidratos como la pasta, el maíz/elote/choclo, la cerveza y las papas). El beneficio, dicen los defensores, es que si usted sigue el plan, podrá disfrutar bistecs, huevos y queso. . . y aún bajar de peso. Pero simplemente ingerir menos azúcar no le ayudará a adelgazar. Sin un equilibrio alimenticio, puede consumir un montón de alimentos altos en calorías que son bajos en azúcar y terminar engordando. Y como sucede con otras dietas, usted no habrá hecho nada para cambiar la manera en que su cuerpo procesa los alimentos para quemar la máxima cantidad de calorías posible.

Dr. Phil: un enfoque demasiado emocional

EL DR. PHIL MCGRAW, famoso psicólogo y gurú del amor "duro", tiene un programa de dieta enormemente popular cuyo mayor énfasis recae en vaciar la comida de su poder emocional. El libro de McGraw, *La solución definitiva al sobrepeso*, enfatiza la noción de que hemos permitido que la comida tenga demasiado poder en nuestras vidas y que, a fin de dejar de comer compulsivamente, necesitamos hacer tres cosas: (a) limitar nuestro acceso a la comida chatarra, (b) seleccionar alimentos que toman mucho tiempo en preparar y masticar para que nos resulte más difícil comer y (c) dejar de comer para satisfacer los antojos y los sentimientos de estrés. Muy bien, pero la verdad es que en el mundo de hoy, la Antártida es el único lugar donde uno no tiene acceso fácil a la comida chatarra. Estoy de acuerdo en que deberíamos dejar de comer para satisfacer los antojos y el estrés, y aplaudo al Dr. Phil por reconocer los aspectos psicológicos de nuestros hábitos alimenticios. Lo que La Dieta Abdominal para la Mujer hace es enseñarle cómo comer para prevenir los antojos y el estrés. Nuestra dieta le facilita el tomar meriendas (refrigerios, tentempiés) de forma inteligente a lo largo del día, para que nunca sienta hambre. También le ayuda a tomar el control de su ingesta de comida, de su cuerpo y de su vida, para que así pueda combatir el estrés.

La Dieta South Beach: comer bien es sólo el comienzo

EN *LA DIETA SOUTH BEACH*, el Dr. Arthur Agatston hace hincapié en comer de manera equilibrada, basándose en proteínas magras (bajas en grasa), grasas buenas y carbohidratos buenos. Como verá, algunos de los principios nutricionales de la dieta South Beach son similares a los de La Dieta Abdominal para la Mujer. Agatston se centra mucho en el papel de la insulina y cómo los aumentos bruscos del nivel del azúcar en sangre le hacen sentir hambre. Aunque su dieta se basa en cómo actúa la comida en relación al adelgazamiento, no le muestra cómo poner a punto su metabolismo, el quemador de grasa natural de su cuerpo. La Dieta Abdominal para la Mujer, por su parte, incorpora factores como el ejercicio, el cual pueden tener un profundo impacto no solamente en la cantidad de grasa que puede usted quemar, sino también en la velocidad a la que la quema. Al acelerar el mecanismo quemador de grasa de su cuerpo, usted puede controlar no sólo las calorías que ingiere, sino también las que quema.

· · ·

Tal como dije al inicio de este libro, la mayoría de las dietas pretenden que usted pierda. La Dieta Abdominal para la Mujer pretende que usted *gane*. Este plan se basa en la sencilla noción de que su cuerpo es una máquina viva que respira y que quema calorías, y que al mantener el quemador de grasa de su cuerpo constantemente alimentado con montones de los alimentos correctos —y esto es importante— en el momento correcto, le puede enseñar a quemar la grasa de su panza en poquísimo tiempo. De hecho, esta dieta le puede ayudar a quemar hasta 12 libras (5 kg) de grasa —de su barriga primero— en 2 semanas o menos. Y a continuación le explicaré lo que usted ganará a cambio.

Ganará comidas. Quienes vivimos en los Estados Unidos tenemos unos apetitos voraces. Tenemos hambre de éxito, tenemos hambre de libertad y sí, tenemos hambre de comida. Las dietas tradicionales que limitan las calorías o los alimentos se oponen a este apetito excepcionalmente estadounidense. Nos dejan hambrientos, abatidos y a un bombón de chocolate de distancia de colapsar totalmente en el sofá. En cambio, con La Dieta Abdominal para la Mujer, usted comerá. . . y comerá con frecuencia. De hecho, estará reabasteciéndose constantemente y con cada deliciosa comida o merienda, avivará los quemadores de grasa naturales de su cuerpo. Imagínese: cada vez que coma, le ayudará a su cuerpo a adelgazar y a convertir lo fofo en lo firme.

Ganará tono muscular. Con La Dieta Abdominal para la Mujer y la Rutina Aplanadora (vea la página 213), comer los alimentos correctos significa que estará formando más músculo. Si tiene más músculo, quemará más grasa. Este programa convierte la comida que usted ingiere en músculo. Entre más masa muscular no adiposa usted tenga, más energía necesita para abastecerla, lo cual significa que las calorías van a sus músculos para mantenerlos en vez de convertirse en grasa corporal. De hecho, las investigaciones muestran que agregar masa muscular no adiposa actúa como un quemador de grasa incorporado. De nuevo, por cada libra de músculo que usted gana, su ritmo metabólico en reposo aumenta hasta 50 calorías por día. Los ejercicios de fortalecimiento pueden hacer que su cuerpo gane varias libras de músculo. Usted no lucirá como una fisiculturista, pero formará suficiente músculo para reducir y reafirmar su barriga... y dependiendo de su punto de partida, realzar sus abdominales. Al agregar ejercicio, puede pensar en ello como en una simple ecuación:

MÁS COMIDA = MÁS MÚSCULO = MENOS GORDURA

Ahora considere la alternativa:

MENOS COMIDA = MENOS MÚSCULO = MÁS GORDURA

¿No es increíble que la mayoría de las dietas se basen en la ecuación de "menos comida"? ¿Y no es hora ya de cambiarlo? (Ahora bien, existen ciertos estudios que han demostrado que usted vivirá más tiempo si sigue una dieta superrestrictiva de menos de 1.400 calorías al día. Pero si considera cómo la hará sentirse seguir tal dieta, ¿de qué le valen esos años adicionales?)

Ganará libertad. La mayoría de las dietas la privan a usted de algo... ya sean los carbohidratos, la grasa o la diversión. (Imagínese lo apetitoso que es una hamburguesa sin el pan. No sé usted, pero a mí esa opción no me apetece para nada). En cambio, con este plan usted no se sentirá privada. Se sentirá satisfecha. Comerá alimentos crujientes. Disfrutará alimentos dulces. Consumirá proteínas, carbohidratos y grasa. De hecho, hay incluso una comida durante la semana en la que usted puede comer lo que quiera. Cualquier cosa. Durante la mayor parte de la semana, se basará en alimentos que activarán su metabolismo y controlarán sus tentaciones, pero también tendrá la libertad y la flexibilidad de salirse de la dieta justo lo suficiente para mantenerse satisfecha sin echar a perder todos los esfuerzos que usted ya ha hecho.

Ganará tiempo. En algunas dietas parece que se necesitaría menos tiempo para criar los pollos de toda una granja y esperar a que pongan los huevos que para planificar y cocinar las recetas que estas ofrecen. En cambio, en La Dieta Abdominal para la Mujer todas las comidas y las recetas son sencillas. Para organizarse mejor, lo que quiero que usted haga es que vaya siguiendo

---

HISTORIA DE ÉXITO CON LA DIETA ABDOMINAL PARA LA MUJER

"NECESITABA ALGO QUE FUERA FÁCIL"

Nombre: Linda Toomey

Edad: 35

Estatura: 5'4" (1,62 m)

Peso inicial: 145 (66 kg)

Seis semanas después: 129 (59 kg)

Cuando Linda Toomey tuvo a su cuarto hijo, sabía que tenía que deshacerse del peso extra. Tenía 20 libras (9 kg) de más desde su tercer hijo y quería actuar rápidamente porque sabía que entre más tiempo esperara, más difícil sería. Con un peso de 145 libras y 4 hijos menores de 6 años, estaba consciente de que su salud —y su pancita— bien podrían ocupar el último lugar de su larga lista de prioridades en la vida. "Soy la reina de las excusas", dice.

Toomey también sabía que necesitaba toda la energía que fuera posible. . . especialmente si consideramos que no podía dormir ninguna noche por completo, ya que estaba cuidando a su recién nacido.

"Por la noche esperaba estar cansada", dice. "Pero también estaba cansada 2 horas después de levantarme".

Las metas de Toomey: recuperar su cuerpo, tener más energía y fortalecer su espalda para poder cargar a niños más grandes del promedio.

este programa 2 días a la vez. No mire más allá que esos dos días. Puesto que comer mecánicamente es el "destrozadietas" número uno del país, su mejor defensa es crear una estrategia sencilla sobre cómo y qué va a comer usted cada día. Cada noche, tome 5 minutos para planificar qué y cuándo comerá al día siguiente. Con esta táctica sencilla, ya habrá vencido la tentación y ganado control sobre su alimentación. . . ¡y su vida! Después de leer los principios que forman los pilares de nuestro plan, usted comprobará que La Dieta Abdominal para la Mujer establece una nueva fórmula para el control del peso. Simplemente:

MÁS COMIDA = MÁS MÚSCULO = MENOS GORDURA

"Probé otras dietas, pero como estaba tan terriblemente ajetreada, no tenía mucho tiempo para hacer ejercicio y preparar comidas. Necesitaba algo que fuera fácil y rápido de preparar", dice Toomey.

Y lo encontró en La Dieta Abdominal para la Mujer.

"Realmente no es una dieta", explica. "Es un plan de alimentación para toda la vida. Creo que saber que podía consumir carbohidratos y que no tenía que resistir los antojos fue uno de los factores clave. El plan de comidas fue sumamente fácil de seguir y toda mi familia pudo disfrutar las comidas. No tuve que preparar alimentos diferentes para mí".

Toomey también incluyó el plan de ejercicio de 20 minutos y fortaleció sus abdominales y baja espalda hasta el punto en que ya no tiene problemas para cargar a sus hijos.

En 6 semanas, adelgazó 16 libras (7 kg) y redujo su porcentaje de grasa corporal desde un 36 hasta un 25 por ciento. Y también redujo su talla de una 14 a una 6.

"Espero que esto motive a muchas mujeres", dice Toomey. "En el pasado cuando estaba embarazada, la cintura era extremadamente difícil para mí. Puede que perdiera pulgadas de cualquier otro sitio, pero la cintura era mi zona verdaderamente problemática. Es sorprendente cómo progresó en tan poco tiempo".

¿QUÉ RAYOS ES. . . EL COLESTEROL ALTO?

El colesterol es una sustancia blanda y cerosa que se encuentra entre los lípidos (grasas) del torrente sanguíneo y en todas las células de su cuerpo. A pesar de la mala fama que tiene, la verdad es que usted necesita el colesterol porque su cuerpo lo utiliza para formar las membranas celulares, crear hormonas y llevar a cabo otras operaciones de mantenimiento cruciales. Pero un nivel alto de colesterol en la sangre —hipercolesterolemia— es un factor de riesgo muy importante para sufrir enfermedad cardíaca coronaria, la cual provoca un ataque al corazón.

Usted obtiene el colesterol de dos maneras. El cuerpo —principalmente el hígado— produce cantidades variables, normalmente unos 1.000 miligramos al día. Pero cuando consume alimentos altos en grasa saturada —específicamente transgrasas— a su cuerpo se le va la mano (a nivel metafórico, por supuesto) y bombea más colesterol del que usted podría utilizar jamás. (Algunos alimentos contienen colesterol, especialmente las yemas de los huevos, la carne, la carne de ave, el pescado, el marisco y los lácteos elaborados con leche entera. Pero la mayor parte, y en el que quiero que usted se centre, lo produce su cuerpo).

Algo del colesterol excedente de su torrente sanguíneo es eliminado del cuerpo a través del hígado. Pero una parte termina exactamente donde usted menos lo desea: en las paredes de sus arterias, donde se combina con otras sustancias para formar la placa aretomatosa. La placa es perjudicial por varias razones: en primer lugar, eleva la presión arterial y hace que su corazón trabaje más arduamente para conseguir que la sangre pase por sus vasos repentinamente más estrechos, lo cual con el tiempo puede agotar a su corazón. En segundo lugar, la placa puede irse descomponiendo y empezar a circular por su torrente sanguíneo, formando finalmente un coágulo que puede provocar un derrame cerebral, parálisis e incluso la muerte.

Ahora mismo en el interior de su cuerpo se está produciendo una encarnizada batalla entre dos conductores especializados llamados lipoproteínas que están transportando el colesterol por su interior según sus agendas especializadas. Hay varios tipos, pero los que nos interesan ahora son el Dr. Jekyll y Mr. Hyde de la salud, el colesterol LAD (las lipoproteínas de alta densidad "serviciales") y el LBD (las lipoproteínas de baja densidad "vagas" o "flojas").

El bueno: colesterol LAD. El LAD servicial transporta de un cuarto a un tercio del colesterol sanguíneo. El LAD quiere ayudarle al recoger el colesterol, sacarlo de su torrente sanguíneo y devolverlo al hígado, donde se elimina de su cuerpo. Eso es bueno. Algunos expertos creen que el LAD elimina el colesterol excedente de las placas y por lo tanto, frena su crecimiento. Eso es todavía mejor. Un nivel alto de LAD parece protegernos contra los ataques al corazón. Pero lo contrario también es cierto: un nivel bajo de LAD —de menos de 40 miligramos por decilitro (mg/dL)— indica un mayor riesgo de sufrir un ataque. Un nivel bajo de colesterol LAD puede que también eleve el riesgo de sufrir derrames cerebrales.

El malo: colesterol LBD. El LBD vago no tiene ningún interés en ayudarle a usted. El LBD sólo quiere poner el colesterol en el lugar más cómodo que pueda encontrar, es decir, en sus arterias. Al LBD no le importa que cuando haya demasiado colesterol recubriendo sus arterias se forme una acumulación de placa, una enfermedad conocida como ateriosclerosis. Un nivel alto de colesterol LBD (160 mg/dL y más) refleja un mayor riesgo de padecer enfermedades cardíacas. Por el contrario, niveles más bajos de colesterol LBD indican un menor riesgo de sufrir enfermedades cardíacas.

Explicado de manera sencilla, el LAD está intentando venir a ayudarla, pero el LBD está simplemente ahí sentado, riéndose de usted. Entonces, ¿de qué lado está usted? Bueno, si quiere darle una mano al LAD, comience a abastecerse de los Alimentos Archiabdominales y siga los lineamientos de la Rutina Aplanadora (vea la página 213). A continuación ofrezco algunas ideas más rápidas para combatir al LBD para siempre.

Frene la fumadera. Fumar cigarrillos es uno de los 6 factores de riesgo principales para sufrir enfermedades cardíacas que usted puede cambiar o tratar. Fumar reduce los niveles de colesterol LAD (el bueno).

Controle su consumo alcohólico. En algunos estudios, un consumo moderado de alcohol se ha vinculado con niveles más elevados del colesterol LAD (el bueno). Pero tómelo con calma. Los que consumen cantidades moderadas de alcohol (un promedio de 1 a 2 bebidas al día para los hombres y 1 bebida al día para las mujeres) tienen un menor riesgo de sufrir enfermedades cardíacas, pero un mayor consumo de alcohol puede acarrear otros peligros para la salud, como alcoholismo, presión arterial alta, obesidad y cáncer.

Neutralícelo con niacina. Una vitamina del complejo B conocida como niacina reduce el colesterol LBD (malo) al mismo tiempo que eleva el beneficioso LAD. De hecho, la niacina puede ser más eficaz para tratar esta afección que algunos fármacos populares contra el colesterol, los cuales tienden a actuar de manera más general en el colesterol total y en el LBD total. (Pero tenga cuidado. Aunque la niacina que obtiene de los alimentos y de las vitaminas que se venden sin receta está muy bien, las dosis super elevadas de esta vitamina pueden tener graves efectos secundarios y deberían tomarse solamente bajo la supervisión de un médico).

(continúa)

¿QUÉ RAYOS ES. . . EL COLESTEROL ALTO?
(CONTINUACIÓN)

Valore la ventaja verde. Tres estudios recientes confirman que beber té verde puede ayudarla a reducir sus niveles de colesterol y su riesgo de desarrollar cáncer. En un ensayo de 12 semanas de duración en el que tomaron parte 240 hombres y mujeres, los investigadores de la Universidad Vanderbilt descubrieron que beber el equivalente a 7 tazas de té verde al día puede ayudar a bajar los niveles de colesterol LBD (el malo) en un 16 por ciento. Siete tazas diarias es muchísimo té, pero incluso 1 ó 2 tazas al día podrían tener un impacto beneficioso. Mientras tanto, los investigadores de la Universidad de Rochester han determinado recientemente que el extracto de té verde puede prevenir el crecimiento de células cancerosas y los investigadores del Colegio de Medicina de Ohio descubrieron que un compuesto conocido como EGCG presente en el té verde puede ayudar a frenar o detener el avance del cáncer de vejiga.

Tiéntese con toronja. Si quiere realizar un sencillo cambio dietético para disfrutar una mejor salud, lo mejor que puede hacer es comer una sola toronja (pomelo) blanca o roja cada día. La toronja está ganándose la fama de ser un superalimento. Nuevas investigaciones demuestran que puede combatir las enfermedades cardíacas y el cáncer, ayudarle a adelgazar e incluso a dormir mejor. Una toronja al día puede reducir sus niveles totales de colesterol y de colesterol LBD (el malo) en un 8 y un 11 por ciento, respectivamente.

Ayúdese con arándano agrio. Unos investigadores de la Universidad Scranton en Pensilvania descubrieron que las personas que bebían 3 vasos de jugo de arándano agrio al día aumentaban sus niveles de colesterol LAD (el bueno) en un 10 por ciento, lo que a su vez disminuyó su riesgo de sufrir enfermedades cardíacas en un 40 por ciento. Se cree que los responsables de este efecto son unos compuestos presentes en las plantas que se conocen como polifenoles. (*Nota:* el jugo de arándano agrio a menudo viene diluido, por ello asegúrese de que la etiqueta diga que contiene al menos un 27 por ciento de jugo de arándano agrio, conocido en inglés como *cranberry juice*).

Pruebe esta pasta. En lugar de mantequilla o margarina, pruebe el sustituto de mantequilla de la marca *Benecol*. Contiene estanol ester, una sustancia vegetal que inhibe la absorción del colesterol. Un estudio de la Clínica Mayo descubrió que las personas que comían 4½ cucharadas de *Benecol* al día reducían su colesterol LBD (el malo) en un 14 por ciento en 8 semanas. Cuando dejaron de tomarlo, su LBD regresó a sus niveles previos. *Benecol* también puede utilizarse para cocinar.

Coma cereales y frijoles. Unos investigadores del Hospital St. Michael de Toronto hicieron que las personas agregaran varias raciones de alimentos como cereales integrales, frutos secos y frijoles (habichuelas) a sus dietas todos los días. Un mes después, los niveles de colesterol LBD (el malo) de los individuos de la prueba eran casi un 30 por ciento inferiores que cuando comenzó el ensayo. En otro estudio, este de la Universidad Tulane, unos investigadores descubrieron que las personas que comían 4 raciones o más de frijoles a la semana tenían un riesgo un 22 por ciento inferior de desarrollar enfermedades cardíacas (y también un 75 por ciento menos de compañeros de acampada) que las personas que comían frijoles menos de una vez por semana.

Póngase a picar. Un estudio publicado en la *British Medical Journal* (Revista Médica Británica) descubrió que las personas que "pican", es decir, que comen seis o más pequeñas comidas al día, tienen niveles de colesterol un 5 por ciento más bajos que aquellas que ingieren una o dos comidas grandes. Eso es suficiente para disminuir su riesgo de padecer enfermedades cardíacas en un 10 a un 20 por ciento.

Prívese de las papas a la francesa. En un estudio publicado en la *New England Journal of Medicine* (Revista de Medicina de Nueva Inglaterra), se registraron los hábitos alimenticios y de ejercicio de 80.000 mujeres durante 14 años. Se descubrió que el correlato más importante de enfermedades cardíacas era la ingesta dietética de alimentos que contenían ácidos transgrasos, formas mutadas de grasa que reducen el colesterol LAD (el bueno) y aumentan el LBD (el malo). Uno de los peores alimentos con ácidos transgrasos son las papas a la francesa.

Aliméntese con avena. En un estudio de la Universidad de Connecticut, las personas con el colesterol alto que comieron galletitas de salvado de avena diariamente durante 8 semanas redujeron sus niveles de colesterol LBD en más del 20 por ciento. Por ello le recomiendo que consuma más fibra proveniente del salvado de avena, como la avena misma o el cereal de la marca *Cheerios*. Un estudio publicado en la *American Journal of Clinical Nutrition* (Revista Estadounidense de Nutrición Clínica) reporta que 2 raciones de cereal integral (*Cheerios* también cuenta) al día pueden reducir su riesgo de morir de un ataque al corazón en casi un 20 por ciento.

Defiéndase al desayunar. En un estudio que abarcó a 3.900 personas, unos investigadores de la Universidad Harvard descubrieron que las personas que desayunaban todos los días tenían un 44 por ciento menos de probabilidades de tener sobrepeso y un 41 por ciento menos de probabilidades de desarrollar resistencia a la insulina, ambos factores de riesgo para padecer las enfermedades cardíacas.

Fortifíquese con folato. Un estudio publicado en la *British Medical Journal* descubrió que las personas que consumen la asignación dietética recomendada

(continúa)

¿QUÉ RAYOS ES... EL COLESTEROL ALTO?
(CONTINUACIÓN)

de folato todos los días tienen un riesgo un 16 por ciento inferior de padecer enfermedades cardíacas que aquellas cuyas dietas carecen de esta vitamina del complejo B. Los espárragos, el brócoli y los cereales enriquecidos son buenas fuentes de folato.

Combátalo con esta combinación. Las verduras de hoja verde y las yemas de huevo —ambos ingredientes de la ensalada del *chef*— son buenas fuentes de luteína, un fitoquímico que transporta los antioxidantes que combaten las enfermedades cardíacas a las células y tejidos.

Riéguese regularmente. Unos investigadores de la Universidad de Loma Linda descubrieron que beber 5 o más vasos de 8 onzas (237 ml) de agua al día podría ayudar a reducir el riesgo de padecer enfermedades cardíacas hasta en un 60 por ciento; exactamente la misma reducción que se obtiene al dejar de fumar, al bajar los niveles de colesterol LBD (el malo), al hacer ejercicio o al adelgazar un poco.

Abastézcase de ajo. Además de rebajar el colesterol y ayudar a combatir las infecciones, comer ajo puede contribuir a limitar los daños ocasionados en el corazón después de un ataque al corazón o una cirugía cardíaca. Unos investigadores de la India descubrieron que los animales a los que se les proporcionaba ajo regularmente tenían más antioxidantes protectores del corazón en su sangre que los animales a los que no se les suministraba.

Consiga cromo. Según una nueva investigación realizada en la Universidad Harvard, las personas con niveles bajos de cromo en sus organismos tienen muchas más probabilidades de desarrollar problemas cardíacos. Usted necesita entre 200 y 400 microgramos de cromo al día... más de lo que probablemente obtiene a través de su dieta habitual. Busque un suplemento que ponga picolinato de cromo (*chromium picolinate*) en la etiqueta; es el que más fácilmente absorbe el cuerpo.

Favorézcase con frutos secos. Unos investigadores de la Universidad Harvard descubrieron que las personas que reemplazaban 127 calorías de carbohidratos —eso es alrededor de 14 papitas fritas de la marca *Baked Lay's*— por 1 onza (28 g) de frutos secos reducían su riesgo de padecer enfermedades cardíacas en un 30 por ciento.

(*Nota*: si encuentra en este capítulo nombres de alimentos que no entiende o que jamás ha visto, favor de remitirse al glosario en la página 400).

Capítulo 3

QUEME GRASA DE DÍA Y DE NOCHE

El impacto del metabolismo en su figura
y cómo ponerlo a su favor

EN EL CAPÍTULO 2, EXPLIQUÉ cómo las dietas más populares están diseñadas para ofrecer solamente un adelgazamiento a corto plazo y cómo al seguir estos programas usted corre el riesgo no sólo de volver a ganar el peso que inicialmente bajó, sino también de ganar incluso más grasa a largo plazo. La mayoría de las dietas no son planes para eliminar grasa a largo plazo; son planes para ganar grasa a largo plazo. La Dieta Abdominal para la Mujer es diferente: es un programa que le ayuda a acelerar los quemadores de grasa naturales de su cuerpo y a mantenerlos acelerados durante toda su vida.

Aunque la mayoría de las dietas de moda pueden ser muy perjudiciales, estas no son las únicas culpables de la epidemia de obesidad de los EE. UU. De hecho, hay muchísimos culpables: la comida rápida, los postres tentadores, el estrés, los estilos de vida sedentarios, los tamaños "súper", los bufés libres, la desaparición de las clases de educación física en las escuelas, la popularidad de los refrescos (sodas), los sofás, las palomitas (rositas) de maíz (cotufo) de los cines, vaya, un montón de cosas. Somos una sociedad de comelones que a menudo tenemos trabajos de escritorio y si fuera por nosotros, habría que comer chocolate a diario por ley. Bien, pero estos "factores engordadores" no son los únicos culpables. De hecho, yo argumentaría que una de las razones por las que seguimos engordando cada vez más es porque ponemos nuestra fe en dos cosas que supuestamente nos ayudan a adelgazar. Estos "hipócritas del adelgazamiento" —valorados por sus aportes a la buena salud— también han influido de manera negativa en nuestras actitudes acerca de bajar de peso. Entonces, ¿a quienes considero los verdaderos culpables de nuestra epidemia de obesidad? Nada menos que a las etiquetas nutricionales y a las máquinas de ejercicio.

Contar calorías no tiene caso

QUIZÁS LE SORPRENDA QUE DIGA ESTO, pero déjeme explicar por qué pienso así. Tanto las etiquetas como las máquinas tienen sus usos apropiados (las primeras para el simple conocimiento de las vitaminas, minerales e ingredientes de los alimentos, las segundas para que la gente haga ejercicio). Mi objeción a las etiquetas y a las máquinas no es por su función, sino por el mito que perpetúan. Han introducido una manera de pensar acerca del adelgazamiento que en realidad hace más difícil controlar el peso. Nos han convertido en una comunidad de pesos "pesados" que rendimos culto en el altar a un número aparentemente omnipotente: la caloría.

Con cada alimento que come y con cada sesión de ejercicio que termina, usted mira cuántas calorías entran y cuántas calorías salen. Es la teoría del torniquete aplicada al adelgazamiento: si usted quema más calorías haciendo ejercicio de las que ingiere, bajará de peso. Los expertos nos dicen que una libra (0,5 kg) de grasa contiene aproximadamente 3.500 calorías, de manera que si usted simplemente elimina 500 calorías de sus comidas diarias, aumenta su ejercicio diario para quemar 500 calorías o alguna combinación por el estilo, eliminará una libra de grasa a la semana. Eso suena estupendo en teoría, pero en la vida real, todo el concepto del manejo de las calorías es más probable que le haga perder sus ganas de adelgazar y no su peso de más. Usted se sube a la máquina trepadora (escaladora) durante 30 minutos y suda la gota gorda. Cuando ve la lectura final —*"Workout Completed; 300 Calories Burned!"* (Sesión finalizada; ¡300 calorías quemadas!)— se siente como si acabara de recortar su barriga y estuviera más cerca de su meta. Bien. Es decir, bien hasta que usted agarra una merienda (refrigerio, tentempié) por la noche y nota que una ración y media de un cereal de caja también equivale a 300 calorías. Lo que le tomó 30 minutos en quemar lo devora en 30 segundos durante su novela favorita. Es un asesino psicológico de dietas.

Por supuesto, no hay nada de malo en utilizar las etiquetas nutricionales para estar al tanto de lo que come o mejor aún, como elemento de disuasión para mantenerse alejada de alimentos altos en calorías. Y puede ser útil emplear las lecturas de las máquinas para medir la intensidad de su ejercicio. Pero usted echará a perder sus esfuerzos por adelgazar si continúa centrándose en el número de calorías que ingiere durante las comidas y el número de calorías que quema durante el ejercicio. En cambio, usted tiene que centrarse en lo que está sucediendo en el interior de su cuerpo durante el resto del día. . . cuando está trabajando, durmiendo, haciendo el amor o simplemente sentada ahora mismo leyendo este libro. Justo en este preciso instante, su cuerpo está ganando grasa o quemándola. La Dieta Abdominal para la Mujer entrenará a su cuerpo para que queme grasa mientras usted está sentada y quieta, porque nuestro plan se basa en algo que otras dietas no toman en cuenta: su metabolismo.

¿Qué es el "metabolismo"?

EL METABOLISMO ES LA VELOCIDAD a la que su cuerpo quema las calorías sólo para mantenerse vivo: para que su corazón siga

---

HISTORIA DE ÉXITO CON LA DIETA ABDOMINAL PARA LA MUJER

"¡LOS RESULTADOS SE VEN EN LA ROPA!"

Nombre: Jessica Guff

Edad: 43

Estatura: 5'4" (1,62 m)

Peso inicial: 130 (59 kg)

Seis semanas después: 120 (54 kg)

Jessica Guff no cree en subirse a una pesa (báscula). Guff dice que los números no proporcionan una imagen general de la salud. Lo que realmente importa es cómo se ve una. . . por no mencionar también cómo los demás la ven a una. Guff pone el ejemplo de una vez que entró a la oficina de un cliente. La gente de la oficina hacía un par de semanas que no la veía y una empleada le dijo a otra: "¿Quién es esa mujer tan delgada?"

"Es Jessica", le dijo la otra empleada. "Está siguiendo una dieta conocida como La Dieta Abdominal para la Mujer".

Esa conversación tuvo lugar sólo 2 semanas después de que Guff iniciara nuestra dieta. . . y ella notó los resultados inmediatamente. Guff, de 43 años, que corre maratones, siempre ha estado en buena forma física. Pero el efecto de tener 2 niños se había hecho sentir en su barriga. "Estaba en bastante buena forma, excepto por mi abdomen", dice. "Pero desde que sigo el plan, realmente noto la diferencia. Ahora probablemente podría aplastar nueces con mis músculos abdominales".

La clave para Guff era cambiar su enfoque alimenticio porque solía sacrificar sus hábitos nutricionales para sacar a sus hijos por la puerta y continuar con

latiendo, sus pulmones respirando, su sangre bombeándose y su mente fantaseando acerca de unas vacaciones caribeñas mientras revisa hojas de cálculo en el trabajo o friega los platos (trastes). Su cuerpo está quemando calorías todo el tiempo, incluso mientras usted lee esta frase. La mujer promedio quema unas 10 calorías por libra de peso corporal cada día; el hombre promedio, 11 calorías por libra.

Hay tres tipos principales de quema calórica que se producen a lo largo del día. Si comprende cómo funcionan, usted comprenderá

su entrenamiento de buena forma física, por lo que empezaba el día con un té. . . y a menudo poco más. "Salía a correr sin comer nada y eso era realmente estúpido", dice Guff. "Me horroricé al enterarme de la verdad: que hacer ejercicio con el estómago vacío hace que se queme músculo, no grasa". Pero las sencillas estrategias de La Dieta Abdominal para la Mujer cambiaron todas esas cosas. "Ahora tomo licuados (batidos) para desayunar y eso ha mejorado mi forma física y me ha llenado de energía", dice Guff.

Guff dice que ella no podría seguir un programa en el cual tuviera que contar calorías o pesar los alimentos. "Lo que me encanta de La Dieta Abdominal para la Mujer es su flexibilidad", afirma.

Los resultados: Guff es más esbelta. . . y más fuerte. Cuando su hija de 56 libras (25 kg) se quedó dormida en el sofá, Guff la levantó y la llevó a la cama. "Yo pensé, o me estoy poniendo más fuerte o ella está bajando de peso", dice.

Y ahora también tiene más seguridad de sí misma. "Cuando las mujeres miran a otras mujeres, miran sus senos, sus asentaderas y sus cinturas. . . especialmente las mujeres que han tenido hijos. Todas las mujeres que han sido mamás se preocupan por tener un estómago plano".

Pero la verdadera medida de su éxito vino en forma de unos pantalones cargo de satén (raso) verde. Guff dice: "Son sensacionales, pero cuando los traigo puestos se me ve el abdomen. Tengo 2 hijos, así que no me conviene mucho estarlo exhibiendo". Pero tras 2 semanas siguiendo el plan, decidió someterlos a la prueba del público.

"Varias personas empezaron a hacerme cumplidos. Un muchacho con el que fui a la universidad me dijo: 'Que pantalones más bonitos'. Mi esposo dijo que me veía sensacional", dice Guff. "Esta noche voy a salir y volveré a traer puestos los pantalones".

exactamente por qué La Dieta Abdominal para la Mujer va a convertir su cuerpo en una máquina quemadora de grasa.

Quema calórica N°1: el efecto térmico de los alimentos. Entre el 10 y el 30 por ciento de las calorías que usted quema cada día se queman por el simple acto de digerir sus alimentos. Vaya, eso es genial. . . satisfacer sus antojos de comida en realidad hace que usted queme calorías. Pero no todos los alimentos son iguales: su cuerpo utiliza más calorías para digerir las proteínas (se queman unas 25 calorías por cada 100 calorías consumidas) que para digerir las grasas y los carbohidratos (se queman de 10 a 15 calorías por cada 100 calorías consumidas). Por eso nuestro plan se basa en proteínas magras (bajas en grasa) y saludables. Si come más de ellas, con sensatez, quemará más calorías.

Quema calórica N°2: el ejercicio y el movimiento. Otro 10 al 15 por ciento de su quema calórica proviene de mover sus músculos, tanto si usted levanta una caja, corre para agarrar el autobús o simplemente no hace nada. Por el mero hecho de pasar las páginas de este libro usted quemará calorías.

Quema calórica N°3: el metabolismo basal. Este es el realmente importante. Su metabolismo basal o en reposo se refiere a las calorías que usted quema cuando no está haciendo nada en absoluto. Mientras duerme, ve la televisión o trata de no dormirse durante una junta (reunión) aburrida en su trabajo. . . usted está quemando calorías todo el tiempo. De hecho, entre el 60 y el 80 por ciento de sus calorías diarias se queman sin usted hacer nada. Esto es así porque su cuerpo está constantemente en movimiento: su corazón late, sus pulmones respiran y sus células se dividen, todo el tiempo, incluso mientras duerme.

Sume los porcentajes y verá que la mayoría de su quema calórica diaria procede de funciones fisiológicas en las que usted ni siquiera piensa: el efecto térmico de los alimentos y su metabolismo basal. Aunque el ejercicio es importante, usted tiene que darse cuenta de que las calorías que quema durante el ejercicio *no son importantes*. Repito: el ejercicio es importante, pero las calorías que usted quema durante el ejercicio no son importantes. Por ese motivo el programa de ejercicio que le ofrecemos en La Dieta Abdominal para la Mujer está diseñado para alterar su metabolismo basal y convertir su tiempo que de inactividad en tiempo de quema calórica. Y por eso también los alimentos que escogimos para usted están diseñados para maximizar el número de calorías que quema simplemente al comer y al digerir. Mi meta es hacerla olvidarse de las calorías que quema durante esos 30 minutos en el gimnasio y hacerla concentrarse en las calorías que quema durante las otras 23 horas y media del día.

A fin de cuentas, nuestra dieta va a convertir su cuerpo en un dínamo quemador de grasa de varias maneras.

Cambiará su forma de hacer ejercicio

¿HA VISTO USTED ALGUNA VEZ un gimnasio en una hora pico? Todo el mundo ronda las esteras mecánicas (caminadoras, *treadmills*), los entrenadores elípticos y las bicicletas fijas. Hay señales que le advierten que puede usar las máquinas 20 minutos como máximo para que la próxima persona ansiosa por sudar la gota gorda pueda tomar su turno. Parece que todo el mundo quiere una sesión de ejercicio aeróbico y cardiovascular. Entre más sude, más calorías quemará y más adelgazará, ¿verdad? En cierta medida, aquellas personas trepadas en las máquinas, pedaleando furiosamente, están haciendo lo correcto. El ejercicio cardiovascular —los ejercicios de resistencia y de estado fijo, como correr, andar en bicicleta y nadar— queman un montón de calorías. De hecho, a menudo queman más que otras formas de ejercicio, como levantar pesas o los ejercicios más populares como el yoga o Pilates. Pero cuando se trata del control del peso, al ejercicio aeróbico se le da más importancia de lo que merece. ¿Por qué? Por una razón: el ejercicio aeróbico forma muy poco músculo (si es que forma alguno) y el músculo es el componente clave de un metabolismo rápido. En cambio, el músculo devora la grasa; de nuevo, si usted le agrega 1 libra de músculo, su cuerpo quemará hasta 50 calorías más al día sólo para mantener vivo ese músculo. Agregue 6 libras (3 kg) de músculo y de repente usted estará quemando hasta 300 calorías más al día simplemente por sentarse sin hacer nada.

El problema con el ejercicio aeróbico de baja intensidad es este: igual que un auto no puede andar sin gasolina o un papalote no puede volar sin viento, su cuerpo no puede funcionar sin comida. El combustible es lo que le ayuda a correr, levantar objetos y caerles atrás a sus hijos cuando de pronto se mandan a correr en el supermercado. Generalmente durante el ejercicio su cuerpo recurre al glicógeno (carbohidratos almacenados en los músculos y el hígado), la grasa y en algunos casos, las proteínas. Cuando usted hace ejercicio aeróbico de baja intensidad como correr, su cuerpo utiliza principalmente grasa y glicógeno (carbohidratos) como combustible. Cuando continúa por períodos más largos (20 minutos o más), su cuerpo va camino del agotamiento: usted gasta sus fuentes de energía del primer nivel (su glicógeno almacenado) y su cuerpo busca la fuente de energía más fácil que puede encontrar: las proteínas. En realidad su cuerpo comienza a consumir el tejido muscular y convierte las proteínas almacenadas en sus músculos en la energía que usted necesita para continuar. Una vez que su cuerpo llega a ese nivel, quema de 5 a 6 gramos de proteínas por cada 30 minutos de ejercicio continuo. (Esa es aproximadamente la cantidad de proteínas que encontrará en un huevo duro). Al quemar las proteínas, no solamente está usted perdiendo una oportunidad de quemar grasa, sino que también estará perdiendo la importantísima y poderosa masa muscular. Por lo tanto, en realidad el ejercicio aeróbico termina disminuyendo la masa muscular. Una masa muscular reducida a la larga vuelve más lento su metabolismo y hace que sea más fácil que usted gane peso.

Y ahora le contaré un hecho aún más sorprendente: cuando

estudios anteriores compararon el ejercicio cardiovascular con los ejercicios con pesas, los investigadores descubrieron que las personas que hacían actividades aeróbicas quemaban más calorías durante el ejercicio que aquellas que levantaban pesas. Por lo tanto, usted supondrá que el ejercicio aeróbico es el camino correcto. Pero ahí no acaba la historia.

Resulta que si bien las personas que levantaban pesas no quemaban tantas calorías durante sus rutinas de ejercicio como las que corrían o andaban en bicicleta, quemaban muchas más calorías durante el transcurso de las siguientes horas. Este fenómeno se conoce como poscombustión: se trata de las calorías adicionales que su cuerpo quema en las horas y días después de una rutina de ejercicio. Cuando los investigadores observaron los incrementos metabólicos después del ejercicio, descubrieron que el efecto de estos incrementos metabólicos de los aeróbicos duraba únicamente de 30 a 60 minutos. En cambio, los efectos de los ejercicios con pesas duraban hasta 48 horas. Son 48 horas durante las cuales el cuerpo estaba quemando grasa adicional. A largo plazo, ambos grupos adelgazaron, pero los que practicaron los ejercicios de fortalecimiento perdieron sólo grasa, mientras que los corredores y ciclistas también perdieron masa muscular. En fin: el ejercicio aeróbico quema calorías fundamentalmente sólo en el momento de la rutina de ejercicio. Los ejercicios con pesas queman calorías mucho tiempo después de que usted salga del gimnasio, mientras duerme, y quizás todo el tiempo hasta su próxima sesión de ejercicio. Además, el músculo extra que usted forma mediante los ejercicios con pesas significa que, a largo plazo, su cuerpo sigue quemando calorías en reposo solamente para mantener vivo ese nuevo músculo.

Esto plantea una pregunta: ¿Qué aspecto de los ejercicios de fortalecimiento crea la poscombustión duradera? Lo más probable es que sea el proceso de reparación del músculo. Levantar pesas hace que los tejidos musculares se rompan y se vuelvan a formar a una velocidad más elevada de lo normal. (Los músculos siempre están rompiéndose y volviéndose a formar; los ejercicios con pesas simplemente aceleran el proceso). Esa rotura y reconstrucción requiere mucha energía y podría ser lo que explica el largo período de quema calórica. De hecho, un estudio finlandés de 2001 halló que la síntesis de las proteínas (el proceso que forma músculos más grandes) aumenta en un 21 por ciento 3 horas después de una rutina de ejercicio.

Las buenas noticias son que usted no tiene que levantar pesas como un fisiculturista para obtener resultados. Un estudio reciente de la Universidad de Ohio descubrió que una rutina de ejercicio corta pero intensa tenía el mismo efecto que sesiones más largas. Utilizando un circuito de tres ejercicios seguidos durante 31 minutos, los sujetos estaban quemando aún más calorías de lo normal unas 38 horas después de la rutina de ejercicio. (La Dieta Abdominal para la Mujer está diseñada en torno a principios similares con el fin de imitar estos resultados).

Tal como dije antes, formar músculo incrementa su metabolismo tanto que usted quema hasta 50 calorías al día por libra de músculo. Entre más músculo tenga, más fácil le resultará quemar grasa. Por eso uno de los componentes de nuestro plan incluye un programa de ejercicio que le ayudará a agregar el músculo que necesita para quemar grasa y mejorar la forma de su cuerpo. Y eso también apunta a una de las razones por las que usted debería dejar de poner tanto énfasis en el ejercicio aeróbico y cardiovascular si desea deshacerse de la grasa de más: porque este agota las reservas del músculo quemador de grasa de su cuerpo.

Ahora bien, antes de que usted comience a pensar que yo soy un fanático antiaeróbicos, déjeme aclararle unas cuantas cosas: yo corro casi todos los días e incluso he terminado el Maratón de la Ciudad de Nueva York. El ejercicio aeróbico quema calorías, ayuda a controlar el estrés y mejora su salud cardiovascular. También ayuda a bajar la presión arterial y mejora su perfil de colesterol. Si tiene que escoger entre ejercicio aeróbico o nada de ejercicio, por el amor de Dios salga a correr ahora mismo. Pero cuando se trata del manejo del peso a largo plazo, yo escogería las pesas de un gimnasio antes que una pista para trotar.

Cambiará su forma de comer

CON LA EXCEPCIÓN DE LOS ESFUERZOS POR LA PAZ MUNDIAL poco en esta vida ha fallado más que las dietas. Yo creo que hay una explicación para este índice tan elevado de fracaso. Por una parte, muchas dietas se basan en menús bajos en grasa. Hablaré de la grasa en un capítulo posterior, pero uno de los problemas con las dietas bajas en grasa es que pueden inhibir la producción de testosterona, la hormona que contribuye al crecimiento del músculo y a la quema de grasa. Cuando los niveles de testosterona están bajos, su cuerpo almacena grasa como las ardillas almacenan bellotas. Muchas dietas también fracasan porque no aprovechan el nutriente más poderoso de todos para formar músculo y acelerar el metabolismo: las proteínas.

Las proteínas —en relación con alimentos de otros grupos— actúan de dos maneras fundamentales. En primer lugar, consumir más proteínas activa el efecto térmico de la digestión hasta en un tercio. En segundo lugar, las proteínas son también el nutriente que forma músculo consumidor de calorías. En efecto, usted obtiene una quema doble. . . mientras digiere la comida y más tarde, puesto que ayuda a formar músculo. En La Dieta Abdominal para la Mujer usted destacará las proteínas por estas precisas razones, pero también destacará las fuentes más poderosas de estas. Las fuentes son importantes: un estudio danés publicado en la *American Journal of Clinical Nutrition* (Revista Estadounidense de Nutrición Clínica) asignó a un grupo de personas dietas altas en proteínas procedentes de carne de cerdo o de soya. Descubrieron que las personas que seguían la dieta más alta en

(continúa en la página 60)

CONSEJOS PARA CUIDARSE MEJOR

¿QUÉ RAYOS ES... LA DIABETES?

Si tiene un ser querido alguna vez ha luchado contra el azote de la diabetes, usted ya sabe lo devastadora que esta enfermedad puede llegar a ser. En el año 2000, la diabetes era la sexta causa principal de muerte en los Estados Unidos. Pero lo más probable es que esta afección contribuya a provocar muchas más muertes, ya que es una importante causa de enfermedades cardíacas, afecciones renales y derrames cerebrales. Sus otras complicaciones incluyen ceguera, amputación, disfunción sexual y daños a los nervios. También es altamente evitable y La Dieta Abdominal para la Mujer y La Rutina Aplanadora (vea la página 213) son las recetas casi perfectas para protegerse contra ella.

La diabetes funciona así: su aparato digestivo convierte el almuerzo en glucosa —la forma de azúcar que su cuerpo utiliza como energía— y la envía a su torrente sanguíneo. Cuando llega la glucosa, su páncreas —una glándula grande ubicada cerca de su estómago— produce la hormona insulina y también la envía a su torrente sanguíneo. La insulina es el controlador aéreo de su cuerpo: asume el mando de toda su glucosa y la dirige al interior de sus células, donde puede utilizarse para reconstruir los músculos, mantener su corazón bombeando, su cerebro pensando y sus pies bailando cuando sale a una discoteca.

Pero con el tiempo, los malos hábitos pueden pasar la cuenta a su centro de mando aéreo. Al comer en exceso, sobre todo alimentos con valores altos en el índice glucémico, su cuerpo se inunda de cantidades enormes de glucosa una y otra vez. Como cualquier controlador aéreo, la insulina puede sentirse abrumada cuando se le pide que haga demasiado de una vez y al final, se "quema". La insulina pierde su capacidad de decir a las células cómo utilizar correctamente la glucosa en su sangre, una enfermedad conocida como resistencia a la insulina. Después de varios años, el páncreas se cansa de producir toda esa insulina ineficaz y comienza a producir menos de la que usted necesita. Esto se llama diabetes del tipo II o de aparición adulta. (Puesto que una dieta incorrecta es el principal factor de riesgo, no es sorprendente que el 80 por ciento de las personas que padecen diabetes del tipo II tengan sobrepeso). La glucosa se acumula en la sangre, inunda la orina y se distribuye por el cuerpo. Por lo tanto, el cuerpo pierde su principal fuente de combustible aunque la sangre contenga grandes cantidades de glucosa.

Suceden dos cosas malas: en primer lugar, usted comienza a perder energía y su cuerpo empieza a tener dificultades para mantenerse a sí mismo. Siente fatiga y una sed poco común y comienza a bajar de peso sin razón aparente; se pone enferma más a menudo y las heridas tardan en sanar porque como dije antes, su cuerpo está perdiendo su capacidad de mantenerse a sí mismo.

En segundo lugar, el azúcar que circula por su sangre comienza a dañar los diminutos vasos sanguíneos y los nervios que se encuentran en todo su cuerpo, particularmente en sus extremidades y en sus órganos vitales. Como resultado se produce ceguera, disfunción sexual, sensación de hormigueo y daño cardíaco.

Pero la diabetes es una afección relativamente evitable. Hacer ejercicio y comer correctamente son las dos mejores maneras de manejarla, y qué coincidencia, eso es precisamente lo que este libro pretende enseñarle. Adopte los principios de La Dieta Abdominal para la Mujer y La Rutina Aplanadora y, ya que está en ello, tenga en cuenta estas medidas adicionales.

Descubra lo buena que es la avena. La avena es alta en fibra soluble, la cual puede disminuir su riesgo de padecer enfermedades cardíacas, algunos tipos de cáncer, diverticulitis y diabetes. Mézclala: coma avena con bayas y frutos secos un día y tome huevos y carne otro.

Trepe para derrotar la diabetes. Unos investigadores de la Universidad Yale descubrieron que las personas con resistencia a la insulina —un factor de riesgo de la diabetes y de las enfermedades cardíacas— que hacían ejercicio en una máquina trepadora (escaladora) durante 45 minutos 4 días a la semana mejoraban su sensibilidad a la insulina en un 43 por ciento en 6 semanas.

Muerda unas manzanas. Unos investigadores del Instituto Nacional de Salud Pública de Helsinki, Finlandia, estudiaron las dietas de 60.000 hombres y mujeres durante un año y descubrieron que los individuos que comían manzanas con más frecuencia tenían un 12 por ciento menos de probabilidades de morir durante el transcurso del estudio que aquellos quienes rara vez probaban una *McIntosh* o una *Granny Smith* (dos tipos comunes de manzanas). En concreto, redujeron su riesgo de padecer diabetes en un 27 por ciento.

Consume carbohidratos de poco valor. Entérese del índice glucémico (IG), una medida de qué tan rápidamente los carbohidratos de un alimento dado se convierten en glucosa y se liberan al torrente sanguíneo. En un estudio de la Universidad Harvard, las personas que comían los alimentos con valores más bajos en el IG, como el pan de trigo integral, tenían un 37 por ciento menos de probabilidades de desarrollar diabetes que aquellas que comían alimentos con valores altos en el IG, como el arroz blanco. (Para averiguar los valores en el índice glucémico de diferentes alimentos, vaya a www.glycemicindex.com).

Emplee la "E". Algunos estudios indican que la vitamina E puede prevenir la diabetes. Cuando unos investigadores finlandeses evaluaron las dietas de 944 personas, descubrieron que las que ingerían más vitamina E tenían un riesgo un 22 por ciento inferior de padecer diabetes que aquellas cuya ingesta era la

(continúa)

CONSEJOS PARA CUIDARSE MEJOR

¿QUÉ RAYOS ES... LA DIABETES?
(CONTINUACIÓN)

más baja. Además, la vitamina E quizás prevenga el daño de los radicales libres, que desempeñan un importante papel en las complicaciones provocadas por la diabetes.

A brindar se ha dicho. En un estudio de 23.000 gemelos, los investigadores descubrieron que los individuos que tomaban una bebida o dos al día tenían hasta un 40 por ciento menos de probabilidades de desarrollar diabetes que las personas que tomaban menos de una bebida al día. Investigaciones previas han vinculado el consumo de alcohol con una mayor sensibilidad a la insulina. Pero no beba en exceso. En otro estudio, los investigadores descubrieron que beber sin control puede triplicar su riesgo de sufrir cáncer colorrectal.

(continuación desde la página 57)

proteínas de origen animal quemaron un 2 por ciento más de calorías durante un período de 24 horas que los hombres que seguían la dieta de proteínas de soya, a pesar del hecho de que ingirieron un poco menos de comida. Eso serían 50 calorías al día si usted tuviera una dieta de 2.500 calorías. En otras palabras, si quiere quemar calorías, el filete de cerdo es mejor que el *tofu*.

Cambiará su percepción de la palabra *"dieta"*

HE AQUÍ UN EJEMPLO TÍPICO de lo que le sucede a uno al seguir una dieta: prueba unos mordiscos de una tostada durante el desayuno y se almuerza unas zanahorias, pensando que de tal modo ya tiene su consumo calórico bastante cuadrado. Sin embargo, a la hora de cenar, casi se inhala un bistec, unas papas a la francesa, un refresco y la mitad de un pastel (bizcocho, torta, *cake*) de chocolate. ¿El resultado final? Si le restringen lo que puede comer, acabará actuando como una adolescente rebelde y romperá las reglas. Mientras que la mayoría de las dietas le prohíben más que un dictador, La Dieta Abdominal para la Mujer le da opciones. La mayoría de las dietas se basan en restricciones. La nuestra, en cambio, se preocupa por darle el combustible que necesita para aplanar su abdomen y moldear su cuerpo a su gusto y antojo.

Durante años —o quizás durante toda su vida— probablemente habrá tenido una noción de lo que significa ponerse a dieta. Si restringe sus alimentos, come como una supermodelo y suda la gota gorda en la estera mecánica, usted quemará grasa corporal. En realidad, esas podrían ser las meras razones por las que usted *no* pudo adelgazar. Debido a esto usted volvió a ganar todo lo que bajó. Debido a esto su metabolismo, que antes tenía la velocidad de un Ferrari nuevo, ahora tiene la rapidez de un Pinto del año 1973. Debido a esto usted no obtiene muchos resultados cuando prueba nuevos programas de adelgazamiento. Y para colmar el vaso, debido a esto la única receta verdadera que muchas dietas ofrecen es una receta para el fracaso. En cambio, lo que La Dieta Abdominal para la Mujer hará es reprogramar su sistema de circuitos quemadores de grasa. Usted dejará de pensar en cada una de las calorías que consume y comenzará a pensar en cómo quemarlas mejor. Una vez que llegue a dominar eso, su cuerpo estará equipado con todas las herramientas que necesita para deshacerse de la grasa. . . y para lucir su figura.

(*Nota:* si encuentra en este capítulo nombres de alimentos que no entiende o que jamás ha visto, favor de remitirse al glosario en la página 400).

Capítulo 4

CÓMO FUNCIONA LA DIETA ABDOMINAL

Los efectos de su comida más reciente

SI SE EXPLICA DE LA FORMA MÁS elemental, la manera en la que los alimentos viajan por su cuerpo parece sencilla. Hay un camino de entrada y otro de salida y todo lo que queda atrás aumenta hasta convertirse en un barrigón, unas caderas anchotas, unos brazos flácidos, unos muslos fofos o bien una doble papada. En realidad, las vías de viaje de su desayuno, almuerzo y cena cuentan con un tráfico parecido al de una carretera principal, con los mismos embotellamientos (tapones, tranques) en forma de las arterias obstruidas y los accidentes ocasionales en forma de la indigestión que se nos da de vez en cuando. Además, también contamos con una compleja red de carreteras que llevan y traen nutrientes desde y hacia los órganos vitales y los tejidos. Su capacidad para adelgazar y ganar músculo depende en gran medida de cómo y cuánto usted abastece de combustible a su cuerpo para que trabaje en ese sistema.

En el capítulo anterior, le mostré cómo la clave para el manejo eficaz del peso consiste en concentrarse en la quema calórica de su cuerpo. No importa qué tan eficazmente quema usted calorías mientras hace ejercicio. En cambio, importa qué tan eficazmente quema calorías cuando *no* está haciendo ejercicio. Además, le expliqué brevemente cómo los alimentos que usted come pueden afectar la quema calórica diaria de su cuerpo. Antes de explicar los "cómos" de La Dieta Abdominal para la Mujer, usted debería conocer las sustancias y los nutrientes más importantes que afectan la manera en que su cuerpo procesa los alimentos.

Proteínas: el nutriente más valioso

EN PRÁCTICAMENTE todas las áreas de la vida, hay pocas cosas que se valoran tanto como la versatilidad; una mamá que sabe lanzar una pelota de béisbol igual que cocinar, un papá que puede cambiar el aceite del auto y preparar suculentos postres, un presidente de una compañía que también sabe reparar las computadoras, una cantante que baila y realmente canta —sin doblar— al mismo tiempo. En su cuerpo, las proteínas son los jugadores más versátiles de su equipo de nutrientes. Adoptan muchas formas y hacen tantas cosas bien. . . y todo sin un contrato multimillonario. Por ejemplo:

▶ Las proteínas forman el armazón de su cuerpo, incluyendo los músculos, los órganos, los huesos y los tejidos conectivos.

▶ En forma de enzimas, ayudan a su cuerpo a digerir la comida.

▶ En forma de hormonas, le dicen a su cuerpo cuándo debe utilizar la comida como energía y cuándo debe almacenarla como grasa.

▶ Transportan el oxígeno a través de su sangre hasta sus músculos y órganos.

▶ En forma de anticuerpos, la protegen de enfermedades cuando los virus y las bacterias atacan.

Por lo tanto, las proteínas son fundamentales para ayudar a su cuerpo a funcionar a niveles óptimos. Sin embargo, nosotros hemos basado La Dieta Abdominal para la Mujer en las proteínas por otros motivos cruciales.

1. Saben ricas. Aunque algunas encuestas sugieren que las mujeres favorecen más a los dulces que a la carne, esto no quiere decir que no les gusta un jugoso bistec, un poco de pernil o lechón, unas colas de langosta con mantequilla, un pollo frito, un queso fuerte o unos tacos al pastor, entre otras "tentaciones de la carne". Esto lo entendemos perfectamente, por lo que La Dieta Abdominal para la Mujer está ideada en torno a los alimentos que le encantan, por ello no es un programa al que usted tendrá que ceñirse; es un programa que usted querrá seguir.

2. Queman calorías aun cuando las está disfrutando. Los alimentos contienen energía en forma de enlaces químicos, pero su cuerpo no puede utilizarlos de esta forma. Su cuerpo tiene que descomponer la comida y extraer la energía de ese enlace químico; ese mismo proceso de extraer energía requiere energía, así que su cuerpo quema más calorías para hacerlo. Ese es el efecto térmico de los alimentos, como ya expliqué en el Capítulo 3, y las proteínas

aceleran el efecto térmico. Se necesita casi dos veces más
energía para descomponer las proteínas que para descomponer los carbohidratos. De manera que cuando usted alimenta a su cuerpo con una mayor cantidad de proteínas, su
cuerpo automáticamente quema más calorías a lo largo del
día. Cuando unos investigadores de la Universidad Estatal
de Arizona compararon los beneficios de una dieta alta en
proteínas con los de una dieta alta en carbohidratos, descubrieron que las personas que siguieron la dieta alta en
proteínas quemaron más del doble de calorías en las horas
posteriores a sus comidas que aquellas que consumieron
mayormente carbohidratos.

3. La mantienen satisfecha. Las investigaciones han
demostrado que si usted basa sus comidas en las proteínas,
se sentirá más llena más rápidamente. Considere un estudio
que apareció en la *European Journal of Clinical Nutrition*
(Revista Europea de Nutrición Clínica). Los individuos bebieron cuatro tipos de licuados (batidos) diferentes: uno contenía un 60 por ciento de proteínas, otro, un 60 por ciento
de carbohidratos, el tercero, un 60 por ciento de grasa y el
último, una mezcla con cantidades iguales de los tres. Luego
los investigadores les ofrecieron un almuerzo. Los individuos
que habían tomado los licuados altos en proteínas o los
licuados con la mezcla de nutrientes fueron los que menos
comieron en el almuerzo. Los licuados contenían el mismo
número de calorías, pero las proteínas les hicieron sentirse
más llenos y comer menos a la hora del almuerzo.

**4. Forman músculo y hacen que su cuerpo queme
grasa todo el día.** Recuerde, el músculo quema grasa.
Cuando usted levanta y baja pesas, se producen unos desgarres microscópicos en sus músculos. Para reparar los
desgarres, las proteínas actúan como la Cruz Roja. Su

cuerpo lanza en paracaídas nuevas proteínas para evaluar el daño y reparar el músculo. Las proteínas refuerzan la estructura celular original y forman nuevas fibras musculares.

Todo este proceso mediante el cual las proteínas forman nuevas fibras musculares después de una rutina de ejercicio puede durar desde 24 hasta 48 horas. De manera que si usted levanta pesas 3 días a la semana —haciendo que las proteínas vayan a toda velocidad a reparar sus músculos— su cuerpo esencialmente se la pasa formando músculo todos los días y por lo tanto, quemando grasa.

Como ya sabe, las proteínas se encuentran en muchos alimentos: el pavo, la carne de res, el pescado, los frutos secos y el *tofu*. Usted tiene que concentrarse en las proteínas que ayudan mejor a formar sus músculos. Las investigaciones han demostrado que las proteínas de origen animal forman músculo mejor que las proteínas de la soya o de origen vegetal. Por ello, la carne de ave, el pescado y los cortes magros de carne de res son mejores elecciones que el *tofu* u otros productos basados en la soya. Si usted es de las personas a las que les gusta contar, deberá aspirar a consumir 1 gramo de proteína por libra de peso corporal al día. . . esa es aproximadamente la cantidad de proteínas que su cuerpo puede utilizar todos los días. Una mujer que pese 130 libras (59 kg) deberá ingerir 130 gramos (g) de proteínas al día, lo cual puede dividirse más o menos así:

3 huevos (18 g)

2 tazas de leche semidescremada al 1 por ciento (16 g)

1 taza de requesón (28 g)

2½ onzas (71 g) de maníes (cacahuates) (16 g)

8 onzas (227 g) de pechuga de pollo (54 g)

Combine esas cuatro razones —un plan de alimentación sencillo y delicioso, una mayor quema calórica, una menor ingesta de calorías y más músculo quemador de grasa— y podrá ver fácilmente cómo una dieta alta en proteínas se traduce en el adelgazamiento. En un estudio danés, los investigadores asignaron a 65 personas una dieta en la que el 12 por ciento de los nutrientes eran proteínas, otra en la que el 25 por ciento eran proteínas y las otras personas no se sometieron a ninguna dieta (el grupo de control). En los dos primeros grupos, el mismo porcentaje de calorías —cerca del 30 por ciento— provenía de la grasa. Mientras que las personas que siguieron la dieta baja en proteínas adelgazaron más de 11 libras (5 kg) en promedio, los individuos de la dieta alta en proteínas adelgazaron un promedio de 20 libras (9 kg) y consumieron menos calorías que el grupo de la dieta baja en proteínas.

La estadística más sorprendente no fue cuánto adelgazaron sino de dónde adelgazaron: las personas que siguieron la dieta alta en proteínas también perdieron el doble de grasa abdominal. Una de las razones puede ser que una dieta alta en proteínas ayuda a su cuerpo a controlar sus niveles de cortisol, una hormona del estrés que hace que la grasa se acumule en la región abdominal.

La grasa: un nutriente incomprendido

CUANDO USTED PIENSA en la grasa, probablemente le vengan a la cabeza alimentos aceitosos o personas que tienen panzas cerveceras. Y después de unos cuantos años con algunas libras de más, lo único que sabe de la grasa es que está harta de ella y que quiere eliminarla para siempre. Sin embargo, esta probablemente sea uno de los nutrientes dietéticos de su cuerpo más incomprendidos debido a una creencia ampliamente sostenida, pero equivocada, de que la grasa es una de las principales culpables de nuestra epidemia de obesidad.

En los años 80, el gobierno de los EE. UU. emitió unas pautas dietéticas que esencialmente decían que debíamos basar nuestras dietas en papas, arroz, cereales y pasta y minimizar los alimentos con un montón de grasa y proteínas. Eso dio paso a la idea de que la grasa engorda. Y eso dio paso a un nuevo tipo de dietas que afirmaban que si usted limitaba la grasa en sus comidas, limitaría también la grasa que se cuela en su barriga y que después no quiere irse. Pero ese concepto resultó erróneo cuando los investigadores intentaron hallar vínculos entre las dietas bajas en grasa y la obesidad. En 1998, por ejemplo, dos destacados investigadores sobre la obesidad calcularon que si uno obtuviera solamente el 10 por ciento de las calorías de la grasa, perdería 16 gramos de grasa al día: una pérdida de 50 libras (23 kg) al año. Pero cuando un epidemiólogo de la Universidad Harvard, Walter Willett, intentó encontrar pruebas de que esto ocurría, no pudo hallar ninguna conexión entre las personas que adelgazaban y el hecho de que estuvieran siguiendo una dieta baja en grasa. De hecho, en algunos estudios de un año de duración o más, los grupos de personas mostraban *aumentos* de peso al seguir dietas bajas en grasa. Willett especuló que había un mecanismo responsable de esto: cuando el cuerpo sigue una dieta baja en grasa durante un período de tiempo prolongado, deja de adelgazar.

El motivo por el que nuestros cuerpos se rebelan contra las dietas bajas en grasa es en parte porque necesitamos este nutriente. Por ejemplo, la grasa desempeña un papel de vital importancia en la liberación de las vitaminas A, D, E y K, nutrientes almacenados en el tejido adiposo y en el hígado hasta que su cuerpo los necesita. La grasa también produce testosterona, la cual ayuda a activar el crecimiento del músculo. Y la grasa, igual que las proteínas, la ayuda a mantenerse satisfecha y controla su apetito. De hecho, si hemos aprendido algo acerca del adelgazamiento a lo largo de los últimos años es que reducir su ingesta de grasa no disminuye necesariamente su grasa corporal. Un pequeño estudio, por ejemplo, comparó una dieta alta en carbohidratos y una dieta alta en grasa. Los investigadores descubrieron que el grupo que siguió la dieta alta en grasa experimentó menos pérdida muscular que el otro grupo. Los investigadores especularon que la dieta alta en grasa estaba ahorrando la proteína muscular porque los ácidos grasos, más que los carbohidratos, se aprovechaban y se utilizaban para obtener energía.

Lo cierto es que cantidades razonables de grasa pueden ayudarla a adelgazar. En un estudio de la *International Journal of Obesity* (Revista Internacional de la Obesidad), unos investigadores del Hospital Brigham and Women de Boston y de la Escuela de Medicina de la Universidad Harvard sometieron a 101 personas con sobrepeso a una dieta baja en grasa (en la que la grasa constituyó el 20 por ciento de las calorías totales que consumieron a diario) o a una dieta moderada en grasa (en que la grasa constituyó el 35 por ciento de las calorías totales que consumieron a diario) y les hicieron un seguimiento durante 18 meses. Ambos grupos bajaron de peso al principio, pero después de un año y medio, el grupo de la dieta moderada en grasas había perdido un promedio de 9 libras (4 kg) por persona, mientras que las personas de la dieta baja en grasa *engordaron* unas 6 libras (3 kg). Los resultados sugieren que una cantidad saludable de grasa es uno de los factores clave para mantener el peso bajo control.

He aquí una orientación básica sobre las grasas: buenas y malas.

Transgrasas: MALAS. Las transgrasas aparecen cada vez más en las etiquetas de los alimentos. Aunque se encuentran en más de 40.000 alimentos empaquetados, son tan malas que los fabricantes de alimentos han luchado durante años para que no aparezcan en las listas de los ingredientes. En 2003, la Dirección de Alimentación y Fármacos de los Estados Unidos finalmente adoptó unas normas que exigían a los fabricantes que incluyeran el contenido de transgrasas en los paquetes. Las normas se introducirán paulatinamente a lo largo de los próximos años. Por ahora, usted tiene que ser un consumidor de alimentos inteligente para descubrir dónde radica el peligro.

Las transgrasas fueron inventadas por los fabricantes de comestibles en los años 50 para satisfacer nuestros antojos naturales de alimentos grasos. Pero las transgrasas no tienen nada de naturales. Son productos químicos que elevan el colesterol, debilitan el corazón, provocan diabetes y engordan la panza y que, en su mayor parte, ni siquiera existían a mitad del siglo pasado. Además, algunos estudios las han vinculado con aproximadamente 30.000 muertes prematuras en este país cada año. En un estudio realizado en la Universidad Harvard, los investigadores descubrieron que al uno ingerir solamente el 3 por ciento de las calorías diarias procedentes de las transgrasas aumentaba el riesgo de sufrir enfermedades cardíacas en un 50 por ciento. El 3 por ciento de las calorías diarias equivale a unos 7 gramos de transgrasas; esa es aproximadamente la cantidad que se encuentra en una orden individual de papas a la francesa. Los estadounidenses consumen un promedio de entre 3 y 10 gramos de transgrasas todos los días.

Para comprender lo que son las transgrasas, imagine una botella de aceite vegetal y una barrita de margarina. A temperatura ambiente, el aceite vegetal es líquido, la margarina, sólida. Ahora bien, si usted horneara galletitas utilizando aceite vegetal, quedarían bastante grasientas. ¿Y quién querría comprar una galletita nadando en aceite? Así que para crear galletitas —y pasteles (bizcochos, tortas, *cakes*), frituras, pies, *muffins*, *donuts*, *waffles* y muchos, muchos otros alimentos que comemos a diario— los fabricantes calientan el aceite a temperaturas muy altas y le infunden hidrógeno. Ese hidrógeno se adhiere al aceite para crear una forma de grasa totalmente nueva —las transgrasas— que se mantiene sólida a temperatura ambiente. El aceite vegetal se convierte en margarina. Y ahora alimentos que normalmente son saludables —pero quizás no tan sabrosos— se convierten en bombas de grasa.

Debido a que estas transgrasas no existen en la Naturaleza, su cuerpo necesita muchísimo tiempo para procesarlas. Al consumirlas, las transgrasas son libres de causar todo tipo de daños dentro del cuerpo. Elevan el número de partículas de colesterol LBD (el malo) en el torrente sanguíneo y bajan el colesterol LAD (el "bueno"). También aumentan los niveles sanguíneos de otras lipoproteínas; entre más lipoproteínas tenga uno en su sangre, mayor es el riesgo de sufrir enfermedades cardíacas. Un mayor consumo de transgrasas también se ha vinculado con un mayor riesgo de padecer diabetes y cáncer.

Sin embargo, se agregan transgrasas a un sorprendente número de alimentos. Aparecen en las listas de los ingredientes como aceite parcialmente hidrogenado ("PARTIALLY HYDROGENATED OIL"); normalmente se trata de aceite vegetal o de palmiche. Revise su despensa (alacena, gabinete) y su congelador ahora mismo y se sorprenderá al ver cuántos alimentos las contienen. Galletas. Palomitas (rositas) de maíz (cotufo). Galletitas. Palitos de pescado. Pastas de queso. Barras de confitura. *Waffles* congelados. *Stuffing*. Incluso alimentos que se supone que son saludables —como *muffins* de salvado, cereales y sustitutos de crema no lácteos— a menudo están cargados de transgrasas. Y debido a que se esconden en alimentos que lucen como si fueran bajos en grasa, como las galletas de la marca *Wheat Thins*, estas grasas le están minando la salud sin usted saberlo siquiera.

Tome el control de su ingesta de transgrasas. Fíjese bien en las listas de ingredientes de todos los alimentos empaquetados que usted compre y si ve "*PARTIALLY HYDROGENATED OIL*" en la lista, encuentre una alternativa. Incluso los alimentos que parecen malos pueden tener versiones saludables: papas a la francesa finas de la marca *McCains*, papitas fritas de grasa reducida de la marca *Ruffles Natural*, galletas de grasa reducida de la marca *Wheatables* y barras de chocolate negro de la marca *Dove* son sólo unas cuantas de las meriendas (refrigerios, tentempiés) "malas" que no contienen transgrasas. Y recuerde: entre más arriba de la lista de ingredientes se ubique el *"PARTIALLY HYDROGENATED OIL"*, peor es el alimento para usted. Quizás no pueda evitar totalmente las transgrasas, pero puede escoger alimentos con una cantidad mínima.

La otra manera de evitar las transgrasas es no ordenar alimentos fritos. Debido a que estas se estropean con menos facilidad que las grasas naturales y son más fáciles de transportar y almacenar, casi todos los alimentos comerciales fritos se fríen ahora con transgrasas en lugar de con aceites naturales. El pescado y las papitas fritas, las tortillas, el pollo frito. . . todos están retacados de transgrasas que engordan la pancita. Siempre que sea posible ordene alimentos horneados o asados en el asador (*broiler*) del horno. Y evite los restaurantes de comida rápida, donde casi todos los alimentos están cargados de transgrasas; en mi opinión, los autoexprés (*drive-through*) también deberían disponer de clínicas de cardiología autoexprés.

Para obtener más información sobre las transgrasas: de dónde vienen, cómo actúan en el interior de su cuerpo y cómo combatirlas, vea el Informe Especial en la página 155. Mientras tanto:

EVITE

La margarina

Los alimentos fritos

Los productos panificados fabricados comercialmente

Cualquier alimento que contenga *"PARTIALLY HYDROGENATED OIL"* en su lista de ingredientes

Grasa saturada: MALA. Las grasas saturadas son grasas que se encuentran de forma natural en la carne y en los lácteos. El problema con las grasas saturadas está en que cuando se introducen a su cuerpo tienden a hacer lo mismo que hacían cuando estaban en el cuerpo de un cerdo o de una vaca: en lugar de quemarse para obtener energía, es más probable que se almacenen en forma de grasa en sus costados, en sus costillas, incluso —¡puaj!— en su lomo. De hecho, parece que tienen más "efecto de almacenamiento" que otras grasas. Un nuevo estudio de la Universidad Johns Hopkins sugiere que la cantidad de grasa saturada en la dieta puede ser directamente proporcional a la cantidad de grasa que rodea los músculos abdominales. Los investigadores analizaron las dietas de 84 personas y llevaron a cabo una prueba de imagen por resonancia magnética en cada una de ellas para medir la grasa. Aquellos cuyas dietas incluían los índices más elevados de grasa saturada también eran los que tenían más grasa abdominal. Las

---

HISTORIA DE ÉXITO CON LA DIETA ABDOMINAL PARA LA MUJER

"¡LA DIETA ABDOMINAL ME SALVÓ LA VIDA!"

Nombre: Dan Shea

Edad: 40

Estatura: 5'7" (1,70 m)

Peso inicial: 226 (103 kg)

Seis semanas después: 207 (94 kg)

Dan Shea había visto lo que le sucede a un hombre que no se hace cargo de su peso y su salud y no quería que eso le ocurriera a él. Su papá —un soldado de las tropas de asalto aéreas cuya forma física había sido increíble— estaba ahora, a la edad de 70 años, al borde de perder un pie a causa de la diabetes. Shea quería un futuro muy diferente: "Quiero esquiar cuando tenga 70 años", dice.

Pero a los 40 años, con una estatura de 5 pies con 7 pulgadas y 226 libras de peso, Shea sabía que tenía que hacer un cambio. . . un cambio de 60 libras (27 kg). Tenía una hija de 13 años a la que quería ver crecer, y al paso al que iba, era un ataque al corazón andante. De manera que fue uno de los voluntarios cuando apenas habíamos creado La Dieta Abdominal. Inmediatamente empezó a gustarle y se habituó a ella. Se dio cuenta de que no comía lo suficiente en el desayuno y comprendió la importancia de comer a menudo; asegurándose de tomar una merienda (refrigerio, tentempié) a media mañana

grasas saturadas también elevan los niveles de colesterol, por lo que aumentan su riesgo de padecer enfermedades cardíacas y algunos tipos de cáncer.

Yo no quiero que elimine por completo las grasas saturadas, ya que estas se encuentran en la mayoría de los productos de origen animal y esos alimentos son importantes para La Dieta Abdominal para la Mujer por otras razones (el calcio de los lácteos, las proteínas de la carne). Pero quiero que consuma las versiones bajas en grasa y más magras de los lácteos y la carne. Usted necesita el beneficio alimenticio de una parte del alimento sin las grandes cantidades de grasa saturada.

que consistía en un par de los Alimentos Archiabdominales. "Aunque no tuviera hambre, comía", dice. "Era como combatir años de conocimientos dietéticos para tomar esa merienda a media mañana. Aún no tenía hambre, pero si no la comía, habría estado hambriento a la hora del almuerzo".

Pero lo que más le entusiasma son los licuados (batidos) de nuestro plan, los cuales él prepara con yogur bajo en grasa, leche semidescremada al 1 por ciento, algo de fruta y una cucharada de proteínas en polvo. "Es lo mejor del mundo, como ir a Dairy Queen", dice Shea. "Para añadir algo de diversión, los cubría con dos cucharadas de crema batida sin grasa y sin azúcar. Ahora mi vida gira en torno a los licuados. Es mi merienda favorita. . . en realidad, mi comida favorita. Si pudiera tener una licuadora (batidora) en mi oficina, los tomaría tres veces al día".

Shea adelgazó 19 libras (9 kg) con el plan y ahora La Dieta Abdominal se ha convertido en su plan de comidas y en su plan alimenticio habitual mientras lucha por alcanzar su meta de 165 libras (75 kg). "Me veo sensacional, o al menos eso me dice mi esposa. Mis pantalones me quedan mucho más holgados y necesito un nuevo cinturón (correa). Ahora me puedo meter en mis camisas. De alguna manera camino más erguido. Mi nivel de seguridad ha aumentado. De hecho, tuve una entrevista para un puesto para el que no estaba nada cualificado, aun así me preseleccionaron y estuve bastante cerca de conseguirlo, gracias en gran medida a mi fuerte presencia", dice Shea. "Sé que este plan es genial y sé que voy a alcanzar mi meta. Es decir, este plan es fácil de seguir a largo plazo y lo seguiré durante toda mi vida".

EVITE

Los cortes grasos de carne de res

Los lácteos hechos con leche entera

Grasas poliinsaturadas: BUENAS. Hay dos tipos de grasas poliinsaturadas: las omega-3 y las omega-6. Es probable que haya oído usted hablar de los ácidos grasos omega-3. Son las grasas que se encuentran en el pescado y se ha demostrado que una dieta rica en omega-3 ayuda a proteger el corazón de las enfermedades cardiovasculares. Esa es una razón más que suficiente para incluir los mariscos en su dieta. Pero nuevas pruebas sugieren que este tipo de grasa realmente puede ayudarle a controlar su peso. En un estudio, las personas que tomaron 6 gramos al día de suplementos de aceite de pescado quemaron más grasa durante el transcurso de un día que aquellas que no los tomaron. Los investigadores sospechan que una dieta alta en ácidos grasos omega-3 altera el metabolismo del cuerpo y lo estimula para quemar la grasa de una manera más eficaz.

Ahora bien, usted puede tomar suplementos de aceite de pescado si lo desea, pero se perderá los beneficios de las proteínas formadoras de músculo del pescado de verdad. El pescado con los niveles más altos de omega-3 es el que usted probablemente más disfruta ya: el salmón y el atún, por nombrar dos. (Para ver dónde se ubica su pescado favorito en las apuestas de los omega-3, vea la tabla en la página siguiente). Además de estar cargado de ácidos grasos omega-3 saludables para el corazón y quemadores de grasa, el pescado también es una estupenda fuente de proteínas magras que forman músculo.

Hay otro Alimento Archiabdominal secreto y sorprendente que los fisiculturistas conocen pero del que quizás usted nunca haya oído hablar: las semillas de lino (linazas). El lino es un cereal muy poco utilizado que está *cargado* de omega-3, así como de fibra que combate el colesterol. Encontrará las semillas de lino y el aceite de semilla de lino en la mayoría de tiendas de productos naturales. ¡Agárrelas! Yo guardo las semillas de lino molidas en el refrigerador y las mezclo con los cereales de caja, con los licuados (batidos) y las espolvoreo sobre el helado. Tienen un sabor suave a frutos secos que le agradará. Acaban con el colesterol gracias a sus omega-3, agregan fibra que limpia las arterias a su dieta y puede que sean su mejor arma contra la grasa.

Los ácidos grasos omega-6 también ayudan a reducir el colesterol malo y a elevar el bueno. Se encuentran en los aceites

EL PESCADO CON EL CONTENIDO MÁS ALTO DE OMEGA-3

Todos los datos son para raciones de 3 onzas (85 g), salvo en el caso de las sardinas, cuyos datos son para 3¾ onzas (106 g). Aspire a consumir un total de 2,5 gramos de ácidos grasos omega-3 al día.

TIPO DE PESCADO	CONTENIDO DE OMEGA-3 (g)	PREPARACIÓN
Sábalo	3,7	Horneado
Sardinas	2,4	Conservadas en agua
Caballa	1,9	Asadas en el asador (*broiler*) del horno
Bacalao negro	1,9	Asado en el asador del horno
Salmón	1,6	Cocido a fuego lento
Atún	1,5	A la parrilla (a la barbacoa)
Ostras	1,4	Hervidas
Trucha	1,2	Asada en el asador del horno
Tiburón	1,1	A la parrilla
Pez espada	1,1	A la parrilla
Atún	0,07	Lata de 9 onzas conservado en agua

vegetales, la carne, los huevos y los lácteos. Son tan comunes en tantos alimentos, de hecho, que sólo aquellos que hayan naufragado recientemente en una isla desierta y vivan de restos flotantes necesitan preocuparse de no obtener suficientes a través de su dieta.

COMA MÁS

Pescado

Semillas de lino (linazas) y aceite de semillas de lino

Grasas monoinsaturadas: BUENAS. Las grasas monoinsaturadas se encuentran en los frutos secos, las olivas, los maníes

---

LA HORMONA DE LA TIROIDES: REGULADORA DEL METABOLISMO

Como probablemente ya sabrá, hay muchas cosas que entran en juego cuando se trata del funcionamiento de su metabolismo. . . y lo hacen mediante lo que usted come y cómo se mueve. Pero consumir suficientes proteínas y optar por una caminata durante el almuerzo en vez de ir a un restaurante de comida rápida no son las únicas cosas que controlan su ritmo metabólico. Su genética también desempeña un papel importante. Aunque puede controlar su metabolismo en gran parte a través de su alimentación y del ejercicio, usted no es el único controlador de su cuentarrevoluciones metabólico. Piense en su metabolismo como si fuera una procesadora de alimentos eléctrica: usted tiene una velocidad muy alta, una velocidad muy baja y montones de pequeñas velocidades intermedias. Esa velocidad de procesado —o en su caso, la velocidad a la cual usted quema las calorías— varía mucho dependiendo de cómo usted la controle. Pero su cuerpo también puede hacer un cortocircuito, provocando que su procesadora de calorías se descomponga o que se funda totalmente. De muchas formas, ese controlador es su glándula tiroidea: una glándula productora de hormonas ubicada en la cara anterior de su cuello.

Su glándula tiroidea es como el nuevo cachorro de su cuerpo; se le culpa de todo lo que pueda ir mal. Su glándula tiroidea no sólo regula el metabolismo; también controla otras cosas como la temperatura corporal. Pero si algo en el interior de su cuerpo hace que su tiroides funcione mal, también se descompondrán todos los sistemas que controla. Por eso el hiper y el hipotiroidismo pueden afectar su metabolismo y la velocidad a la que usted quema las calorías. El hipotiroidismo es una afección en la que la glándula no produce

(cacahuates), los aguacates (paltas) y en los aceites de oliva y de *canola*. Al igual que los omega-3, estas grasas ayudan a reducir los niveles de colesterol y nos protegen contra las enfermedades cardíacas, pero también le ayudan a quemar grasa; en un estudio, unos investigadores descubrieron que el cuerpo quema más grasa en las 5 horas siguientes a una comida alta en grasas monoinsaturadas que después de una comida rica en grasas saturadas.

Las grasas monoinsaturadas no solamente bajarán su colesterol y le ayudarán a deshacerse de su pancita, sino que también le ayudarán a comer menos. Unos investigadores de la Universidad Estatal de Pensilvania descubrieron que las personas que

---

suficientes hormonas de la tiroides y su metabolismo funciona muy lentamente. . . lo que provoca aumento de peso, o al menos se dificulta realmente el bajar de peso. El hipertiroidismo es exactamente lo contrario. Es una enfermedad en la que la glándula produce cantidades excesivas de la hormona de la tiroides, de modo que se acelera el metabolismo hasta un punto en que usted adelgaza *demasiado* aprisa (sí, es posible hacer eso). El problema añadido es que la hormona de la tiroides también está conectada con la glándula pituitaria. . . lo cual quiere decir que cualquier problema que exista en la producción de la hormona de la tiroides también puede afectar las funciones cerebrales en las que toma parte la pituitaria. Por ello los problemas de la tiroides son a menudo difíciles de diagnosticar. Los síntomas del hipotiroidismo pueden ser habla lenta, períodos menstruales anormales, dolor muscular, rigidez de las articulaciones, soñolencia, inflamación y muchos más, mientras que el hipertiroidismo está marcado por síntomas como una rápida pérdida de peso, intolerancia al calor, inquietud, fatiga, problemas para dormir y otros.

También es importante comprender que su peso no es lo único que su tiroides puede descomponer. Un estudio demostró que el hipotiroidismo aumentaba las probabilidades de padecer enfermedades cardíacas en un 70 por ciento y hace que uno tenga más del doble de probabilidades de sufrir un ataque al corazón. Debido a ello es especialmente importante hacerse análisis de sangre regulares para medir sus niveles de la hormona de la tiroides. Si los médicos determinan que sus niveles hormonales están mal, pueden recetarle fármacos para ayudarle a que regresen a la normalidad.

comían puré de papas preparado con un aceite alto en grasas monoinsaturadas, como el aceite de oliva, se sentían llenas por más tiempo que cuando comían papas cocinadas con grasas poliinsaturadas como el aceite vegetal.

La mala fama no merecida de los carbohidratos

CON LOS DUROS ATAQUES que han recibido los carbohidratos durante los últimos años, es sorprendente que el pan no esté protegido por la Ley de Especies en Peligro de Extinción. Dondequiera que mire, veo a gente comiendo hamburguesas sin los panecillos, ordenando espaguetis con albóndigas —sin los espaguetis— o alardeando de su dieta en la que comen tocino a todas horas. Aunque está claro que las proteínas y la grasa tienen enormes beneficios alimenticios, es injusto —y poco saludable— eliminar totalmente los carbohidratos de la dieta.

Con más y más pruebas que demuestran que una dieta alta en carbohidratos ayuda a fomentar el almacenamiento de grasa (a menos que corra usted maratones), cada vez se acepta más la idea de que las dietas bajas en carbohidratos ayudan a la gente a controlar el peso. Un estudio de 2002 publicado en la revista *Metabolism* (Metabolismo) confirmó ese punto de vista. Los investigadores de la Universidad de Connecticut descubrieron que los individuos que consumían solamente 46 gramos de carbohidratos al día —cerca del 8 por ciento de las calorías diarias totales— perdieron 7 libras (3 kg) de grasa y ganaron 2 libras (1 kg) de músculo en 6 semanas. Y lo hicieron mientras se atiborraban de 2.337 llenadoras calorías al día. Pero usted puede cometer un grave error si elimina totalmente los carbohidratos. Muchos carbohidratos —como las frutas, las verduras, los cereales integrales y los frijoles (habichuelas)— la protegen contra el cáncer y otras enfermedades y algunos contienen nutrientes como la fibra, la cual le ayuda a adelgazar y a controlar el peso.

Tradicionalmente, la confusión en torno a los carbohidratos se ha centrado en encontrar maneras de clasificarlos y de comprender cuáles son mejores para su cuerpo. Solíamos pensar en los carbohidratos únicamente según su estructura molecular: si era simple o compleja. Los carbohidratos simples son carbohidratos con una o dos moléculas de azúcar: se encuentran en la sacarosa (el azúcar de mesa), la fructosa (en la fruta) y la lactosa (en los lácteos). Los carbohidratos complejos son los que incluyen más de dos moléculas de azúcar y se encuentran en la pasta, el arroz, el pan y las papas. El error radica en que usted no puede generalizar y decir que un carbohidrato es bueno o malo basándose simplemente en su estructura molecular. Por ejemplo, una manzana contiene nutrientes y le ayuda a mantenerse esbelta; el azúcar no. Ambos son carbohidratos simples, pero no son comparables en cuanto a su valor nutritivo.

En cambio, para decidir cuáles son los mejores carbohidratos para usted hay que analizar cómo reacciona su cuerpo químicamente a los carbohidratos. Una de las herramientas que los nutriólogos utilizan hoy es el índice glucémico (IG). El IG asigna a los alimentos números que indican qué tan rápido se convierte ese alimento en glucosa. Los alimentos con valores altos en el IG —los que se digieren y se convierten en glucosa rápidamente— son por lo general menos nutritivos que los que tienen valores bajos en esta escala.

Otro término para la glucosa es azúcar en la sangre. La presencia de azúcar en su sangre hace que su cuerpo produzca la hormona insulina. El trabajo de la insulina es retirar de su torrente sanguíneo el azúcar que usted no está utilizando para convertirlo en energía y almacenarlo en su cuerpo. Aquí es donde entra en juego el IG: los alimentos con valores altos en el IG (como la pasta, el pan, el arroz blanco y el chocolate) se digieren rápidamente, inundando su torrente sanguíneo de azúcar. La insulina llega como siempre y dice: "Vaya, pero ¿qué se supone voy a hacer con todo esto?" Toda la glucosa que no se quema inmediatamente para convertirse en energía comienza a almacenarse como grasa. Y lo peor es que si usted consume un carbohidrato con un valor alto en el IG junto con grasa (pan blanco con mantequilla, por ejemplo), ninguna de la grasa que ingiere puede quemarse para convertirse en energía tampoco, puesto que su torrente sanguíneo está inundado de azúcar. La insulina hace un trabajo tan bueno al convertir este nuevo azúcar en la sangre en grasa que pronto su glucosa comienza a descender y ya sabe lo que eso significa: usted tiene hambre de nuevo.

INSULINA: LA HORMONA CON DOS CARAS

A la insulina le encanta guardar cosas. El problema está en que no le importa mucho lo que guarda: lo mismo guarda sustancias que hacen crecer a nuestros músculos que guarda grasa, lo cual hace crecer otras cosas en nuestro cuerpo, como la panza. Y los alimentos son los que gobiernan lo que la insulina decide guardar.

Por ejemplo, los alimentos con valores altos en el índice glucémico (como el pan blanco, la mayoría de los cereales, las uvas y los plátanos amarillos/guineos/bananas) inundan su torrente sanguíneo de montones de azúcar poco después de comerlos y esto hace que los niveles de insulina se disparen. En este caso, la insulina trabaja rápidamente para convertir en grasa ese azúcar en la sangre.

Algunos alimentos, por el contrario, provocan una reacción diferente. Los lácteos —la leche, el yogur, el helado— crean repentinos y dramáticos aumentos de insulina sin el correspondiente efecto sobre el azúcar en la sangre. También obtiene esa respuesta insulínica con algunos alimentos que están prácticamente libres de carbohidratos, como la carne de res y el pescado, los cuales apenas tienen efecto alguno sobre el azúcar en la sangre. Cuando el azúcar en la sangre permanece relativamente constante, permite a la insulina utilizar los nutrientes de su sangre para formar y reparar células, incluyendo el tejido muscular.

Por ello La Dieta Abdominal para la Mujer se centra en alimentos altos en fibra y ricos en nutrientes que son también los que se cree más útiles para controlar el peso. La mayoría son de moderados a altos en proteínas, algunos son altos en calcio procedente de los lácteos y aquellos que se basan en los carbohidratos enfatizan la fibra y otros nutrientes importantes.

Si usted se come un alimento con un valor bajo en el IG (como una cena equilibrada de pollo, verduras altas en fibra y arroz integral), los alimentos se digieren más lentamente. Su azúcar en sangre se eleva sólo gradualmente y esa digestión lenta significa que la glucosa está disponible como energía durante horas y horas. Es decir, usted dispone de horas y horas para quemar el azúcar en sangre. La insulina no tiene que apresurarse a convertir el azúcar en grasa; puede utilizarla lentamente para otros proyectos de construcción, como formar y reparar el músculo. Además, debido a que sus niveles de azúcar en la sangre permanecen regulares, no siente un hambre devoradora sólo unas pocas horas después de comer. Usted forma más músculo, almacena menos grasa, tiene más energía y mantiene su apetito bajo control.

Si su torrente sanguíneo continúa inundándose de niveles elevados de azúcar, seguidos de niveles elevados de insulina, al final su cuerpo se habitúa a ser menos eficiente al procesar estos azúcares en sangre. Eso se llama resistencia a la insulina, que es otro término para la diabetes. Es una enfermedad terrible... y es también muy evitable. En un estudio de la Universidad Harvard, las personas que comían alimentos con valores más bajos en el IG, como pan de trigo integral, tenían un 37 por ciento menos de probabilidades de desarrollar diabetes que las que comían alimentos con valores altos, como el arroz blanco. Para obtener más información sobre cómo combatir la diabetes, vea nuestros "Consejos para cuidarse mejor" en la página 58.

Es difícil generalizar acerca de cuáles carbohidratos tienen valores altos en el IG y cuáles tienen valores bajos porque el IG es simplemente una medida de tiempo, es decir, cuánto tiempo toman 50 gramos de los carbohidratos del alimento en convertirse en azúcar en sangre, sin tener en cuenta el tamaño de la ración. Es una medida, por ejemplo, del tiempo que toman los carbohidratos de una manzana o de una sandía entera en convertirse en azúcar, pero no le dice cuántos carbohidratos hay en *una ración* del alimento. De todos modos, nadie se come una sandía *entera*.

Por ese motivo el último avance en la ciencia de los alimentos es estudiar la *carga glucémica* (CG) de una comida. La CG considera tanto el IG de un alimento dado como la cantidad de carbohidratos en una ración de este. La CG le ayuda a calcular el efecto glucémico, es decir, la elevación proyectada de glucosa, que ese alimento causará.

Entre más alta sea la CG de un alimento, más se elevará su azúcar en la sangre y menos control tendrá usted sobre sus niveles de energía y su apetito. Pero considerar la CG es solamente un aspecto de la creación de una dieta equilibrada. "Es mejor seguir una dieta con una CG alta que una repleta de grasa saturada", dice Jennie Brand-Miller, Ph.D., profesora de Nutrición Humana en la Universidad de Sidney y autora de la Tabla Internacional de los Valores del Índice Glucémico y la Carga Glucémica. "Aspirar a la CG más baja posible no es una buena idea porque usted consumirá muy pocos carbohidratos y demasiada grasa, probablemente grasa saturada". En su lugar, para mantener la mejor respuesta glucémica de su cuerpo, base sus comidas en alimentos con una CG de 19 o menos y aspire a una CG de menos de 120 para todo el día.

¿Suena confuso? No tiene por qué ser así. Los alimentos "aplanaabdómenes" y las recetas de La Dieta Abdominal para la Mujer todos tienen cargas glucémicas de bajas a moderadas. Lo único que tiene que hacer es seguir el plan. Y en aquellas ocasiones en las que usted se sienta confusa y necesite elegir entre dos o más alimentos, consulte la tabla en la página 350.

El calcio le gana a la grasa

CASI TODO EL MUNDO sabe que el calcio fortalece los huesos, ¿pero sabía usted que el calcio también puede ayudarle a aplanar su pancita? Unos investigadores de la Escuela de Medicina de la Universidad Harvard demostraron que aquellas personas que ingerían 3 raciones de lácteos al día —lo cual junto con otros alimentos proporciona unos 1.200 miligramos de calcio (aproximadamente la recomendación diaria)— tenían un 60 por ciento menos de probabilidades de tener sobrepeso. En unos estudios realizados en la Universidad de Tennessee, los investigadores sometieron a unas mujeres a dietas que tenían 500 calorías diarias menos de lo que seguían normalmente. Y sin lugar a dudas, las mujeres bajaron de peso... cerca de 1 libra de grasa a la semana. Pero cuando los investigadores sometieron a otro grupo de personas a la misma dieta pero agregaron lácteos a sus comidas, su pérdida de grasa se dobló, hasta 2 libras (1 kg) por semana. La misma ingesta de calorías, el doble de pérdida de grasa.

El calcio parece limitar la cantidad de grasa nueva que su cuerpo puede producir, según el equipo de investigación de la Universidad de Tennessee. En otro estudio realizado en el mismo laboratorio, las personas que agregaron 3 raciones de yogur al día a sus dietas perdieron un 61 por ciento más de grasa corporal y un 81 por ciento más de grasa del abdomen a lo largo de 12 semanas que aquellas que no comieron yogur. Un estudio llevado a cabo en Hawai descubrió que los adolescentes que ingerían más calcio eran más delgados y esbeltos que los que consumían menos.

Algunos investigadores especulan que el calcio de los lácteos ayuda a combatir la grasa porque incrementa el efecto térmico de los alimentos... en otras palabras, usted quema más calorías al digerir los alimentos ricos en calcio de lo que lo haría si comiera algo con las mismas calorías pero sin calcio. Esa es una de las razones por las que los suplementos de calcio, aunque son buenos para formar músculo y otras funciones corporales, no tienen el mismo efecto que los lácteos: menos calorías para digerir, menos calorías para quemar.

Y el calcio tiene otros beneficios además de formar huesos más fuertes y cuerpos más esbeltos. Después de analizar información de 47.000 hombres que tomaron parte en el *Health Professional's Follow-Up Study* (Estudio de Seguimiento de los Profesionales de la Salud), los investigadores de la Universidad Harvard descubrieron que los hombres cuyas dietas incluían de 700 a 800 miligramos del mineral al día tenían hasta un 50 por ciento menos de probabilidades de desarrollar algunas formas de cáncer de colon que los hombres cuyas dietas contenían menos de 500 miligramos. Para lograr los mejores resultados, aspire a consumir unos 1.200 miligramos (mg) de calcio al día.

Los alimentos ricos en calcio que La Dieta Abdominal para la Mujer recomienda son los siguientes:

▶ 1 onza (28 g) de queso parmesano rallado (314 mg)

▶ 1 taza de requesón bajo en grasa y extra cremoso (126 mg)

▶ 8 onzas (227 g) de yogur bajo en grasa (415 mg)

▶ 8 onzas (240 ml) de leche semidescremada al 1 por ciento (264 mg)

▶ 1 onza (un cubito de 1 pulgada/2,5 cm) de queso suizo (gruyere) bajo en grasa (224 mg)

▶ 1 onza (1 lonja/lasca) de queso *Cheddar* bajo en grasa (204 mg)

▶ 1 onza de queso *mozzarella* bajo en grasa (143 mg)

▶ 1 cucharada (28 g) de proteínas en polvo a base de suero de leche (110 mg)

(*Nota*: si encuentra en este capítulo nombres de alimentos que no entiende o que jamás ha visto, favor de remitirse al glosario en la página 400).

CONSEJOS PARA CUIDARSE MEJOR

¿QUÉ RAYOS SON... LAS CÉLULAS CANCEROSAS?

El cáncer es una enfermedad devastadora que puede azotar a cualquiera de nosotros en cualquier momento de la vida. Puede atacar en lugares en los que nos fijamos diariamente —la piel, los pulmones, el cerebro— o en lugares oscuros que ni siquiera comprendemos, como el páncreas, los riñones o el sistema linfático.

Explicado de manera sencilla, el cáncer se desarrolla cuando las células de una parte del cuerpo comienzan a crecer sin control. Cuando somos niños, nuestras células están dividiéndose constantemente, creando nuevas células que nos ayudan a crecer. Al llegar a la edad adulta, ese crecimiento celular se detiene, en su mayor parte. Cuando alcanzamos nuestra estatura y peso genéticamente programados, las células de la mayor parte del cuerpo se dividen solamente para reemplazar a las células muy gastadas o que están muriendo o bien para reparar lesiones.

Pero las células cancerosas son harina de otro costal; continúan creciendo, dividiéndose y multiplicándose, sobreviven a nuestras células normales e interfieren con las diversas funciones del cuerpo. El tipo más común de cáncer entre las mujeres es el cáncer de mama; cada año se producen cerca de un cuarto de millón de nuevos casos de esta enfermedad.

No comprendemos totalmente qué causa el cáncer, pero sí conocemos algunos de los factores de riesgo: entre los mayores peligros se encuentran la obesidad, las dietas bajas en fibra, fumar, el consumo excesivo de alcohol, la sobreexposición al sol y la exposición a la radiación y a otras toxinas. Además, hay un fuerte vínculo entre la herencia y el cáncer; si uno o más parientes cercanos han sufrido la enfermedad, usted tiene un mayor riesgo de padecer cáncer en general y esa forma específica de cáncer en particular.

Me gustaría decirle que La Dieta Abdominal para la Mujer es una "bala mágica" contra el cáncer, pero no puedo; aunque los cambios dietéticos y el ejercicio pueden reducir espectacularmente su riesgo de sufrir enfermedades cardíacas, derrames cerebrales y sobre todo diabetes, la lucha contra el cáncer sigue siendo una meta un poco más difícil de alcanzar. Aun así, al adoptar los principios de La Dieta Abdominal para la Mujer, reducirá automáticamente su riesgo de padecer muchas formas de cáncer, ya que usted adelgazará y aumentará su consumo de fibra. Mientras tanto, también puede observar las siguientes sugerencias adicionales para reducir su riesgo aún más.

(continúa)

¿QUÉ RAYOS SON. . . LAS CÉLULAS CANCEROSAS? *(CONTINUACIÓN)*

Hártese de hortalizas. Un estudio de 14 años de duración descubrió que aquellas personas cuyas dietas eran las más altas en frutas y verduras tenían un riesgo un 70 por ciento inferior de desarrollar cánceres del aparato digestivo.

Valore el vino chileno. El *Cabernet Sauvignon* chileno es un 38 por ciento más alto en flavonoides que el vino francés; los flavonoides son unos compuestos conocidos como antioxidantes que ayudan a combatir el cáncer.

Líguese a los lácteos. Un estudio a gran escala que abarcó a 120.000 mujeres descubrió que las mujeres premenopáusicas que consumían muchos lácteos, en particular los que son bajos en grasa o que no contienen grasa, tenían un riesgo menor de padecer cáncer de mama.

Sáquele jugo a la zanahoria. Un vaso de 8 onzas (237 ml) de *Odwalla Carrot Juice* —jugo puro de zanahoria prensada— le brinda el 700 por ciento de su asignación dietética recomendada de betacaroteno (y sólo 70 calorías). El betacaroteno se ha vinculado en varios estudios con un menor riesgo de padecer cáncer.

Bríndese brócoli. Contiene un compuesto conocido como indol-3-carbinol, el cual ha demostrado que combate varias formas de cáncer. ¿No le gusta el brócoli? Pruebe el *daikon*, un rábano asiático que luce como una gran zanahoria blanca. Es un primo lejano.

Sírvase salmón. O cualquier otro pescado rico en ácidos grasos omega-3. Los omega-3 pueden ayudarle a reducir su riesgo de sufrir cáncer.

Cuente con las cáscaritas. Según una investigación de la Universidad de Arizona, la ralladura de limón y de naranja (china) contiene d-limoneno, un antioxidante que puede reducir su riesgo de desarrollar cáncer de la piel hasta en un 30 por ciento si consume cantidades tan pequeñas como 1 cucharada a la semana.

Válgase del verde. En un reciente estudio de la Universidad Rutgers, los ratones a los que se les suministraba té verde tenían un 51 por ciento menos de incidencias de cáncer de la piel que los ratones del grupo de control. El té verde es otra estupenda fuente de antioxidantes que combaten el cáncer.

Disfrute la "D". Los alimentos altos en vitamina D, como la leche semidescremada al 1 por ciento, ayudan a eliminar la toxicidad de los productos químicos cancerígenos liberados durante la digestión de alimentos altos en grasa, según un estudio del Centro Médico Southwestern de la Universidad de Texas.

Pórtese como Popeye. Unos investigadores japoneses descubrieron que la neoxantina, un compuesto que se encuentra en las espinacas, lograba con éxito evitar el crecimiento de algunas células cancerosas.

Protéjase con proteínas. Las proteínas a base de suero de leche (las cuales forman parte de La Dieta Abdominal para la Mujer) son una estupenda fuente de cisteína, uno de los principales componentes básicos de la glutationa, un agente que combate el cáncer de próstata.

Integre lo integral a su dieta. Los carbohidratos integrales —los cuales se encuentran en el pan, la pasta y el arroz— son una maravillosa fuente de fibra. Unos investigadores europeos descubrieron que aquellas personas que consumían más fibra a diario también tenían un riesgo un 40 por ciento inferior de desarrollar cáncer de colon.

Arrebátese por los tomates. Los tomates (jitomates) se consideran una de las mejores fuentes de licopeno, un nutriente que se ha demostrado que inhibe el crecimiento de las células del cáncer de próstata. De hecho, los investigadores indican que de 2 a 4 raciones de tomates a la semana pueden reducir el riesgo del hombre promedio de padecer cáncer de próstata en un 34 por ciento. (Y aún mejores noticias: el licopeno no disminuye al cocinarlo, así que la salsa para pasta y la pizza también le atestarán un duro golpe a la enfermedad).

Capítulo 5

UN ABDOMEN PLANO EN 6 SEMANAS

Una guía que le enseñara cómo cambiará
su cuerpo semana tras semana

SI USTED HOJEA ESTE LIBRO, conocerá a algunas de las personas que siguieron La Dieta Abdominal para la Mujer. . . y alcanzaron sus metas.

Linda Toomey bajó 20 libras (9 kg) mientras cuidaba a 4 niños pequeños. Por su parte, Marian Nagel bajó 16 libras (8 kg) y su hijo perdió 32 libras (15 kg). Para ambos nuestro programa ahora forma una parte importante de sus vidas.

Y Jessica Guff dejó de saltarse comidas. . . y comenzó a vestir camisetas brevísimas.

El cuerpo de cada persona es diferente y cada persona que pruebe este plan tendrá un punto de partida distinto. Pero si nos basamos en las investigaciones científicas que he explicado, usted puede esperar una pérdida promedio de hasta 20 libras (9 kg) de grasa en el plan de 6 semanas y una ganancia de 2 a 3 libras (de 1 a 1,3 kg) de músculo. Para la mujer promedio, es una transformación suficiente como para que se muestren sus abdominales. Sin embargo, uno de los mayores retos es controlar su progreso en el plan. Eche un ojo a las cuatro mediciones principales que usted puede utilizar para ver qué tan eficaz es La Dieta Abdominal para la Mujer en su caso particular.

Peso. Es la más sencilla. Entre más pese usted, más riesgo tiene de sufrir enfermedades y menos en forma estará. Es una buena vara de medir para evaluar su progreso en la dieta, pero es

---

HISTORIA DE ÉXITO CON LA DIETA ABDOMINAL PARA LA MUJER

"SE PERDIERON LAS PULGADAS"

Nombre: Brandee Bratton

Edad: 31

Estatura: 5'1" (1,55 m)

Peso inicial: 113 (51 kg)

Seis semanas después: 106 (48 kg)

Para Brandee Bratton era el enfoque en equipo perfecto: ella planificaría los alimentos y las comidas y su esposo, las rutinas de ejercicio. Lo que comenzó como una dieta en realidad se convirtió más bien en un pasatiempo, ya que los dos lograron que el programa fuera algo que podían hacer juntos. Con un peso inicial de 113 libras, Bratton no necesitaba adelgazar mucho, pero no obstante, ella quería sacarle provecho a La Dieta Abdominal para la Mujer.

"Una cosa es ser menuda, otra cosa es ser fuerte, estar en forma, saludable y ser menuda", dice.

Así que Bratton y su esposo comenzaron el programa (él adelgazó 10 libras/ 5 kg en 6 semanas) y Bratton terminó siendo una de las 10 primeras finalistas del Reto Inicial de La Dieta Abdominal para la Mujer. . . basándose en gran parte en cómo había transformado su figura.

incompleta porque no toma en cuenta la cantidad de músculo que usted va a desarrollar durante el transcurso del plan. El músculo pesa aproximadamente un 20 por ciento más que la grasa, por ello, incluso una espectacular pérdida de grasa puede que no se traduzca en una espectacular pérdida de peso corporal.

Índice de masa corporal (IMC). El IMC es una fórmula que toma en consideración su estatura y su peso y le da una indicación de si usted tiene sobrepeso, es obesa o está en buena forma. Para calcular su IMC, multiplique su peso en libras por 703 y divida el número entre su estatura en pulgadas al cuadrado. Por ejemplo, supongamos que su estatura es de 5 pies con 7 pulgadas (67 pulgadas) y su peso de 165 libras. Primero multiplique su peso por 703.

165 × 703 = 115.995

"Durante las 2 primeras semanas, no noté muchos cambios en lo que respecta al peso. Lo que comenzó a cambiar fueron las pulgadas y luego al final las libras también desaparecieron... sobre todo en los muslos y en las caderas", dice Bratton, quien también redujo su porcentaje de grasa corporal desde un 18 hasta un 12 por ciento. "Y entonces fue cuando realmente me entusiasmé".

Bratton, quien disfrutaba el entrenamiento por intervalos y las comidas saludables, dice que La Dieta Abdominal para la Mujer es una dieta que cualquiera puede seguir porque una siempre se siente satisfecha.

"Esta no es una dieta de moda pasajera; sigue todas las normas científicas en lo referente a qué comer y cómo comerlo", dice. "Puedo decir que no sientes que te estés privando de ningún alimento. Al comer seis veces al día, te sientes satisfecha. Cuando es la hora de comer, tu cuerpo se acostumbra a comer en ese momento y te lo hace saber... casi como si te dijera, 'Oye, han pasado 2 horas, dame algo de comer'".

Ahora Bratton, que se siente más saludable, más fuerte y le gusta el nuevo aspecto tonificado de su cuerpo, está pensando en convertirse en entrenadora personal.

"Las mujeres con frecuencia buscan soluciones a través de pastillas, leche en lata y aparatos", dice. "Yo le recomiendo este programa a cualquier mujer que quiera invertir en su cuerpo".

A continuación, calcularemos su altura en pulgadas al cuadrado, es decir, multiplicaremos el número por sí mismo.

$67 \times 67 = 4.489$

Ahora dividimos el primer número entre el segundo.

$115.995 \div 4,489 = 26$

No es terrible. Un IMC entre 25 y 30 indica que usted tiene sobrepeso. Más de 30 significa obesidad.

Esta medición también tiene errores. No toma en cuenta la masa muscular y también excluye otro factor importante: la distribución del peso, es decir, en qué parte del cuerpo se ubica la mayor parte de su grasa corporal. Pero el IMC le puede dar una idea bastante buena de la gravedad de su problema de peso.

Índice de cintura/cadera. Los investigadores han comenzado a utilizar el tamaño de la cintura y su relación con el tamaño de la cadera como una manera más definitiva de determinar sus riesgos para la salud. Se le considera más importante que el IMC debido a la grasa visceral de la que hablé anteriormente: la grasa que hace que su cintura sobresalga frente a usted. Debido a que la grasa abdominal es la más peligrosa, un índice de cintura/cadera bajo indica que existen menos riesgos para la salud. Para calcular su índice de cintura/cadera, mida su cintura a la altura de su ombligo y sus caderas en el punto más ancho (alrededor de su trasero). Divida su cintura entre sus caderas. Por ejemplo, si sus caderas miden 36 pulgadas (91 cm) y su cintura a la altura del ombligo mide 30 pulgadas (76 cm), su índice de cintura/cadera es de 0,83.

$30 \div 36 = 0,83$

No está mal, pero no es lo ideal. Usted debería tener un índice de cintura/cadera de menos de 0,80 (mientras que los hombres de 0,92 o menos). Si usted perdiera sólo 2 pulgadas (5 cm) de su cintura —algo que puede hacer en sólo 2 semanas de seguir nuestra dieta— se encontraría en el rango de la buena forma física.

$28 \div 36 = 0,77$

Porcentaje de grasa corporal. Aunque este es el más difícil de medir para la persona común porque requiere un poco de tecnología, es el más útil para evaluar cómo está funcionando su dieta porque no solamente toma en cuenta su peso sino también cuánto de su peso es grasa. Muchos gimnasios ofrecen mediciones de grasa corporal mediante métodos como pesas (básculas) de grasa corporal o calibradores que miden los pliegues de grasa en varios puntos de su cuerpo. Consulte con su gimnasio local qué opciones ofrece. O pruebe una calculadora casera de la grasa corporal. A mí me gusta la *Taylor Body Fat Analyzer and Scale 5553* por su precio (unos $50), comodidad y precisión. Si usted quiere realizar una sencilla prueba de baja tecnología (no es tan exacta como las versiones electrónicas), pruebe este sencillo ejercicio: siéntese en una silla con las rodillas dobladas y los pies planos sobre el piso. Pellizque suavemente con sus dedos pulgar e índice la piel de arriba de su muslo derecho. Mida el grosor de la piel pellizcada con una regla. Si es ¾ pulgada (2 cm) o menos, usted tiene un porcentaje de grasa corporal de aproximadamente el 14 por ciento. . . ideal para un hombre, bastante en forma para una mujer. Si es 1 pulgada (3 cm), usted está probablemente más cerca del 18 por ciento de grasa corporal, lo cual es un poco alto para un hombre pero muy deseable para una mujer. Si usted pellizca más de 1 pulgada, podría correr un mayor riesgo de sufrir diabetes y enfermedades cardíacas.

Esta última medición puede ser la más importante porque realmente le dará una idea de qué tan bien está usted siguiendo el plan. Conforme vea que su porcentaje de grasa corporal disminuye, verá un aumento de músculo visible. Los expertos dicen que a fin de que sus abdominales sean visibles, su grasa corporal necesita estar entre el 8 y el 12 por ciento. Para el hombre promedio con un poco de sobrepeso, eso significa recortar la grasa corporal a la mitad, un poco más para la mujer.

Antes de comenzar el plan, es importante registrar algunas de estas mediciones para saber cuánto está usted progresando. Tome una medida base con la que pueda hacer comparaciones y luego vuelva a medir cuando necesite motivación. Yo le recomiendo que se mida cada 2 semanas. Es tiempo suficiente para ver diferencias significativas que la impulsarán a través de las 2 siguientes semanas. (Mida el porcentaje de grasa corporal solamente al inicio y al final del plan, a menos que tenga fácil acceso a un sistema de medición). Si lo hace antes de eso, se estará centrando demasiado en los números más que en el proceso.

MEDICIÓN	INICIO	FINAL DE SEMANA 2	FINAL DE SEMANA 4	FINAL
Peso				
IMC				
Índice de cintura/cadera				
Porcentaje de grasa corporal*				

*Asegúrese de que la misma persona le proporcione las lecturas de la grasa corporal utilizando el mismo método para asegurar la coherencia.

Al igual que con cualquier dieta, también es importante desarrollar algún tipo de meta cuantitativa: su peso, tamaño de la cintura o porcentaje de grasa corporal ideal. Esta tabla le ayudará a calcular dónde se encuentra usted y adónde tiene que llegar.

Ahora bien, mi intención no es inundarla con más números. Después de todo, esto no se trata de una clase de Estadísticas ni de Matemáticas. De hecho, puede que sea más fácil centrarse simplemente en un número —6— de modo que los otros se pondrán en su sitio. Cuando usted comience a ver esos 6 músculos abdominales, significará que todo lo demás ha disminuido. . . su peso, su IMC, su índice de cintura/cadera y su porcentaje de grasa corporal. Este plan de 6 semanas le ayudará a lograrlo. Aquí tiene lo que puede usted esperar al seguir la dieta.

SEMANAS   QUÉ ESPERAR

1−2 Una bajada de peso significativa a medida que su cuerpo se adapte a una nueva manera de comer. Algunas personas pueden adelgazar hasta 12 libras (5 kg) en las 2 primeras semanas (especialmente si usted camina o hace otro tipo de actividad todos los días), pero de 5 a 8 libras (de 2 a 4 kg) es el promedio.

3−4 Si integra una modesta cantidad de ejercicios de fortalecimiento a su rutina, comenzará a sentir que su cuerpo cambia porque su metabolismo está trabajando arduamente. Notará una bajada adicional de peso (lo más probable otras 5-8 libras en promedio), pero usted también notará cambios importantes en su figura.

5−6 Después de 2 semanas de ejercicio, su cuerpo está preparado para hacer un esfuerzo importante y quemar más grasa a la par que gana masa muscular. Usted notará que la parte superior de su cuerpo está más tonificada y que su cintura y otras partes grasosas son más pequeñas. En dependencia de su punto de partida, aquí es cuando comenzará a ver sus abdominales y notará realmente mayores efectos.

Lo que encontrará usted más sorprendente de este programa es cuán simple es de seguir, cuán a menudo comerá —cada comida y cada merienda (refrigerio, tentempié) es un gusto sencillo, formador de músculo y quemador de grasa— y cuán diferente es La Dieta Abdominal para la Mujer de cualquier otra "dieta". Esencialmente, nuestro plan le pedirá:

▶ Comer tres comidas y tres meriendas al día; cada una de ellas incluirá varios de los Alimentos Archiabdominales que se explicarán en un capítulo posterior.

▶ No perder de vista un puñado de "destrozadietas" que usted aprenderá a identificar y a recortar —no a eliminar— fácilmente.

▶ Llevar a cabo una rutina de ejercicio sencilla de 20 minutos tres veces a la semana para incrementar su quema de grasa y su crecimiento de músculo.

(continuación en la página 100)

¿QUÉ RAYOS ES. . . LA OSTEOPOROSIS?

En la escala de la fuerza, hay una gran diferencia entre los extremos del espectro. Está el extremo resistente y robusto: las vigas de acero, los diamantes, las vigas de 2 por 4. Y está el extremo frágil: los huevos, la porcelana, las copas largas de champán. En algún sitio intermedio se encuentra todo lo demás. Aunque pueda parecer que los huesos están ubicados más hacia la categoría fuerte, también es muy probable que oscilen hacia el extremo frágil de la escala. A pesar de que los huesos —los cuales en realidad son tejido vivo que se regenera para formar y construir nuevas células óseas a lo largo de la vida— son extremadamente fuertes (son la segunda sustancia más fuerte de su cuerpo después del esmalte), su masa ósea alcanza su nivel más alto a los 30 años. Después de eso, sus huesos se van debilitando gradualmente cada vez más, haciéndose más porosos, más frágiles y más propensos a fracturarse.

La osteoporosis —una enfermedad ósea que se produce como consecuencia del adelgazamiento del tejido óseo y la pérdida de densidad ósea— puede afectar a los hombres, pero las mujeres tienen muchas más probabilidades de desarrollar esta afección debido a que su masa ósea es más reducida de forma natural (es decir, las mujeres sienten más rápido los efectos de unos huesos más frágiles), así como de factores hormonales. Las mujeres pueden perder hasta el 20 por ciento de su masa ósea en el período de tiempo de 5 a 7 años después de la menopausia.

Pero lo más importante que debe saber acerca de la osteoporosis y de la masa ósea es que usted puede detener el declive si forma nuevo tejido y células óseas a lo largo de su vida. Ahora hay muchos medicamentos que ayudan a las personas que tienen un mayor riesgo de desarrollar osteoporosis; además, los médicos recomiendan someterse a una densometría ósea cuando se llega a la menopausia. (Conviene hacérselo porque típicamente no se nota ningún síntoma con la osteoporosis hasta que uno se fracture un hueso). Pero usted también puede hacer muchas otras cosas para mantener fuerte su esqueleto. La Dieta Abdominal para la Mujer sirve como un maravilloso programa de prevención de la osteoporosis, especialmente por su énfasis tanto en el calcio como en los ejercicios con pesas. . . dos de los componentes clave de la formación ósea básica.

Siga la línea láctea. Ahora bien, no estamos hablando del glaseado de los dulces. Hay una razón por la cual la leche ocupa un destacado lugar en los anuncios de las revistas y las carteleras publicitarias: es una de las mejores fuentes de calcio formador de hueso. Conforme envejecemos, nuestro cuerpo agota el calcio de los huesos y deja nuestro esqueleto con grandes carencias y más propenso a volverse más delgado. El calcio —que también se encuentra en otros lácteos y algunas verduras de hoja verde como la espinaca— es el principal mineral que ayuda a formar y a mantener su estructura ósea. Usted necesita entre 1.000 y

1.200 miligramos de calcio al día. Puede conseguirlo con 2 vasos de leche, 1 taza de yogur y unas cuantas lonjas (lascas) de queso.

Complemente sus esfuerzos. Si no está segura de si consume suficientes lácteos, debería considerar tomar un suplemento para asegurarse de que consiga los 1.200 miligramos necesarios. Estudios recientes han demostrado que tomar un suplemento de calcio puede reducir la incidencia de fracturas en aproximadamente de un 30 a un 50 por ciento en personas que ingieren poco calcio.

Ponga las pesas de su parte. Los estudios muestran reiteradamente que usted necesita incluir ejercicios con pesas, como los que se encuentran en La Rutina Aplanadora, para prevenir la pérdida ósea. Unos investigadores de la Universidad Estatal de Pensilvania incluso descubrieron que el ejercicio es 4 veces más eficaz que el calcio para crear masa ósea. En un estudio de la Universidad de Arizona, las mujeres que hacían de 20 a 25 minutos de ejercicios con pesas y menos de 10 minutos de una actividad cardiovascular en la que el cuerpo soporta su propio peso u otro adicional, como correr o brincar la cuerda (suiza, cuica), mostraron una mejoría significativa en la densidad ósea. El ejercicio en el que el cuerpo soporta peso —como los ejercicios con pesas y correr, a diferencia de nadar o andar en bicicleta, los cuales no precisan que usted sostenga su propio peso u otro adicional— es lo que ayuda a estimular el crecimiento de los huesos. Aunque usted camine, es importante incluir ejercicios con pesas para la parte superior de su cuerpo, porque caminar no estimula el crecimiento óseo en sus brazos, hombros y muñecas.

Decídase por la "D". Aunque es muy fuerte, el calcio por sí solo no puede ayudar a sus huesos. Su cuerpo necesita vitamina D para absorberlo. La mayoría de las personas obtienen suficiente porque su piel la absorbe a través de la luz del Sol y hay muchísima vitamina D en los Alimentos Archiabdominales (en los lácteos y el pescado, específicamente). Pero conforme envejecemos, podemos necesitar un suplemento en forma de pastillas o alimentos enriquecidos con vitamina D. Aspire a obtener entre 200 y 400 U. I. (unidades internacionales) al día.

Póngales límites a las proteínas. Aquí hay otra razón por la cual las dietas excesivamente altas en proteínas son casi tan perjudiciales como masticar tachuelas. Comer cantidades excesivas de proteínas puede hacer que usted excrete calcio y necesite cantidades incluso superiores de este mineral. Cuando las proteínas se queman para obtener energía, liberan una sustancia conocida como sulfato. Si toma cantidades elevadas, el sulfato comienza a incrementar la excreción de calcio.

Emplee el equilibrio. Haga ejercicios que la obliguen a mantener el equilibrio, es decir, utilice mancuernas (pesas de mano) en vez de levantar pesas en barras y haga los ejercicios para los abdominales sobre una pelota de estabilidad (*stability ball*) en lugar del piso. Lograr un mejor equilibrio no le ayudará a formar hueso o a prevenir la osteoporosis en sí, pero le ayudará a evitar caídas, las cuales son la causa de muchas fracturas de hueso relacionadas con la osteoporosis.

La Dieta Abdominal para la Mujer es tan sencilla que, a diferencia de la mayoría de las dietas, no la dividimos en fases y tampoco hemos diseñado un complejo programa de "mantenimiento" (solamente unos simples consejos que encontrará en la página 332). La pérdida de peso y las ganancias de músculo son para que las mantenga durante toda su vida, al igual que el plan de alimentación. Le garantizamos que no estará esperando a que su "dieta" termine. Disfrutará tanto este programa —y estará tan entusiasmada con los resultados— que usted seguirá este plan sin esfuerzo durante toda su vida.

(*Nota*: si encuentra en este capítulo nombres de alimentos que no entiende o que jamás ha visto, favor de remitirse al glosario en la página 400).

Capítulo 6

¡LAS DIETAS BAJAS EN CARBOHIDRATOS ENGORDAN!

La verdad sobre la tendencia popular que amenaza nuestra salud

A LO LARGO DE ESTE LIBRO LE HE proporcionado montones de pruebas científicas, la he persuadido con testimonios de la vida real y he hecho referencia a un estudio tras otro para mostrarle cómo funciona La Dieta Abdominal para la Mujer y por qué tiene sentido para cualquier persona que desee manejar su peso y vivir una vida saludable, activa y libre de enfermedades. Pero sólo por

un momento, quiero alejarme de todas las pruebas científicas concluyentes y llevarla en una aventura fantástica. . . y
reveladora.

Imagínese que usted ha viajado a la Edad Media en una
máquina del tiempo. Se encuentra en la puerta del laboratorio de
un alquimista, donde las estanterías están repletas de elixires y
pociones mágicas y los ecos de mantras y encantamientos llenan
el aire. Usted ha realizado un viaje largo y arduo a través de
aterradores bosques negros y vastos y áridos desiertos para
buscar una especie de Santo Grial: un brebaje que según la leyen-
da le hará perder peso de forma mágica.

El alquimista aparece y le enseña dos frascos. El primero, dice,
contiene un elixir que la protegerá de la mayoría de las enfermedades conocidas por el hombre. Sus ingredientes tienen
propiedades que cambiarán su perfil de colesterol y la protegerán
de las enfermedades cardíacas; limpiarán su cuerpo de toxinas y
la mantendrán a salvo del azote del cáncer y de los efectos secundarios del envejecimiento; vigorizarán su cuerpo y su mente,
ayudándola a pensar con más claridad para protegerla del mal de
Alzheimer; y, durante el transcurso de su larga vida, controlarán
su peso y mantendrán a raya la obesidad y la diabetes.

El segundo frasco no hará nada de eso. Lo más probable es que
eleve su perfil de colesterol y aumente su riesgo de sufrir cáncer,
derrames cerebrales y enfermedades cardíacas, así como otras
enfermedades. Pero si lo toma, puede ayudarle a perder peso
espectacularmente. . . aunque sólo por un corto período de tiempo.
Y hay un inconveniente más: si usted escoge el segundo frasco,
nunca podrá beber del primero.

¿Cuál elegiría usted?

En los últimos 5 años, cerca de 60 millones de estadounidenses
han elegido el segundo frasco.

Ahora limpie el polvo de la etiqueta de ese frasco y ¿adivine
qué dice? "DIETA BAJA EN CARBOHIDRATOS".

Por contraste, el primer frasco rebosa de todo tipo de alimentos:

frutas y verduras, panes y cereales integrales, frijoles (habichuelas) y frutos secos... las clases de alimentos que la Naturaleza quiere que comamos, pero no las dietas como la Atkins. Y a largo plazo, si seguimos escogiendo el frasco número dos, creo que lo pagaremos... muy caro.

El origen de nuestra dulce debilidad

PARA COMPRENDER POR QUÉ son importantes los carbohidratos tenemos que remontarnos a los tiempos en que se originaron los seres humanos. En las sabanas de África, los altiplanos de Europa, los pantanos de Asia y los bosques y las selvas de las Américas, el hombre primitivo aprendió a alimentarse de la mesa de banquetes de la Naturaleza. Aprendió a pescar y a cazar, y después, a domesticar animales y a cultivar cereales. Pero desde que el hombre se paró derecho por primera vez, también ha sentido antojos de alimentos dulces.

Como sucede con todas las cosas, hay una razón por la cual se nos antojan los dulces. Las cosas más dulces de la tierra, en esos lejanos tiempos antes de que existiera el helado de doble chocolate, eran las frutas: bayas silvestres, peras, frutas cítricas y cosas por el estilo. No es coincidencia que las frutas también estén recargadas de nutrientes: vitaminas para combatir las enfermedades, minerales para ayudar a la función celular y fibra para regular el hambre, controlar la presión arterial y ayudar a hacer la digestión. Sin nuestro gusto por el dulce, habríamos sido felices comiendo solamente carne de mamut peludo y de búfalo: el programa original Atkins. Pero la Naturaleza se aseguró de que se nos antojaran los alimentos que nos ayudarían a estar saludables.

Avance hasta nuestros días, cuando las cosas más dulces no se parecen en nada a las mandarinas. Mientras que nuestro gusto por lo dulce fue una vez la manera en que la Naturaleza nos protegió de las enfermedades, ahora es la manera en que la industria alimenticia nos engaña para que comamos alimentos dulces. Para satisfacer nuestros antojos, comemos galletitas y pasteles (bizcochos, tortas, *cakes*) y chocolates en lugar de manzanas y peras y zarzamoras. Esa es una de las principales razones por la cual los estadounidenses hoy están tan gordos. Y es una de las principales razones por la cual, a corto plazo, las dietas bajas en carbohidratos funcionan.

Al limitar la ingesta de carbohidratos, las dietas como la Atkins crean una pérdida de peso por defecto. O sea, si usted se limita a sólo una clase de alimento —alimentos bajos en carbohidratos, en este caso— perderá peso. Esto es así porque las cosas que usted acostumbra a comer, desde el *donut* que toma en el carro de camino al trabajo hasta la barra *Snickers* que agarra de la máquina expendedora antes de volver a casa, ahora han desaparecido de su dieta. Usted come menos alimentos, ingiere menos calorías y por tanto adelgaza.

La otra ventaja taimada de la dieta Atkins es que se centra en alimentos que son difíciles de preparar y consumir. Es fácil meter un panecillo integral o una toronja (pomelo) en su portafolios o cartera (bolsa); meta un bistec con huevos en su lugar y puede que se le ensucie un poco. De manera que las dietas bajas en carbohidratos restringen las calorías de dos formas: al limitar las opciones alimenticias y al limitar la facilidad con la que puede consumir los alimentos.

Pero hay dos razones fundamentales por las cuales, a largo plazo, las dietas bajas en carbohidratos no funcionarán: la Madre Naturaleza y el todopoderoso dólar.

Razón Nº1: prohibiciones problemáticas

ALGUIEN CON UN SÓLIDO conocimiento de nutrición y una vena sádica podría disfrutar de lo lindo torturando a los entusiastas de las dietas bajas en carbohidratos. Aquí tiene un truco diabólico:

agarre dos rebanadas de pan integral suave y fresco. Extienda generosamente en un lado 2 cucharadas de mantequilla de maní (cacahuate) completamente natural. Ahora agarre ½ taza de zarzamoras, aplástelas ligeramente con un tenedor, y extienda las zarzamoras aplastadas sobre la otra rebanada de pan. Junte las dos rebanadas y habrá creado un sándwich (emparedado) sumamente saludable: aporta 5 gramos de fibra (casi la misma cantidad que un estadounidense promedio consume en un día), el 25 por ciento de su consumo diario de vitamina C, 13 gramos de proteínas, y (¡Dios mío!) 30 gramos de carbohidratos prohibidos. (Y por cierto, sabe riquísimo).

Ahora bien, para los fanáticos típicos de las dietas bajas en carbohidratos, este sándwich es todo un sacrilegio y jamás lo comerían. Por desgracia, estos pobres no saben lo que se están perdiendo en cuanto a sabor y salud. Aparte de ser dolorosamente dulce, blandito y delicioso, este sándwich es un cohete anticolesterol. La fibra la protege de las enfermedades cardíacas, así como de los derrames cerebrales y el cáncer de colon. La vitamina C activa su sistema inmunitario. Y los carbohidratos de alta calidad (es decir, altos en fibra) le proporcionan energía a largo plazo y alimento para su cerebro. Aun así, la primera fase de la dieta Atkins prohíbe todos los ingredientes de este sencillo sándwich.

Todos y cada uno.

De hecho, la dieta Atkins se centra en algo conocido como *carbohidratos netos*, que según Atkins asegura, son los carbohidratos que realmente tienen un impacto sobre el azúcar en la sangre. Una fórmula aproximada para calcular los carbohidratos netos es restar el número de gramos de fibra al número total de gramos de carbohidratos (el razonamiento es que esa fibra no tiene un impacto en el azúcar en la sangre, no dispara la insulina ni contribuye al almacenamiento de grasa). Según ese cálculo, este sándwich tiene unos 33 carbohidratos netos. La primera fase de la dieta Atkins la limita a 20 carbohidratos netos *por día*. Coma este alimento buenísimo para usted y *tendrá que ayunar durante el siguiente día y medio* para seguir la dieta Atkins.

Quizás sean ideas mías, pero creo que toda esta tendencia baja en carbohidratos es un disparate.

Mire, los carbohidratos no son nuestros enemigos. Tal como lo expliqué antes, se nos antojan los carbohidratos porque los necesitamos para protegernos de muchísimas enfermedades. La tendencia anticarbohidratos funciona temporalmente no porque limita los carbohidratos, sino porque limita su consumo de alimentos. Y si se me ocurriera alguna dieta extravagante que dijera

---

HISTORIA DE ÉXITO CON LA DIETA ABDOMINAL PARA LA MUJER

"CON 40 AÑOS, SIENTO QUE TENGO TANTA ENERGÍA COMO HACE 20 AÑOS".

Nombre: Kristen Hutchinson

Edad: 40

Estatura: 5'4" (1,62 m)

Peso inicial: 134 (61 kg)

Seis semanas después: 124 (56 kg)

Cuando Kristen Hutchinson descubrió La Dieta Abdominal para la Mujer, estaba frustrada. . . frustrada porque corría y esa rutina de ejercicio no le hacía adelgazar, frustrada porque había vuelto a subir algo del peso que había bajado en Weight Watchers, frustrada porque no había encontrado la solución.

"La Dieta Abdominal para la Mujer parecía tener sentido, así que la probé", dice Hutchinson, "y resultó ser perfecta".

Al cambiar su dieta y agregar más cereales integrales, frutas y verduras, junto con modificar su programa de ejercicio para incluir una rutina rápida de levantamiento de pesas, Hutchinson se deshizo del peso que quería perder. También aprendió algunas cosas nuevas sobre los alimentos. "Me di cuenta de que las almendras eran buenas. Es como darse un gusto todos los días", dice.

Lo que Hutchinson notó inmediatamente fue la tonificación de la parte superior de su cuerpo, especialmente en sus hombros y brazos. Y luego también tonificó la parte inferior del cuerpo.

que usted puede comer solamente alimentos altos en grasa o bajos en proteínas o más grandes que una panera o que comenzaran con la letra P, créame: usted adelgazaría. Al menos durante un período de tiempo, hasta que usted ya no pudiera mirar un pudín (budín), ni pan, ni pollo nunca jamás.

Usted adelgazaría porque al restringir su ingesta de comida, ha restringido su ingesta calórica. Y la verdad es que cuando usted consume menos calorías de las que quema, adelgaza; cuando usted consume más calorías de las que quema, engorda. Eso es así sin tener en cuenta de dónde provengan esas calorías.

"Estoy comenzando a notar una definición en mi abdomen que hacía años que no tenía", dice.

A Hutchinson le gustaba especialmente el hecho de que las rutinas de ejercicio fueran flexibles para poder ir al gimnasio y utilizar equipos si quería o poder hacer los ejercicios en casa con mancuernas (pesas de mano) si tenía un día demasiado ajetreado. "También me gustan todas las opciones para los ejercicios abdominales", dice. "Puedes modificarlos un poquito y no aburrirte. Me gusta la variedad".

Ahora Hutchinson disfruta el hecho de encontrarse en el período de mantenimiento y hace trampas un día entero en vez de en una comida solamente. Pero una de las mayores recompensas, dice, es que la dieta ha reducido su dolor de espalda espectacularmente. Dice que desde que comenzó nuestra dieta tiene muy poco dolor de espalda, si es que tiene alguno, y es uno de los muchos beneficios que menciona cuando habla de la dieta a otras personas. Hutchinson también tiene un nivel de energía mucho mayor.

"Con 40 años, siento que tengo tanta energía como hace 20 años", dice. "De hecho, gracias a La Dieta Abdominal para la Mujer, estoy entrenándome para competir en un triatlón de velocidad este otoño. El último en el que competí fue hace 12 años. Me siento que estoy en tan buena forma física como hace 12 años gracias al éxito de La Dieta Abdominal para la Mujer.

"Es una dieta muy fácil y la he recomendado a muchísima gente", dice Hutchinson. "Ni siquiera ya tengo el libro porque se lo he prestado a algunas personas para que puedan obtener de él los mismos beneficios que yo logré".

La Dieta Abdominal para la Mujer funciona al recortar el número de calorías que usted ingiere a través de un plan de alimentación sensato pero saciante y al aumentar el número de calorías que usted quema mejorando su función metabólica. Una ingesta menor de calorías por acá, una mayor quema calórica por allá y sorpresa: usted adelgaza. Sin magia, sin privarse, sin declararles la guerra a los carbohidratos.

La confusión acerca de los carbohidratos proviene del hecho de que en la sociedad de hoy en día, estamos rodeados de alimentos altos en carbohidratos que han sido despojados de todos sus atributos positivos. Las harinas y los azúcares refinados y los sustitutos del azúcar que usted encuentra en todo, desde las galletitas hasta los helados, pasando por el *catsup* y la mantequilla de maní comercial, nos dan todas las calorías y ninguno de los beneficios nutricionales de sus antepasados originales: los cereales integrales y las frutas. La falta de fibra del pan blanco, por ejemplo, hace que se digieran rápidamente sus calorías y que se inunden nuestros torrentes sanguíneos de glucosa, provocando subidas en la hormona digestiva insulina. . . la cual luego convierte el azúcar de la sangre en células grasas y nos deja hambrientos una vez más.

Pero las frutas, las verduras y los productos panificados integrales tienen un efecto muy diferente en el cuerpo: se digieren lentamente y nos proporcionan una energía duradera. Los niveles de insulina permanecen estables mientras la fibra limpia nuestro cuerpo de colesterol y otras sustancias perjudiciales; por otro lado, las vitaminas y los minerales que se encuentran en esos alimentos nos protegen de muchísimas enfermedades.

Entre más tiempo intentemos estar sin carbohidratos, más se nos antojarán. Tarde o temprano, usted fracasará al seguir una dieta que limita los carbohidratos: su cuerpo está programado para hacerle buscar carbohidratos, al igual que está programado para parpadear cuando algo pasa volando cerca de su ojo. Es uno de nuestros mecanismos de defensa naturales. . . y lo que desea la Madre Naturaleza, al final lo consigue.

Ahora bien, al final los fabricantes de alimentos también consiguen lo que desean. Lo cual nos presenta la segunda razón por la que la tendencia anticarbohidratos es un desastre dietético en puertas.

Razón Nº2: cuesta demasiado dinero seguirlas

¿RECUERDA LO QUE dije sobre por qué las dietas bajas en carbohidratos parece que funcionan? Porque eliminan la mayoría de alimentos que a la gente le encanta comer y porque dificultan el comer a las carreras. Esos dos factores conspiran para restringir las calorías, y menos calorías significa menos peso.

Ahora se plantea una pregunta sencilla: ¿Cómo ganan dinero los fabricantes de alimentos? Vendiéndole alimentos. ¿Y qué sucedió cuando 60 millones de estadounidenses decidieron que iban a dejar de comprar todas las barras de confitura, hogazas de pan, cajas de pasta y tarros de pastas azucaradas que los fabricantes han cargado tan amablemente de carbohidratos a lo largo del pasado medio siglo?

Muy simple: a los fabricantes de alimentos se les tuvo que ocurrir otras cosas que vender. Algo que pudieran ofrecer como bajo en carbohidratos, para atraer a las personas que siguen dietas al estilo de Atkins, pero algo que fuera familiar, fácil de encontrar e incluso más fácil de consumir. Y así comenzó la siguiente fase de la epidemia de obesidad de los estadounidenses.

En febrero de 2004, el periódico *The New York Times* informó sobre la creciente tendencia hacia el mercadeo de los alimentos bajos en carbohidratos entre restaurantes y tiendas de comestibles. Los minoristas están siendo aconsejados por sus asesores de negocios para que abran pasillos o secciones de alimentos "bajos en carbohidratos"; los restaurantes compiten por colgar en sus ventanas la codiciada etiqueta "aprobado por Atkins" (*"Atkins-approved"*). Y en los últimos 5 años, unos 728 nuevos alimentos que afirman ser bajos en carbohidratos han llenado las estanterías. Hoy en día, puede tomar meriendas (refrigerios, tentempiés) consistentes en caramelos bajos en carbohidratos, pasteles (bizcochos, tortas, *cakes*) bajos en carbohidratos y barras de chocolate bajas en carbohidratos, todo ello acompañado con un par de botellas de cerveza baja en carbohidratos.

Para ver un anticipo de a dónde nos está llevando todo esto, volvamos a meternos en esa máquina del tiempo. Esta vez no vamos a ir a la legendaria Edad Media ni a los orígenes del hombre... solamente vamos a retroceder unos 10 años más o menos, hasta los comienzos de la última dieta de moda que arrasó la nación: la tendencia baja en grasa.

Estamos a principios de los años 90. La moda de las dietas bajas en carbohidratos aún no ha alcanzado su punto culminante. Pero otro mantra ha comenzado a imponerse en la sociedad estadounidense: CONSUMA MENOS GRASA.

Esta pauta no proviene de un médico empeñado en convertir su libro de dieta en un bestséller, sino del gobierno de los EE. UU., en forma de una pirámide de alimentos revisada y diseñada por la Dirección de Alimentación y Fármacos. La grasa ha sido acusada de ser la causa de todos los males dietéticos: expuesto de una manera sencilla, los alimentos grasos se traducen en personas gordas. Los expertos en dietas compiten para defender esta idea, la cual aparentemente suena bastante lógica: la grasa dietética se transforma más fácilmente en grasa corporal, mientras que los carbohidratos se queman preferentemente para obtener energía. Por lo tanto, cambie sus calorías de grasa por calorías de carbohidratos, y listo, usted ha entrado en la zona mágica del adelgazamiento.

Rápidamente, los fabricantes de alimentos se ponen manos a la obra para sacar provecho de estos fascinantes desarrollos. Conforme las ventas de leche descremada aumentan, paquetes de quesos, pastas, yogures, helados, pasteles y galletitas de grasa reducida, bajos en grasa o semidescremados al 1 por ciento y sin grasa comienzan a llenar las estanterías de los supermercados. Algunos saben bien. Otros, por desgracia, saben como cartón recubierto de azúcar. Pero eso no importaba tanto. Lo que sí importaba era que no tuvieran grasa. Aparte de reducir la grasa, surgió otra tendencia importante, particularmente entre atletas profesionales: la de consumir muchos carbohidratos para tener más energía durante las competencias. Al poco tiempo, hasta los atletas aficionados empezaron a hablar de la importancia de "cargarse de carbohidratos" antes de practicar su deporte favorito.

Sin embargo, esta teoría de que hay que reducir la grasa al mínimo tenía un defecto con bastante peso. (¡Y cómo pesó! La tasa de obesidad en los EE. UU. ha aumentado en un 15 por ciento durante los últimos 10 años). El defecto era lo siguiente: igual que la tendencia actual de consumir pocos carbohidratos, la tendencia "baja en grasa" parece funcionar porque crea un programa de alimentación restrictivo que elimina ciertos alimentos y, por consiguiente, un cierto número de calorías. Si de repente empieza a evitar los bistecs, los productos panificados, la mantequilla, los frutos secos, los lácteos y los postres, seguro que usted adelgazará.

Sin embargo, al igual que sucede con los carbohidratos, a nuestros cuerpos se les antoja la grasa. Los alimentos grasos (la carne de res, el pescado y los lácteos, por ejemplo) son normalmente altos en proteínas formadoras de músculo y brindan vitaminas y minerales fundamentales (la vitamina E de los frutos secos y los aceites, el calcio del queso y el yogur). De manera que podemos seguir una dieta baja en grasa sólo por un tiempo antes de que terminemos atiborrándonos de hamburguesas, totopos (nachos, tostaditas) con queso, bacalaítos y todo lo demás que encontremos que contenga mucha grasa. Esa es la manera en que lo planificó la Madre Naturaleza.

No obstante, ni ella contó con la astucia de los fabricantes de alimentos en aquel entonces. Como sabían que las personas que seguían una dieta baja en grasa añoraban a secretas los viejos tiempos en los que todas las comidas festivas terminaban con un buen trozo de pastel y una bola de helado, los fabricantes de comestibles se metieron al laboratorio y salieron con cientos de alimentos nuevos bajos en grasa. Y eso originó lo que debería pasar a la historia como "El Gran Desastre de las Meriendas Saludables".

Nabisco creó la marca *SnackWell's* como la mejor respuesta a la tendencia de las dietas bajas en grasa. *SnackWell's*, que usted aún puede encontrar en las estanterías de las tiendas, es una línea de galletitas sin grasa y bajas en grasa que de alguna manera tienen casi todo el sabor de las galletitas de grasa entera. El secreto consiste en que Nabisco carga las galletitas con azúcar (excepto en las variedades sin azúcar), de manera que los consumidores golosos pueden consentirse sin extrañar la grasa siquiera. Es fácil predecir cómo interpreta la mente del consumidor promedio esto:

"Lo único que tengo que hacer para adelgazar es recortar la grasa".

"¡Vaya! Estas galletitas no tienen grasa. ¡Compraré 2 paquetes!"

"Cariño, ¿te comiste ese segundo paquete de galletitas para desayunar? ¡Yo lo quería!"

Bueno, esta bala mágica tampoco funcionó, en parte porque necesitamos consumir grasa y en parte porque nos engañaron para que pensáramos que podíamos comer todo lo que queríamos, en las cantidades que queríamos, siempre y cuando evitáramos la grasa. De manera que devoramos calorías de azúcar a cucharadas y todos nos pusimos un poco más gordos mientras tanto.

Bien, salga de la máquina del tiempo, el viaje ha terminado. Es una década más tarde y, en lugar de la tendencia baja en grasa, los Estados Unidos están sumidos en la tendencia baja en carbohidratos. Y se está repitiendo la misma historia. Todas las tiendas de comestibles y las salchichonerías (salsamentarias, charcuterías, *delicatessen*) de la esquina están repletas de productos —sobre todo barras de "sustitutos de alimentos"— bautizadas con frases de mercadeo como *"low carb"* (bajo en carbohidratos).

De repente, ya no es difícil comer productos bajos en carbohidratos. Hoy en día podemos llenar nuestros carritos de la compra con todos los alimentos que hemos eliminado durante los últimos dos años. Los comerciantes de alimentos están alterando la composición de sus productos, llenándolos de proteínas de soya, fibra y alcoholes de azúcar. . . todos ingredientes que reducen el impacto del "carbohidrato neto" del alimento. Ahora bien, yo estoy totalmente a favor de consumir más proteínas y fibra. Sin embargo, por su parte, el alcohol de azúcar simplemente aporta calorías vacías que, en cantidades elevadas, causan problemas gástricos y flatulencia.

Por lo tanto, estoy totalmente en desacuerdo con la noción que están promocionando los comerciantes: que podemos comer lo que queramos y cuando queramos, siempre y cuando no consumamos carbohidratos. Es exactamente la misma trampa en la que caímos hace 10 años: una dieta restrictiva que ofrece un éxito a corto plazo, convertida en una moda alimenticia que garantiza incluso mayores riesgos para la salud y tasas de obesidad más elevadas.

Y ese es un destino del viaje en el tiempo al que nadie quiere llegar.

(*Nota*: si encuentra en este capítulo nombres de alimentos que no entiende o que jamás ha visto, favor de remitirse al glosario en la página 400).

Capítulo 7

EL PLAN NUTRICIONAL DE LA DIETA ABDOMINAL

Los alimentos "aplanaabdómenes" que transformarán su cuerpo

EN LOS CAPÍTULOS PREVIOS LE ofrecí una perspectiva general de algunos buenos principios científicos: cómo reacciona su cuerpo a diferentes alimentos, por qué algunas grasas son buenas y otras son malas y cómo algunos alimentos como los lácteos tienen un ingrediente secreto que le ayuda a su cuerpo a quemar grasa. La ciencia puede ser divertida, pero a estas alturas, usted probablemente tiene una pregunta crucial en su mente:

¿Entonces qué rayos podemos comer?

Así que vayamos directamente al grano, porque comer más de los alimentos correctos más a menudo es la base de La Dieta Abdominal para la Mujer. Recuerde:

MÁS COMIDA = MÁS MÚSCULO = MENOS GORDURA

Por eso nuestro plan no es una dieta que usted sentirá que "tiene que" seguir. Es una dieta que *querrá* seguir.

Sucede lo siguiente: he hablado con montones de hombres y mujeres que han probado dietas, y muchos de ellos describen el intentar seguir una dieta estricta como estar parado en el mar con el agua a la altura de la cintura mientras lo aporrea una ola tras otra. Esas olas son el equivalente a los *donuts* (donas) que su jefe trajo a la oficina, la máquina expendedora de la oficina de la que no se separa cuando su jefe la hace trabajar hasta tarde y la hora feliz para celebrar que han despedido a ese jefe que le dio todos esos *donuts* y la hizo pasar todas esas noches frente a la máquina expendedora. Cuando se queda mirando una ola que es claramente más grande que usted, tiene tres opciones. Podría regresar corriendo a la orilla o bien intentar saltar por encima de ella, pero esas opciones la dejarán con el traje de baño lleno de arena. Pero si usted se zambulle de frente en la ola, saldrá ilesa. Lo mismo sucede con una dieta. Usted puede intentar huir evitando restaurantes, fiestas, bodas o cualquier lugar que crea que la va a tentar con comidas repletas de grasa. Usted también puede intentar ser sumamente disciplinada, pero ordenar agua con rodajas de naranja (china) en una fiesta de la empresa cuando los demás toman tragos felizmente tampoco parece ser una opción apetecible. Si quiere que una dieta funcione —si quiere salir a la otra orilla del plan con un cuerpo nuevo— su única opción es tener la flexibilidad y la libertad para no sentir hambre y el conocimiento de que puede comer bien sin importar qué.

Y esto mismo es lo que encontrará con nuestro plan.

Pauta Nº1: tome 6 comidas al día

ESTAMOS TAN ACOSTUMBRADOS a escuchar a la gente hablar acerca de comer menos que se ha convertido en una doctrina del adelgazamiento. Pero como recordará de lo que expliqué sobre la fisiología del metabolismo, tiene que comer más a menudo para cambiar la composición de su cuerpo. La nueva filosofía que quiero que tenga en mente es la del "equilibrio energético".

Unos investigadores de la Universidad Estatal de Georgia desarrollaron una técnica para medir el equilibrio energético cada hora; es decir, compararon cuántas calorías uno quema con la cantidad que uno consume. Los investigadores descubrieron que si uno mantiene su excedente o déficit calórico por hora dentro de un

RIESGOS DE LA OBESIDAD

Casi tan importante como lo que come es cuándo lo come. Unos investigadores de la Universidad de Massachusetts analizaron los hábitos alimenticios de 500 hombres y mujeres y encontraron conexiones entre la manera en que la gente come y el riesgo de tener sobrepeso.

HÁBITO	CAMBIA SU RIESGO DE OBESIDAD POR UN
Comer al menos una merienda (refrigerio, tentempié) al mediodía	−39 por ciento
Comer la cena como su comida más grande del día	+6 por ciento
Esperar más de 3 horas después de levantarse para desayunar	+43 por ciento
Comer más de un tercio de sus comidas en restaurantes	+69 por ciento
Irse a la cama hambrienta (3 horas o más después de su última comida o merienda)	+101 por ciento
Tomar el desayuno fuera de casa	+137 por ciento
No desayunar	+450 por ciento

margen de 300 a 500 calorías en todo momento, podrá cambiar la composición de su cuerpo de la mejor manera eliminando grasa corporal y agregando masa muscular. Aquellos individuos con los mayores desequilibrios energéticos (los que estaban por encima de las 500 calorías en la ingesta o en el gasto) eran los más gordos, mientras que aquellos con los niveles de energía más equilibrados eran los más delgados. De modo que si usted toma solamente tres comidas completas al día, estará creando desequilibrios terribles en sus niveles de energía. Entre comidas, usted está quemando muchas más calorías de las que ingiere. Durante las comidas, usted está consumiendo muchas más calorías de las que quema. Las investigaciones demuestran que este tipo de plan de alimentación es genial. . . si su sueño es engordar y mantenerse así. Pero si usted quiere lucir más esbelta, sentirse más en forma y vivir más tiempo, necesita comer más a menudo. En el mismo estudio, los individuos que agregaron tres meriendas (refrigerios, tentempiés) al día a tres comidas regulares equilibraron su energía mejor, eliminaron su grasa corporal de más y aumentaron su masa muscular no adiposa (al mismo tiempo que aumentaron su fuerza y resistencia).

En un estudio similar, unos investigadores del Japón descubrieron que los atletas que consumían la misma cantidad de calorías al día procedentes de 2 o de 6 comidas perdieron un promedio de 11 libras (5 kg) en 2 semanas. Pero los que tomaron 6 comidas al día perdieron 3 libras (1 kg) más de grasa y 3 libras menos de músculo que los que tomaron solamente 2 comidas.

Hay datos científicos que apoyan el hecho de que comer más comidas al día ayuda a adelgazar, pero hablando con franqueza, la razón por la que funciona es que hace algo que muchas dietas no hacen: la mantiene llena y saciada, lo cual reducirá las probabilidades de que le dé por comer compulsivamente y destrozar su dieta.

Cómo funciona: para organizarse mejor, alterne sus comidas más grandes con meriendas más pequeñas. Coma dos de sus meriendas aproximadamente 2 horas antes del almuerzo y de la cena y una merienda unas 2 horas después de la cena.

Ejemplo de organización temporal:

8 a.m.	desayuno
11 a.m.	merienda
1 p.m.	almuerzo
4 p.m.	merienda
6 p.m.	cena
8 p.m.	merienda

Para obtener un plan de comidas completo de 7 días, vea la página 124. No tiene que seguirlo al pie de la letra, es solamente una referencia para que vea cómo puede hacer que le funcione a usted nuestro plan. También le muestra cómo incorporar a su vida diaria las recetas que encontrará en el Capítulo 9.

Pauta Nº2: haga que estos 12 Alimentos Archiabdominales sean los ingredientes básicos de su dieta

LA DIETA ABDOMINAL PARA LA MUJER le enseñará a centrarse en (sin limitarse sólo a ellos) un puñado de tipos de alimentos —12 Alimentos Archiabdominales— para satisfacer sus necesidades nutricionales básicas. Estos alimentos son buenos para usted. De hecho, son tan buenos que casi ellos solos cambiarán su grasa corporal de más por un cuerpo esbelto y tonificado. Y lo que es igual de importante, he diseñado los 12 Alimentos Archiabdominales para que incluyan miles de combinaciones de alimentos. Hay cientos de lácteos, frutas y verduras, carnes magras (bajas en grasa) y otras opciones para satisfacer sus gustos. Al incorporar estos Alimentos Archiabdominales a sus 6 comidas diarias usted saciará sus antojos y evitará darse un festín a base de los peligrosos alimentos que la engordarán.

En el Capítulo 8 leerá más cosas acerca de estos Alimentos Archiabdominales. Por ahora, sólo quiero que recuerde:

Almendras y otros frutos secos

Proteínas en polvo a base de suero de leche

Lácteos (leche, yogur y queso) sin o bajos en grasa

Aceite de oliva

Ma**N**tequilla de maní (cacahuate)

Av**E**na instantánea (sin edulcorantes o saborizantes)

Pane**S** y cereales integrales

Espinacas y otras verduras

Frijo**L**es y legumbres

Huev**O**s

Frambuesas **Y** otras bayas

P**A**vo y otras carnes magras

HISTORIA DE ÉXITO CON LA DIETA ABDOMINAL

"¡ME LIBRÉ DE MIS SALVAVIDAS!"

Nombre: Patrick Austin

Edad: 33

Estatura: 6' (1,83 m)

Peso inicial: 245 (111 kg)

Seis semanas después: 215 (98 kg)

Patrick Austin pensó que había encontrado la solución perfecta para sus salvavidas (chichos, llantas). Con 6 pies y 245 libras, Austin había decidido hacerse cargo de su buena forma física. Contrató a un entrenador personal y comenzó a atacar a la grasa.

Pero después de 6 meses de colaborar con el entrenador, no sucedió nada. "Creo que el entrenador personal no personalizó el programa para mí", dice Austin. "Creo que utilizó el mismo plan general que empleaba para todas las personas. No progresaba en nada".

Entonces Austin se enteró de La Dieta Abdominal y fue uno de nuestros primeros voluntarios. A los 10 días de comenzar la dieta, la gente del gimnasio

Pauta Nº3: beba licuados (batidos) regularmente

CON AGENDAS tan cargadas como las que tenemos hoy en día, no es de extrañar que su definición de un electrodoméstico de cocina sea el menú de comida para llevar del restaurante más cercano. Sin importar lo ajetreada que esté, usted necesita darle su lugar a un solo electrodoméstico: la licuadora (batidora). No me importa cuántas velocidades tiene o cómo luce y no sabría decirle la diferencia entre una para carne molida y una para frappé. Lo único que me preocupa es cuántos alimentos puedo poner dentro y qué tan bueno sabe el licuado cuando sale. (Una cosa que sí recomiendo: consiga una licuadora con al menos 400 vatios, lo cual le dará la potencia para licuar el hielo y la fruta y picarlos sin problemas.

le preguntó qué cambio había hecho a su rutina. Adelgazó 15 libras (7 kg) en las 2 primeras semanas y él lo atribuye a un cambio en su enfoque alimenticio.

"No soy de las personas que comen mucho, pero comía los alimentos equivocados", dice Austin. "Cuando intenté adelgazar en el pasado, siempre vigilaba mis calorías. Con La Dieta Abdominal, tomas muchas comidas. . . pero te concentras en los alimentos correctos".

De manera que en vez de consentirse con pasteles (bizcochos, tortas, *cakes*), *pies* y pastelillos después de cada comida, Austin tomaba licuados (batidos) y comía carnes magras (bajas en grasa) y huevos. "Las almendras se convirtieron en mis mejores amigas. Me sacian cuando tengo hambre entre comidas".

Austin también se dedicó plenamente a las rutinas de ejercicio: levantaba pesas 3 días a la semana y hacía algún tipo de ejercicio cardiovascular los otros 3 días.

Aunque se siente mejor de lo que se ha sentido en años, Austin dice que tiene una meta más. Todos los años, él y su esposa van de vacaciones a la playa con otras parejas.

"Soy un fanático del agua. Me encanta la piscina (alberca). Me encanta la playa. Pero hace años que no me saco la playera (camiseta) en la playa. Esa es mi meta este año", dice Austin. "Cuando vayamos este año, iré sin camiseta".

Si tiene en cuenta que para cambiar su cuerpo necesita tiempo, motivación y conocimientos, considere su licuadora como una de sus herramientas más poderosas de este plan. Los licuados hechos con una mezcla de los Alimentos Archiabdominales pueden actuar como sustitutos de comidas y como potentes meriendas, y funcionan por varias razones:

▶ Requieren poco tiempo.

▶ Si les agrega bayas, proteínas en polvo a base de suero de leche de sabor o mantequilla de maní (cacahuate), sabrán como un postre, lo cual satisfacerá sus antojos de dulce.

▶ Su espesor ocupa mucho espacio en su estómago.

Yo no cocino mucho. Cuando quiero una comida rápida y saludable, vierto leche, yogur de vainilla bajo en grasa, hielo, avena instantánea cocida, mantequilla de maní y un par de cucharaditas de proteínas en polvo a base de suero de leche con sabor a chocolate en mi licuadora y aprieto el botón. Usted puede combinar ingredientes, dependiendo de sus gustos (vea las recetas del Capítulo 9), pero utilice como base la leche, el yogur, las proteínas en polvo y el hielo. Aquí tiene las pruebas que demuestran que estas super bebidas la ayudarán a controlar su peso.

▶ Unos investigadores de la Universidad Purdue descubrieron que las personas permanecían llenas por más tiempo cuando tomaban bebidas espesas que cuando tomaban bebidas poco espesas. . . aunque las calorías, las temperaturas y las cantidades fueran iguales.

▶ Un estudio de la Universidad Estatal de Pensilvania descubrió que las personas que bebían licuados de yogur que habían sido licuadas hasta doblar su volumen consumían 96 calorías menos al día que aquellas que bebían licuados de espesor normal.

▶ En un estudio presentado en la Asociación Estadounidense para el Estudio de la Obesidad, los investigadores descubrieron que beber de forma regular sustitutos de comida aumentaba las probabilidades de perder peso y no volver a subirlo por más de un año.

▶ Un estudio de la Universidad de Tennessee descubrió que las personas que agregaban 3 raciones de yogur al día a sus dietas eliminaron un 61 por ciento más de grasa corporal y un 81 por ciento más de grasa del abdomen a lo largo de 12 semanas que aquellas que no tomaban yogur. Los investigadores especularon que el calcio ayuda al cuerpo a quemar grasa y limita la cantidad de grasa nueva que puede producir.

Cómo funciona: beba un licuado de 8 onzas (237 ml) para desayunar, como sustituto de la comida o bien como merienda antes o después de su rutina de ejercicio.

Pauta Nº4: deje de contar

AUNQUE LA QUEMA DE CALORÍAS es primordial para deshacerse de la grasa corporal, contar calorías le harán perder su enfoque y motivación. Al comer los 12 Alimentos Archiabdominales y sus muchos parientes, los mismos alimentos serán los que, de algún modo, contarán las calorías por usted. La mantendrán saludable, llena y satisfecha. Además, los alimentos más eficientes en términos energéticos son como los porteros de un club nocturno exclusivo: no dejarán entrar a cualquiera, sólo a "invitados", lo cual evitará que las calorías de más se "cuelen" en su cuerpo.

Por supuesto, eso no le da permiso para comer porciones monstruosas. La mayoría de nosotros afirmamos que vigilamos lo que comemos, pero no tenemos ni la menor idea. Un estudio del

(continúa en la página 126)

7 DÍAS DEL PLAN ALIMENTICIO DE LA DIETA ABDOMINAL PARA LA MUJER

A diferencia de otras dietas, las cuales están cargadas de complejas reglas difíciles de seguir y que prohíben los alimentos que le encantan pero sin los cuales tiene que vivir, La Dieta Abdominal para la Mujer le permite comer los alimentos que le encantan, mantiene sus antojos a raya y le ayuda a controlar el estrés. . . todo al mismo tiempo. Aquí tiene un ejemplo de cómo puede usted estructurar las comidas de una semana. No es una regla tallada en piedra, ni mucho menos: puede mezclar las comidas. Sustituya lo que quiera. De hecho, no me importa si come lo mismo todos los días durante una semana. El propósito de esta tabla es simplemente mostrarle cómo seguir los principios de La Dieta Abdominal para la Mujer. ¡Buen provecho!

LUNES

Desayuno: un vaso alto (de 8 a 12 onzas/237 a 355 ml) de El superlicuado de La Dieta Abdominal para la Mujer (página 171); haga de más para después

Merienda Nº1: 2 cucharadas de mantequilla de maní, verduras crudas (todas las que quiera)

Almuerzo: sándwich de pavo o rosbif con pan integral, 1 taza de leche semi-descremada al 1 por ciento o leche descremada, 1 manzana

Merienda Nº2: 1 onza (28 g) de almendras, 1½ tazas de bayas

Cena: Sándwich de albóndigas apetitosas (página 182)

Merienda Nº3: de 8 a 12 onzas de El superlicuado de La Dieta Abdominal para la Mujer

MARTES

Desayuno: Sándwich de huevos (página 175)

Merienda Nº1: 2 cucharadas de mantequilla de maní, 1 tazón de avena o un cereal alto en fibra

Almuerzo: Ensalada esbelta (página 178)

Merienda Nº2: 3 lonjas de pavo tipo fiambre, 1 naranja grande

Cena: Pollo a lo brasileño (página 184)

Merienda Nº3: 1 onza de almendras, 4 onzas (113 g) de cantaloup

MIÉRCOLES

Desayuno: Un vaso alto (de 8 a 12 onzas) de Licuado de fresa (página 171); haga de más para después

Merienda Nº1: 1 onza de almendras, 1 onza de pasas

Almuerzo: Sándwich de atún (página 177)

Merienda Nº2: 1 palito de queso, verduras crudas (todas las que quiera)

Cena: Bistec enchilado (página 181)

Merienda Nº3: De 8 a 12 onzas de Licuado de fresa

JUEVES

Desayuno: 1 rebanada de pan integral con 1 cucharada de mantequilla de maní, 1 naranja mediana, 1 taza de cereal de la marca *All-Bran* con 1 taza de leche semidescremada al 1 por ciento o leche descremada, 1 taza de bayas

Merienda Nº1: 8 onzas de yogur bajo en grasa, 1 lata de jugo de la marca *V8* bajo en sodio

Almuerzo: "Tubo" de tocino, lechuga y tomate (página 179)

Merienda Nº2: 3 lonjas de rosbif tipo fiambre, 1 naranja grande

Cena: Sándwich picante de rosbif (página 181)

Merienda Nº3: 2 cucharaditas de mantequilla de maní, 1 taza de helado bajo en grasa

VIERNES

Desayuno: Un vaso alto (de 8 a 12 onzas) de Licuado de plátano (página 172); haga de más para después

Merienda Nº1: 1 onza de almendras, 4 onzas de cantaloup

Almuerzo: Atún picante (página 177)

Merienda Nº2: 3 lonjas de rosbif tipo fiambre, 1 naranja grande

Cena: *Chili* con pavo (página 186)

Merienda Nº3: De 8 a 12 onzas de Licuado de plátano

(continúa)

7 DÍAS DEL PLAN ALIMENTICIO DE LA DIETA ABDOMINAL PARA LA MUJER *(CONTINUACIÓN)*

SÁBADO

Desayuno: un vaso alto (de 8 a 12 onzas) de Licuado de bayas (página 172); haga de más para después

Merienda Nº1: 1 tazón de cereal alto en fibra, 1 taza de yogur bajo en grasa

Almuerzo: Sobras de *Chili* con pavo

Merienda Nº2: 2 cucharadas de mantequilla de maní, 1 ó 2 rebanadas de pan integral

Cena: *¡Lo que quiera!* Coma lo que se le haya estado antojando esta semana: taquitos, bacalaítos, un bistec encebollado, chuletas de puerco, mofongo, mangú. . . cualquier cosa que le encanta comer.

Merienda Nº3: de 8 a 12 onzas de Licuado de bayas

DOMINGO

Desayuno: Pan con pavo y queso (página 176)

Merienda Nº1: 2 cucharaditas de mantequilla de maní, 1 lata de jugo de la marca *V8* bajo en sodio

Almuerzo: 2 huevos revueltos, 2 tostadas de pan integral, 1 plátano amarillo, 1 taza de leche semidescremada al 1 por ciento o leche descremada

Merienda Nº2: 3 lonjas de rosbif tipo fiambre, 1 lonja de queso sin grasa

Cena: Sándwich de salchicha (página 187)

Merienda Nº3: 1 onza de almendras, 1 taza de helado bajo en grasa

Departamento de Agricultura de los Estados Unidos preguntó a la gente qué comían y luego lo contrastaron con la realidad. La realidad: las personas comían el doble de cereales, grasas y dulces de lo que calculaban. Si usted toma 6 comidas bien equilibradas, su cuerpo regulará las porciones a través de la fibra, las proteínas y el volumen de los licuados. Dicho esto, siempre es sensato

—especialmente al principio del plan, cuando usted es más vulnerable y se está adaptando a una nueva manera de comer— centrarse en el control de las porciones y limitar las raciones de algunos alimentos, sobre todo de los que tienen grasa (como la mantequilla de maní) y carbohidratos (como el arroz o el pan). Una buena regla: limítese a una o dos porciones por grupo de alimentos y mantenga el contenido total de cada comida dentro del diámetro de su plato. Se aplica una restricción de altura.

Pauta Nº5: sepa qué beber. . . y qué no beber

YO BEBO CERVEZA. Bebo vino. Me gusta tomar cerveza y vino, y *gin tonics* en un día caluroso de verano y muchas otras cosas. Tomar una o dos bebidas al día es beneficioso para la salud, pero el alcohol puede meterla en problemas de muchas maneras. Lo más importante, el alcohol —como los refrescos (sodas)— le agregan calorías que usted no necesita en este momento. Estas son calorías vacías porque realmente no la hacen sentirse llena ni reducen la cantidad de comida que ingerirá. De hecho, el alcohol hace que coma más y que su cuerpo queme menos grasa. Cuando unos investigadores suizos les dieron a 8 personas saludables suficiente alcohol para exceder sus necesidades calóricas diarias en un 25 por ciento (5 cervezas para alguien que consume 3.000 calorías al día), descubrieron que el alcohol reducía su capacidad para quemar grasa en un 36 por ciento. Los tragos también hacen que usted almacene grasa. Su cuerpo ve el alcohol como un veneno y trata de librarse de él. Su hígado deja de procesar todas las otras calorías hasta que se haya ocupado del alcohol. Cualquier otra cosa que usted coma mientras bebe terminará con toda probabilidad como grasa. De otras maneras más indirectas, el alcohol puede inhibir la producción de su cuerpo de hormonas que ayudan a quemar grasa y a formar músculo.

No me agrada la idea de darle el mismo consejo que encontrará en otros libros de dieta, pero la verdad es que beber unos 8 vasos de agua al día tiene muchos beneficios. Ayuda a mantenerla saciada. (Muchas veces lo que interpretamos como hambre es en realidad sed). El agua limpia los productos de desecho que su cuerpo produce cuando descompone la grasa para obtener energía o cuando procesa las proteínas. Usted también necesita el agua para transportar los nutrientes a sus músculos, digerir los alimentos y mantener su metabolismo funcionando a la perfección.

Si usted quiere realmente deshacerse de su pancita, la animo a que se aleje del alcohol durante las 6 semanas del plan. Como

SUSTITUCIONES SENSATAS

EN VEZ DE...	COMA...	CALORÍAS AHORRADAS
Cerdo agridulce	Carne de res con brócoli	480
8 *jalapeño poppers*	8 palitos de queso *mozzarella*	345
Conchas de pasta rellenas	Lasaña	295
Sándwich de bistec	Hamburguesa	208
Omelette de jamón y queso	4 lonjas de tocino y 2 huevos fritos	130
Filete de ternera de 12 onzas/340 g	Un bistec *New York Strip* de 12 onzas	120
Pastel de chocolate	Un *pie* de pacanas	120
Sándwich de pavo (con mayonesa y tocino) y papas a la francesa	Una cena de pavo con puré de papas y relleno	115

mínimo, limítese a 2 ó 3 bebidas alcohólicas por semana. Las mejores bebidas que puede tomar son leche descremada, leche semidescremada al 1 por ciento o leche semidescremada al 2 por ciento; agua y té verde (o, si tiene que hacerlo, dos vasos de refresco de dieta al día).

Pauta Nº6: durante una comida a la semana, olvide las cinco primeras pautas

YO NUNCA LE RECOMENDARÍA que engañara a su esposo, a su jefe o que hiciera trampas en su declaración de impuestos. Pero quiero que haga trampas en esta dieta. Quiero que tome una comida durante la semana y que olvide todo acerca de los carbohidratos y las grasas buenas. Cómase media pizza, chocolate, lasaña, una hamburguesa con papas a la francesa, masitas de puerco, tacos al pastor, mangú, chicharrones, pernil, alcapurrias o cualquier cosa que extrañe mucho mientras sigue este plan. Cómalo, saboréelo y luego vuelva a ceñirse al plan durante otra semana. Quiero que haga trampas por un par de razones. Primero que nada, quiero que controle cuándo hace usted trampas. Planifique su comida "tramposa" para la semana, tanto si es salir a cenar el sábado por la noche, una comida al aire libre con sus vecinos o lo que sea. Pero si usted lo planifica, tendrá control. La manera de controlar sus antojos es satisfacerlos de vez en cuando. Si usted puede seguir la dieta durante 6 días, se premia y sabe que 6 días de comer bien es un régimen que puede seguir a largo plazo. Y hay otra importante razón por la cual quiero que haga trampas: porque la ayudará a cambiar su cuerpo. Lo importante en una dieta que funciona es cómo uno come la mayor parte del tiempo, no todo el tiempo. De hecho, consumir muchas calorías un día puede acelerar su metabolismo. Unos investigadores de los Institutos Nacionales de Salud descubrieron que las personas que ingerían el doble de calorías en un día de las que consumían normalmente incrementaban su metabolismo en un 9 por ciento las siguientes 24 horas. Pero aquí es donde usted tiene que demostrar su control. Creo que esta dieta le permite comer muchos alimentos que saben ricos y son saludables, pero sé que se le antojarán otros alimentos que no se ajustan a nuestras pautas. Piense en esta comida en la que puede hacer trampas como un premio por haber comido bien durante toda la semana.

(*Nota*: si encuentra en este capítulo nombres de alimentos que no entiende o que jamás ha visto, favor de remitirse al glosario en la página 400).

Capítulo 8

LOS 12 ALIMENTOS ARCHIABDO-MINALES

Los alimentos de alto impacto abdominal que harán desaparecer su panza para siempre

EN EL CAPÍTULO ANTERIOR LE DI las 6 pautas para seguir La Dieta Abdominal para la Mujer y traté brevemente los 12 Alimentos Archiabdominales. Ahora quiero que usted conozca muy de cerca a cada uno de estos 12 superalimentos.

Estos 12 alimentos componen una gran parte de la dieta. Entre más alimentos de estos coma, mejor podrá su cuerpo aumentar la masa muscular y evitar el almacenamiento de grasa. Aunque puede basar todas sus comidas y meriendas (refrigerios, tentempiés) en estos alimentos, no tiene que hacerlo. Sin embargo, observe las siguientes sugerencias.

► Incorpore 2 ó 3 de estos alimentos a cada una de sus 3 comidas principales y al menos uno de ellos a cada una de sus 3 meriendas.

► Diversifique sus alimentos en cada comida para obtener una combinación de proteínas, carbohidratos y grasa.

► Asegúrese de incluir un poco de proteínas en cada merienda.

Cómo leer los símbolos: para que pueda hacerse una idea de un vistazo, he incluido los siguientes iconos debajo de las descripciones de cada Alimento Archiabdominal. Cada icono demuestra qué papeles importantes pueden desempeñar cada uno de los alimentos para mantener una salud óptima.

Fortalecen los músculos: los alimentos ricos en proteínas vegetales y animales formadoras de músculo tienen derecho a recibir este sello de aprobación, al igual que los alimen-

CINCO FORMAS DE AGREGAR MÁS FIBRA

a los huevos: un tercio de taza de cebolla picada y un diente de ajo agregarán 1 gramo de fibra a un par de huevos revueltos.

a los sándwiches: ¿Odia el trigo integral? Pruebe el centeno. Al igual que el trigo, tiene 2 gramos de fibra por rebanada. Tiene más del doble de fibra que el pan blanco.

a la cena: disfrute una batata dulce (camote). Tiene 2 gramos más de fibra que una papa normal tipo *Idaho*.

al cereal: media taza de frambuesas le brindarán 4 gramos de fibra.

a las meriendas: pruebe la siguiente mezcla: media taza de cereal de la marca *Raisin Bran*, 1 onza (28 g) de frutos secos surtidos y 5 mitades de albaricoques (chabacanos, damascos) secos; esta merienda (refrigerio, tentempié) le brindará casi 7 gramos de fibra.

tos ricos en ciertos minerales vinculados con un adecuado mantenimiento de los músculos, como el magnesio.

La ayudan a adelgazar: los alimentos altos en calcio y fibra (ambos protegen contra la obesidad), así como los alimentos que ayudan a formar tejido muscular quemador de grasa, se han ganado este símbolo de respeto.

Fortalecen los huesos: el calcio y la vitamina D son los dos formadores de hueso más importantes y protegen al cuerpo contra la osteoporosis. Pero tenga cuidado: niveles elevados de sodio pueden extraer el calcio del tejido óseo. Afortunadamente, todos los Alimentos Archiabdominales son naturalmente bajos en sodio.

Bajan la presión arterial: cualquier alimento que no es alto en sodio puede ayudar a reducir la presión arterial —y lograr esta designación— si tiene cantidades beneficiosas de potasio, magnesio o calcio.

Combaten el cáncer: las investigaciones han demostrado que aquellas personas que siguen una dieta baja en grasa y alta en fibra tienen un riesgo menor de desarrollar algunos tipos de cáncer. Usted también puede combatir el cáncer comiendo alimentos altos en calcio, betacaroteno o vitamina C. Además, todas las verduras crucíferas (del tipo del repollo/col) y del género *allium* (del tipo de la cebolla) obtienen el símbolo de protección contra el cáncer porque las investigaciones han demostrado que previenen ciertos tipos de cáncer.

Mejoran el sistema inmunitario: las vitaminas A, E, B_6 y C, además del folato y el mineral zinc, aumentan la inmunidad corporal frente a ciertos tipos de enfermedades. Este icono indica que un Alimento Archiabdominal cuenta con niveles elevados de uno o más de estos nutrientes.

Combaten las enfermedades cardíacas: el colesterol que obstruye las arterias puede ocasionarle problemas si usted come alimentos que contienen predominantemente grasas saturadas y transgrasas, mientras que los alimentos altos en grasas monoinsaturadas o poliinsaturadas ayudan a proteger su corazón al mantener sus niveles de colesterol bajo control.

Nº1: Almendras y otros frutos secos

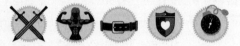

Poderes aplanaabdómenes: forman músculos, combaten los antojos

Aportes adicionales: proteínas, grasas monoinsaturadas, vitamina E, fibra, magnesio, folato (de los maníes/cacahuates), fósforo

Luchan contra: la obesidad, las enfermedades cardíacas, la pérdida de músculo, las arrugas, el cáncer, la presión arterial alta

Compañeros que convienen: semillas de calabaza (pepitas), semillas de girasol, aguacates (paltas)

Imitadores a evitar: frutos secos salados o ahumados

Es importante tener en cuenta que, al igual que hay personas buenas y malas en el mundo, también hay grasas buenas y malas. Algunos alimentos contienen las malas, como por ejemplo las galletitas, mientras que otros contienen las grasas que benefician la salud. Los frutos secos contienen las buenas, las grasas monoinsaturadas que limpian sus arterias y la ayudan a sentirse llena.

Todos los frutos secos son altos en proteínas y grasa monoinsaturada. Pero las almendras son las reinas de los frutos secos. Un puñado de almendras proporciona la mitad de la cantidad de vitamina E que usted necesita en un día y el 8 por ciento del calcio. También contienen un 19 por ciento de sus necesidades de magnesio, un componente clave en la formación de músculo. En un estudio de la Universidad Occidental de Washington, las personas que consumían magnesio extra podían levantar un 20 por ciento más de peso y formar más músculo que las que no lo tomaban. Coma dos puñados de almendras al día. Un estudio de la Universidad de Toronto descubrió que las personas pueden comer esta cantidad diariamente sin ganar peso extra. Un estudio de la Universidad Purdue demostró que las personas que comían frutos secos altos en grasa monoinsaturada se sentían llenas una hora y media más que aquellas que comían alimentos sin grasa (tortitas de arroz, en este caso). Si usted come 2 onzas (57 g) de almendras (unas 24), debería ser suficiente para saciar su apetito; sobre todo si las acompaña con 8 onzas (237 ml) de agua. El líquido ayuda a expandir la fibra de los frutos secos para que usted se sienta más llena. Además, intente comer también las pieles ricas en nutrientes de los frutos secos.

A continuación ofrezco algunas maneras de introducir a la perfección almendras u otros frutos secos a su dieta.

► Agregue frutos secos picados a la mantequilla de maní (crema de cacahuate) sencilla.

► Agregue un puñado al cereal, al yogur o al helado.

► Píquelas en rebanadas y agréguelas al relleno de un *omelette*.

► Pruebe esta alternativa rápida a las palomitas (rositas) de maíz (cotufo): rocíe un puñado de almendras con aceite antiadherente en aerosol y hornéelas a 400°F de 5 a 10 minutos. Sáquelas del horno y rocíelas con una mezcla de azúcar morena (mascabado) o canela, o bien con pimienta de Cayena y tomillo.

Una advertencia: antes de que se dé un festín a base de frutos secos, recuerde que los frutos secos salados o ahumados no se permiten en este plan debido a su alto contenido de sodio. Un nivel alto de sodio puede dar por resultado una presión arterial alta.

Nº2: Frijoles (habichuelas) y legumbres

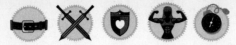

Poderes aplanaabdómenes: forman músculo, ayudan a quemar grasa, regulan la digestión

Aportes adicionales: fibra, proteínas, hierro, ácido fólico

Luchan contra: la obesidad, el cáncer de colon, las enfermedades cardíacas, la presión arterial alta

Compañeros que convienen: lentejas, chícharos (guisantes), *dips* de frijoles, *hummus, edamame*

Imitadores a evitar: frijoles refritos, los cuales son altos en grasa saturada, así como los frijoles al horno de lata, los cuales son altos en azúcar

La mayoría de nosotros podemos ubicar nuestra resistencia a los frijoles en algún pasado trastorno intestinal lamentablemente inoportuno (sea en una fiesta o en una noche romántica con su pareja). Pero los frijoles son buenos para su corazón; entre más los coma, más podrá controlar su hambre. Frijoles negros, habas, frijoles pintos, garbanzos. . . escoja los que quiera (siempre que no sean refritos; los frijoles refritos están cargados de grasa). Los frijoles son alimentos bajos en calorías retacados de proteínas, fibra y hierro: ingredientes cruciales para formar músculo y bajar de peso. A pesar de los inconvenientes gastrointestinales, son uno de los alimentos clave de La Dieta Abdominal para la Mujer por todo su poder nutricional. De hecho, usted puede cambiar un plato fuerte de frijoles por un plato fuerte de carne dos veces por semana; estará eliminando un montón de grasa saturada de su dieta y sustituyéndola por mayores cantidades de fibra.

Los mejores frijoles para su dieta son:

▶ Frijoles de soya

▶ Frijoles pintos

▶ Garbanzos

▶ Frijoles blancos pequeños

▶ Frijoles negros

▶ Habas blancas

▶ Frijoles colorados

▶ Habas

Nº3: Espinacas y otras verduras

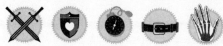

Poderes aplanaabdómenes: neutralizan los radicales libres, unas moléculas que aceleran el proceso del envejecimiento

Aportes adicionales: vitaminas A, C y K; folato; minerales, incluyendo calcio y magnesio; fibra; betacaroteno

Luchan contra: el cáncer, las enfermedades cardíacas, los derrames cerebrales, la obesidad, la osteoporosis

Compañeros que convienen: verduras crucíferas como el brócoli y las coles (repollitos) de Bruselas; verduras verdes, amarillas, rojas y naranjas como los espárragos, los pimientos y los frijoles amarillos

Imitadores a evitar: ninguno, siempre que no los fría ni los ahogue en quesos grasos

Usted ya sabe que las verduras están cargadas de nutrientes importantes, pero también son una parte crítica de esta dieta que cambiará su cuerpo. Me gustan las espinacas en particular porque una ración brinda casi toda la cantidad de vitamina A y la mitad de vitamina C necesarias para un día. También están cargadas de folato: una vitamina que protege contra las enfermedades cardíacas, los derrames cerebrales y el cáncer de colon. Para incorporarlas, puede tomarlas frescas como si fueran lechuga en un sándwich (emparedado) o freírlas y revolverlas constantemente al estilo asiático con un poco de ajo fresco y aceite de oliva.

Otra potente superverdura es el brócoli. Es alta en fibra y está más densamente cargada de vitaminas y minerales que casi cualquier otro alimento. Por ejemplo, contiene casi el 90 por ciento de la vitamina C del jugo de naranja (china) fresco y casi la mitad de calcio que la leche. También es una poderosa arma contra enfermedades como el cáncer porque aumenta las enzimas que ayudan a eliminar la toxicidad de los carcinógenos. *Consejo:* con

ELECCIONES ESTELARES PARA ARMAR UNAS BUENAS ENSALADAS

La lechuga repollada es parecida a la comida rápida: se consigue dondequiera y no tiene valor nutritivo. Este tipo de lechuga no ofrece casi nada de fibra, vitaminas ni minerales. Para armar una ensalada que realmente tenga impacto nutricional —y abdominal—, revise las siguientes verduras valientes.

Lechuga romana: conquistadora del cáncer. Esta verdura —también conocida como lechuga orejona— es una de las mejores fuentes vegetales de betacaroteno: aporta unos 712 microgramos por taza. Un estudio de la Universidad de Illinois demostró que niveles elevados de betacaroteno inhibían el crecimiento de las células del cáncer de próstata en un 50 por ciento.

***Arugula*: ofrece minerales maravillosos.** Una taza de estas hojas con sabor a mostaza aporta un 10 por ciento del mineral formador de hueso que se encuentra en un vaso de leche entera y un 100 por ciento menos de grasa saturada. También hay algo de magnesio en cada bocado, para protegerla aún más contra la osteoporosis.

Berro: protector de los pulmones. Esta verdura es como si fuera un filtro de humo. . . pero con sabor a pimienta. El berro contiene fitoquímicos que pueden evitar que el humo del cigarrillo y otros contaminantes transportados por el aire le provoquen cáncer de pulmón.

Endibia: fuente de fibra y folato. Es ligeramente amarga y un poco crujiente, y ofrece el doble de fibra que la lechuga repollada. Una taza de endibia (lechuga escarola) también le brinda casi el 20 por ciento de sus necesidades diarias de folato. Las personas que no consumen suficiente de

el brócoli, puede dejar los tallos. Las cabezuelas tienen tres veces más betacaroteno que los tallos y también son una excepcional fuente de otros antioxidantes.

Si no soporta las verduras, puede aprender a esconderlas y seguir obteniendo los beneficios. Pruebe a hacerlas puré y agregarlas a una salsa marinara o al *chili*. Entre más pique y haga puré las verduras, más invisibles se vuelven y más fácil le resulta a su cuerpo absorberlas. Puede sofreír (saltear) el brócoli con ajo y aceite de oliva y rociarlo con salsa picante.

---

esta esencial vitamina del complejo B pueden tener un riesgo un 50 por ciento mayor de desarrollar enfermedades cardíacas.

Hojas de mostaza: mejoran la memoria. Estas hojas picantes y crujientes están cargadas del aminoácido tirosina. En un reciente estudio del Ejército de los Estados Unidos, los investigadores descubrieron que ingerir una comida rica en tirosina una hora antes de realizar un examen ayudó a los soldados a mejorar significativamente tanto su memoria como su concentración.

***Bok choy*: agente del antienvejecimiento.** Considérelo como un complejo multivitamínico con sabor a repollo (col). Un tazón (recipiente) de *bok choy* (un tipo de repollo chino) le brinda el 23 por ciento de sus necesidades diarias de vitamina A y un tercio de sus necesidades de vitamina C, junto con tres fitoquímicos que luchan contra el cáncer, rejuvenecen y hasta pueden trabarle la lengua: flavonoides, isotiocianatos y ditioltiones.

Espinacas: verduras visuales. Las espinacas son una fuente excepcional de luteína y zeaxantina, dos poderosos antioxidantes que protegen su vista de los estragos del envejecimiento. Un estudio de la Universidad Tufts descubrió que las personas que comen espinacas con frecuencia tenían un riesgo un 43 por ciento inferior de padecer degeneración macular relacionada con la edad.

Colinabos: válvula de presión. El colinabo sabe como el hijo natural de un amorío entre un repollo y un nabo. Cada ración contiene casi el 25 por ciento de sus necesidades diarias de potasio (para ayudar a mantener su presión arterial bajo control), junto con glucosinolato, un fitoquímico que puede prevenir algunos tipos de cáncer.

N°4: Lácteos (leche, yogur y queso) sin o bajos en grasa

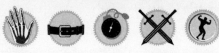

Poderes aplanaabdómenes: forman huesos fuertes, activan el adelgazamiento

Aportes adicionales: calcio, vitaminas A y B$_{12}$, riboflavina, fósforo, potasio

Luchan contra: la osteoporosis, la obesidad, la presión arterial alta, el cáncer

Compañeros que convienen: ninguno

Imitadores a evitar: leche entera, yogur congelado

A nivel nutricional, los lácteos se parecen a un actor encasillado en un solo papel. Reciben tanta atención por una sola cosa que hacen bien —fortalecer los huesos— que reciben poca o nada de atención por todas las demás cosas que también hacen bien. Pero ya es hora de que a los lácteos se les dé un papel estelar como herramienta para bajar de peso. Écheles un ojo a las pruebas, que aumentan cada día: un estudio de la Universidad de Tennessee descubrió que las personas a dieta que consumían entre 1.200 y 1.300 miligramos de calcio al día adelgazaban casi dos veces más que las personas a dieta que consumían menos calcio. En un estudio de la Universidad Purdue que abarcó a 54 personas, aquellas que tomaban 1.000 miligramos de calcio al día (unas 3 tazas de leche descremada) subieron menos peso a lo largo de 2 años que las personas cuyas dietas eran bajas en calcio. Los investigadores creen que el calcio probablemente impide subir de peso al aumentar la descomposición de la grasa corporal y dificultar su formación. El yogur, los quesos y otros lácteos bajos en grasa pueden desempeñar un importante papel en su dieta. Pero le recomiendo la leche como su principal fuente de calcio por una razón fundamental: el volumen. Los líquidos pueden ocupar un valioso espacio en su estómago y enviar la señal a su cerebro de que usted está llena. Si les agrega un poco de proteínas en polvo con sabor a chocolate, usted también puede controlar sus antojos de dulces a la vez que obtiene poder nutricional.

Nº5: Avena instantánea (sin edulcorantes ni saborizantes)

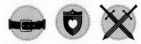

Poderes aplanaabdómenes: activa la energía y el apetito sexual, reduce el colesterol, mantiene los niveles de azúcar en la sangre

Aportes adicionales: carbohidratos complejos y fibra

Lucha contra: las enfermedades cardíacas, la diabetes, el cáncer de colon, la obesidad

Compañeros que convienen: cereales altos en fibra como los de las marcas *All-Bran* y *Fiber One*

Imitadores a evitar: cereales con azúcar añadido y sirope de maíz alto en fructosa

La avena es un alimento verdaderamente polifacético. Puede comerla en el desayuno para impulsarla a lo largo de las mañanas en las que se sienta cansada, disfrutarla un par de horas antes de una rutina de ejercicio para sentirse totalmente vigorizada o tomarla en la noche para evitar las comilonas compulsivas a altas horas de la madrugada. Le recomiendo la avena instantánea por su conveniencia. Pero quiero que compre la variedad sin edulcorantes y sin saborizantes y que utilice otros Alimentos Archiabdominales como la leche y las bayas para realzar el sabor. La avena con saborizantes a menudo viene cargada de calorías de azúcar.

La avena contiene fibra soluble, lo cual significa que atrapa los líquidos y permanece en su estómago por más tiempo que la fibra insoluble (como las verduras). Se cree que la fibra soluble reduce el colesterol sanguíneo al unirse con los ácidos digestivos hechos de colesterol y sacarlos del cuerpo. Cuando esto sucede, su hígado tiene que sacar colesterol de su sangre para producir más ácidos digestivos, y sus niveles del colesterol malo descienden.

Y sin lugar a dudas, usted necesita más fibra, tanto soluble como insoluble. Los médicos recomiendan que consumamos entre 25 y 35 gramos de fibra al día, pero la mayoría de nosotros obtenemos la mitad de esa cantidad. La fibra es como un sacaborrachos (sacabullas) para su cuerpo: les enseña a las sustancias problemáticas dónde está la puerta y los echa a patadas. La protege de las enfermedades cardíacas y también del cáncer de colon al eliminar los carcinógenos de sus intestinos rápidamente.

Un estudio realizado en la Universidad Estatal de Pensilvania también demostró que la avena mantiene sus niveles de azúcar en la sangre por más tiempo que muchos otros alimentos, lo cual mantiene sus niveles de insulina estables y garantiza que usted no esté hambrienta durante las siguientes horas. Eso es bueno porque los aumentos bruscos en la producción de insulina ralentizan su metabolismo y envían una señal al cuerpo para que comience a almacenar grasa. Debido a que la avena se descompone lentamente en el estomago, causa menos aumentos bruscos en los niveles de insulina que alimentos como el pan blanco. Inclúyala en un licuado o como desayuno. (Un estudio de la Marina de los Estados Unidos demostró que simplemente desayunar incrementaba el metabolismo en un 10 por ciento).

Además, la avena ofrece otro beneficio importante: estudios preliminares indican que la avena eleva los niveles de testosterona libre de su cuerpo y mejora su capacidad para formar músculo y quemar grasa, además de activar su apetito sexual.

Nº6: Huevos

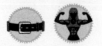

Poderes aplanaabdómenes: forman músculo, queman grasa

Aportes adicionales: proteínas, vitamina B$_{12}$, vitamina A

Luchan contra: la obesidad

Compañeros que convienen: ninguno

Imitadores a evitar: ninguno

Durante mucho tiempo se consideraron como los malos de la película alimenticia. Su mala fama se debió a que solamente 2 huevos contienen suficiente colesterol para que sobrepase su asignación dietética recomendada. Aunque puede recortar algo de colesterol eliminando parte de la yema y usando las claras, cada vez más investigaciones demuestran que comer uno o dos huevos al día no elevará sus niveles de colesterol, como antes se creía. De hecho, ahora sabemos que la mayoría del colesterol sanguíneo lo fabrica el cuerpo a partir de la grasa dietética, no del colesterol dietético. Y por eso usted debería aprovechar los huevos y sus poderosas proteínas.

Resulta que las proteínas de los huevos tienen un "valor biológico" más alto que las de cualquier otro alimento. El valor biológico es una medida que indica qué tan bien satisface las necesidades de proteínas de su cuerpo. En otras palabras, las proteínas de los huevos forman músculo más eficazmente que las proteínas de otras fuentes, incluso las de la leche y la carne de res. Los huevos también contienen vitamina B_{12}, la cual es necesaria para descomponer la grasa.

Nº7: Pavo y otras carnes magras (bistec magro, pollo y pescado)

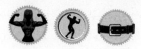

Poderes aplanaabdómenes: forman músculos, mejoran el sistema inmunitario

Aportes adicionales: proteínas, hierro, zinc, creatina (de la carne de res), ácidos grasos omega-3 (del pescado), vitaminas B_6 (del pollo y del pescado) y B_{12}, fósforo, potasio

Luchan contra: la obesidad, varias enfermedades

Compañeros que convienen: mariscos, tocino canadiense

Imitadores a evitar: salchicha, tocino, carnes curadas, jamón, cortes grasos de bistec como el *T-bone* y el *rib-eye*

La proteína, un nutriente clásico formador de músculo, es la base de cualquier plan de dieta sólido. Usted ya sabe que su cuerpo necesita más energía para digerir las proteínas de la carne que para digerir los carbohidratos o la grasa, así que entre más proteínas consuma, más calorías quemará. Muchos estudios apoyan la noción de que las dietas altas en proteínas favorecen el adelgazamiento. En un estudio, unos investigadores de Dinamarca descubrieron que las personas que sustituían las proteínas por el 20 por ciento de sus carbohidratos eran capaces de incrementar su metabolismo y aumentar el número de calorías que quemaban todos los días hasta en un 5 por ciento.

Entre las carnes, el pavo (chompipe) destaca por ser una de las más magras, y le brinda casi un tercio de sus necesidades diarias de niacina y de vitamina B_6. La carne oscura, si la prefiere, tiene montones de zinc y de hierro. Una precaución: si usted va a asar al horno un pavo entero para una celebración familiar, evite los que tengan la etiqueta el término *"self-basting"*, lo cual significa que no hay que estarlo engrasando mientras se hornea, precisamente porque se les ha inyectado grasa.

La carne de res es otra fuente clásica de proteínas formadoras de músculo. Es la principal fuente alimenticia de creatina, una sustancia que su cuerpo utiliza cuando levanta pesas. Pero la carne de res tiene un inconveniente: contiene grasa saturada. No obstante, algunos cortes tienen más que otros. Busque cortes etiquetados como *rounds* o *loins* (eso significa que son extramagros); los bistecs *sirloin* y *New York Strip* son menos grasos que los bistecs de costilla y los *T-bones*. Acompañe el bistec con un vaso de leche descremada. Las investigaciones demuestran que el calcio puede reducir la cantidad de grasa saturada que su cuerpo absorbe. Escoja cortes del lado izquierdo de la tabla siguiente. Contienen menos grasa pero aun así están cargados de proteínas.

CARNE DE RES MAGRA (BAJA EN GRASA) (55 calorías y 2-3 gramos de grasa por ración de 1 onza/28 g)	CARNE DE RES CON LA MITAD DE GRASA (75 calorías y 5 gramos de grasa por ración de 1 onza)
Flank steak	Corned beef
Carne de res molida (extramagra o magra)	Carne de res molida (no calificada como magra o extramagra)
London broil	Corte de primera calidad
Rosbif	
Lomo (tenderloin)	

Para recortar las grasas saturadas aún más, recurra a pescados como el atún y el salmón, ya que estos contienen dosis saludables de ácidos grasos omega-3, así como proteínas. Esos ácidos grasos reducen los niveles corporales de una hormona llamada leptina. Varios estudios recientes sugieren que la leptina influye directamente en su metabolismo: entre más altos sean sus niveles de leptina, más rápidamente almacena su cuerpo las calorías como grasa. Unos investigadores de la Universidad de Wisconsin descubrieron que los ratones con niveles bajos de leptina tienen metabolismos más rápidos y son capaces de quemar la grasa más rápidamente que los animales con los niveles de leptina más altos. Unos investigadores de la Clínica Mayo que estudiaron las dietas de dos tribus africanas descubrieron que la tribu que comía pescado frecuentemente tenía unos niveles de leptina casi 5 veces más bajos que la tribu que comía principalmente verduras. Un beneficio adicional para los hombres: unos investigadores de Estocolmo estudiaron las dietas de más de 6.000 hombres y descubrieron que aquellos que no comían pescado tenían un riesgo tres veces superior de padecer cáncer de próstata que los que lo comían de manera regular. Los omega-3 son los que inhiben el crecimiento del cáncer de próstata.

Tanto si come usted pescado como si no, quiero que considere agregar a sus alimentos semillas de lino (linazas) molidas. Tal

Contenido de grasa de la carne
(4 onzas/113 g, cruda, deshuesada y sin pellejo)

	TOTAL (g)	SATURADA (g)
Pechuga de pollo sin pellejo	1,41	0,37
Bistec de ternera	2,45	0,74
Conejo salvaje	2,63	0,78
Carne de res molida magra (baja en grasa)	4	1,50
Jamón curado	4,68	1,56
Pechuga de pato salvaje	4,82	1,50
Muslo de pollo	5,05	1,34
Filete de cerdo (*tenderloin*) magro	5,06	1,79
Bistec *sirloin* de res	5,15	2
Búfalo	5,44	2,31
Muslo de pavo (chompipe)	7,62	2,34
Pechuga de pavo	7,96	2,17
Lomo de res magro	8,02	3
Chuleta de cerdo magra	8,19	2,85
Bistec *Porterhouse*	8,58	3
Pavo molido magro	9,37	2,55
Pecho de ternera	9,73	3,80
Bistec *rib-eye*	18,03	7,30
Bistec	19,63	7,69
Jamón	21,40	7,42
Panceta de cerdo	60,11	21,92
Cerdo curado	91,29	33,32

como lo señalé antes, 1 cucharada contiene sólo 60 calorías pero está recargada de ácidos grasos omega-3 y le brindan casi 4 gramos de fibra. Saben a frutos secos, por lo que las puede agregar a un montón de comidas diferentes, entre ellas la carne, los frijoles, el cereal del desayuno o bien los licuados.

Nº8: Mantequilla de maní (totalmente natural, sin azúcar)

Poderes aplanaabdómenes: aumenta la testosterona, forma músculo, quema grasa

Aportes adicionales: proteínas, grasa monoinsaturada, vitamina E, niacina, magnesio

Lucha contra: la obesidad, la pérdida muscular, las arrugas, las enfermedades cardiovasculares

Compañeros que convienen: cremas de nuez de la India (anacardo, semilla de cajuil, castaña de cajú) y de almendra

Imitadores a evitar: mantequillas de maní comerciales, las cuales son azucaradas y contienen transgrasas

A pesar de ser alta en calorías, la mantequilla de maní (crema de cacahuate) está cargada de esas grasas monoinsaturadas saludables para el corazón que pueden aumentar la producción de testosterona del cuerpo, la cual ayuda a sus músculos a crecer y a quemar su grasa corporal. En un experimento de 18 meses, las personas que integraron mantequilla de maní a sus dietas mantuvieron la pérdida de peso mejor que aquellas que seguían dietas bajas en grasa. Un reciente estudio de la Universidad de Illinois demostró que los comensales que consumían grasa monoinsaturada antes de una comida (en este caso, provenía del aceite de oliva) ingerían un 25 por ciento menos de calorías durante la comida que los que no ingerían dichas grasas.

A nivel práctico, la mantequilla de maní también funciona porque es una merienda (refrigerio, tentempié) rápida y versátil, y sabe bien. Debido a que una dieta que incluye un gustito como la mantequilla de maní no la deja sintiéndose privada, es más fácil de seguir y no la hará caer presa de otros antojos. Póngala sobre una manzana cuando esté muy ajetreada o utilícela para agregar sabor a licuados potencialmente desabridos. Dos advertencias: no se puede atiborrar de ella por su contenido de grasa, así que limítese a unas 3 cucharadas al día; además, busque la variedad totalmente natural, no las marcas comerciales que tienen azúcar añadido.

Nº9: Aceite de oliva

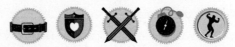

Poderes aplanaabdómenes: reduce el colesterol, estimula el sistema inmunitario

Aportes adicionales: grasa monoinsaturada, vitamina E

Lucha contra: la obesidad, el cáncer, las enfermedades cardíacas, la presión arterial alta

Compañeros que convienen: aceite de *canola*, aceite de maní, aceite de sésamo (ajonjolí)

Imitadores a evitar: aceites vegetales y aceites vegetales hidrogenados, ácidos transgrasos, margarina

Usted ya leyó en el Capítulo 4 una amplia información sobre el valor de las grasas de alta calidad como el aceite de oliva. Pero merece la pena repetirlo otra vez: el aceite de oliva y sus hermanos la ayudarán a comer menos al controlar sus antojos de comida; también la ayudarán a quemar grasa y a mantener su colesterol bajo control. ¿Necesita alguna razón más para cocinar con ella?

Nº10: Panes y cereales integrales

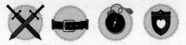

Poderes aplanaabdómenes: evitan que su cuerpo almacene grasa

Aportes adicionales: fibra, proteínas, tiamina, riboflavina, niacina, piridoxina, vitamina E, magnesio, zinc, potasio, hierro, calcio

Luchan contra: la obesidad, el cáncer, la presión arterial alta, las enfermedades cardíacas

Compañeros que convienen: arroz integral, *pretzels* de trigo integral, pastas de trigo integral

Imitadores a evitar: productos panificados procesados como pan blanco, *bagels* y *donuts*; panes con etiquetas que digan "WHEAT" (trigo) en lugar de "WHOLE WHEAT" (trigo integral)

Una persona sólo puede sobrevivir durante un determinado período de tiempo en una dieta basada totalmente en las proteínas o en las ensaladas o en cualquier otra cosa. A usted se le antojarán los carbohidratos porque su cuerpo necesita carbohidratos. La clave consiste en consumir los que hayan sido menos procesados: los carbohidratos que aún tienen intacta toda su fibra saludable para el corazón y que acaba con la pancita.

Los cereales como el trigo, el maíz (elote, choclo), la avena, la cebada y el centeno son semillas que proceden de hierbas, y se dividen en tres partes: el germen, el salvado y el endosperma. Piense en un grano de maíz. La parte más grande del grano —la parte que "estalla" cuando hace palomitas (rositas) de maíz (cotufo)— es el endosperma. A nivel nutricional realmente no sirve para nada. Contiene almidón, un poco de proteínas y algunas vitaminas del complejo B. El germen es la parte más pequeña del grano; en el grano de maíz, es esa cosita blanca que parece una semilla. Pero aunque sea pequeña, contiene el máximo poder nutricional. Contiene proteínas, aceites y las vitaminas del complejo B: tiamina, riboflavina, niacina y piridoxina. También contiene vitamina E y los minerales magnesio, zinc, potasio y hierro. El salvado es la tercera parte del cereal y donde está almacenada toda la fibra. Es una capa que recubre el endosperma y que se compone de vitaminas del complejo B, zinc, calcio, potasio, magnesio y otros minerales.

¿Y cuál es el motivo de esta pequeña lección de biología? Bueno, cuando los fabricantes de alimentos procesan y refinan los cereales, ¿adivina qué partes eliminan? Nada menos que el salvado, donde está toda la fibra y los minerales, y el germen, donde están todas las proteínas y las vitaminas. Y lo que queda —el poco nutritivo endosperma— se convierte en pasta, *bagels*, pan blanco, arroz blanco y casi cualquier otro producto de trigo y panificado que usted encontrará. ¿No tiene sentido, verdad? Pero si usted come productos hechos con todas las partes del cereal —pan y pasta integrales y arroz de grano largo— obtendrá toda la nutrición que los fabricantes de alimentos están intentando quitar para engañarla.

Los carbohidratos integrales pueden desempeñar un papel importante en un estilo de vida saludable. En un estudio de 11 años de duración que abarcó a 16.000 personas de mediana edad, unos investigadores de la Universidad de Minnesota descubrieron que consumir tres raciones diarias de cereales integrales puede reducir el riesgo de mortalidad de una persona a lo largo de una década en un 23 por ciento. (Cuéntele eso a algún familiar o amistad que está siguiendo una dieta baja en carbohidratos). El pan integral mantiene los niveles de insulina bajos, lo cual le impide almacenar grasa. En esta dieta, resulta ser particularmente versátil porque complementará cualquier comida con poco tiempo de preparación, sea tostado en el desayuno, en sándwiches (emparedados) para el almuerzo o bien untado con un poquito de mantequilla de maní como merienda. No crea el bombo publicitario. Los carbohidratos —la clase correcta de carbohidratos — son saludables.

Advertencia: los fabricantes de alimentos son muy tramposos. Algunas veces, tras eliminar todas las vitaminas, la fibra y los minerales al refinar el trigo, agregarán melado (melaza) al pan, volviéndolo marrón, y lo pondrán en la estantería de la tienda de comestibles con una etiqueta que diga "WHEAT BREAD" (pan de trigo). ¡Es una trampa! Los panes y otros productos verdaderamente nutritivos dirán "WHOLE WHEAT" (trigo integral) o "WHOLE GRAIN" (integral). No se deje engañar.

Nº11: Proteínas en polvo a base de suero de leche

Poderes aplanaabdómenes: forman músculo, queman grasa

Aportes adicionales: proteínas, cisteína, glutatión

Luchan contra: la obesidad

Compañeros que convienen: queso *ricotta*

Imitadores a evitar: proteína de soya

¿Proteínas en polvo? ¿Qué rayos es eso? Es el único Alimento Archiabdominal que quizá no encuentre en el supermercado, pero merece la pena que vaya hasta la tienda de productos naturales a comprarlo. Estoy hablando de proteínas en polvo a base de suero de leche, un tipo de proteína animal con un poder excepcional para formar músculo. Si agrega estas proteínas en polvo a su comida —en un licuado (batido), por ejemplo— habrá creado la comida quemadora de grasa más poderosa de todas. Las proteínas a base de suero de leche son proteínas de alta calidad que contienen aminoácidos esenciales que forman músculos y queman grasa. Pero son especialmente eficaces porque contienen la cantidad más elevada de proteínas por el número más bajo de calorías, o sea, son la criptonita de la grasa. Los licuados con un poco de proteínas en polvo pueden ser los más eficaces antes de realizar una rutina de ejercicio. Un estudio de 2001 de la Universidad de Texas descubrió que las personas que bebían un licuado que contenía aminoácidos y carbohidratos antes de hacer ejercicio aumentaban su síntesis de las proteínas (su capacidad para formar músculos) más que aquellas que bebían el mismo licuado después del ejercicio. Debido a que el ejercicio aumenta el flujo sanguíneo hacia los tejidos, la teoría dice que tener proteínas a base de suero de leche en su organismo cuando usted hace ejercicio puede ayudar a que sus músculos absorban más aminoácidos, los componentes básicos de los músculos.

A propósito, la mejor fuente de proteínas a base de suero de leche que se encuentra en el supermercado es el queso *ricotta*. A diferencia de otros quesos, los cuales están hechos de cuajada, el *ricotta* está hecho de suero de leche: una buena razón para visitar su restaurante italiano local.

Nº12: Frambuesas y otras bayas

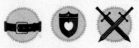

Poderes aplanaabdómenes: protegen su corazón; mejoran la vista; mejoran el equilibrio, la coordinación y la memoria a corto plazo; previenen los antojos

Aportes adicionales: antioxidantes, fibra, vitamina C, taninos (de los arándanos agrios)

Luchan contra: las enfermedades cardíacas, el cáncer, la obesidad

Compañeros que convienen: la mayoría de las otras frutas, especialmente las manzanas y las toronjas (pomelos)

Imitadores a evitar: mermeladas, ya que en su mayoría estas no cuentan con fibra y se les agrega azúcar

Dependiendo de su gusto, cualquier baya servirá. A mí me gustan las frambuesas tanto por su poder nutritivo como por su sabor. Brindan poderosos antioxidantes, unos compuestos multiuso que le ayudan al cuerpo a combatir las enfermedades cardíacas y el cáncer; los flavonoides de las bayas también pueden beneficiar la vista, el equilibrio, la coordinación y la memoria a corto plazo. Una taza de frambuesas contiene 6 gramos de fibra y más de la mitad de sus necesidades diarias de vitamina C.

CÓMO SELECCIONAR HORTALIZAS

Con todas las opciones enlatadas y congeladas disponibles en los supermercados, es fácil olvidarnos del rico sabor que ofrecen las frutas y las verduras frescas. He aquí unos consejos para elegirlas mejor y así disfrutar en grande de su sabor.

Bayas. Antes de comprar frambuesas o fresas (frutillas), voltee la caja. Busque la fecha de caducidad de la naturaleza: manchas de jugo. Usted debe comprar bayas que pueda comer sin que le manchen los dedos.

Mazorcas de maíz. Las mazorcas más dulces son ligeramente verdes, con los granos que no llegan hasta el final de la mazorca. Póngalas, con las chalas y todo, en una parrilla (*grill*) a fuego mediano-alto. Áselas durante 10 minutos, luego quíteles todo menos la última capa de chala. Áselas en la parrilla 5 minutos más para obtener ese sabor recién ahumado.

Sandía. Olvídese del color, la forma o el tamaño: la mejor manera de juzgar una sandía es por su peso. Entre más pese, más agua contiene y el agua es lo que le da a la sandía su sabor.

Cantaloup (melón chino). No golpee un melón con los nudillos para saber si está maduro, déle una palmada. Tiene que estar atenta para escuchar un sonido hueco, no un ruido sordo.

Tomates. Busque tomates (jitomates) que sean firmes y pesados para su tamaño. Deberían tener un aroma dulce a tomate. Si generalmente no le gustan los tomates, pruebe la variedad amarilla; suelen tener un sabor más dulce y menos ácido que los rojos.

Melocotones (duraznos). Busque melocotones con buen color y sin manchas verdes. Los frescos deberían ceder ligeramente al apretarlos un poquito y tener una fragancia aromática.

Los arándanos también están cargados de fibra soluble, como la avena, que la mantiene más llena por más tiempo. De hecho, son uno de los alimentos más saludables que puede comer. Los arándanos vencen a 39 frutas y verduras distintas en los índices de poder antioxidante. (Un estudio también descubrió que las ratas que comían arándanos tenían más coordinación y eran más inteligentes que las ratas que no los comían).

Las fresas contienen otra valiosa forma de fibra conocida como pectina (al igual que las toronjas, los melocotones/duraznos, las manzanas y las naranjas/chinas). En un estudio de la *Journal of the American College of Nutrition* (Revista del Colegio Estadounidense de Nutrición), los sujetos bebieron jugo de naranja sin nada o jugo con pectina. Las personas que bebieron el jugo cargado se sintieron más llenas después de beberlo que aquellas que tomaron el jugo sin pectina. La diferencia duró 4 impresionantes horas.

(*Nota*: si encuentra en este capítulo nombres de alimentos que no entiende o que jamás ha visto, favor de remitirse al glosario en la página 400).

SU PESO NO ES CULPA SUYA

Las tácticas engañosas de los fabricantes de alimentos que la están haciendo engordar

LAS SEIS PAUTAS NUTRICIONALES de La Dieta Abdominal para la Mujer y los 12 Alimentos Archiabdominales la conducirán por el camino de la alimentación saludable. Siga esos principios y pronto verá cambios importantes en su aspecto y en su salud. Ahora bien, puedo llevarla por la carretera y mostrarle los caminos que la conducen a una vida con un cuerpo más tonificado y con menos grasa, pero sería un guía turístico bastante malo si no le advirtiera sobre los dos peores delincuentes que la acechan a la vuelta de la esquina. Son los dos ingredientes que se le acercarán sigilosamente y le robarán todo el progreso que ha hecho con la dieta: el *high fructose corn syrup* (sirope de maíz alto en fructosa o SMAF) y las *transfats* (transgrasas).

Afortunadamente, gracias al trabajo de algunos científicos, tenemos una idea bastante buena de cómo funcionan y cuándo atacan.

Por cierto, atacan a menudo. Estas dos nuevas bombas calóricas apenas se consumían antes de mediados de los años 70, pero ahora acechan en toda clase de alimentos. Por eso no sorprenden mucho los descubrimientos de un reciente estudio realizado por los Centros para el Control y la Prevención de Enfermedades. Resulta que en 1971, el hombre estadounidense común ingería consumía un promedio diario de 2.450 calorías y la mujer común un promedio de 1.542; pero ya para en el 2000, el hombre estadounidense común consumía un promedio de unas 2.618 calorías al día (un 7 por ciento más), y la mujer estadounidense común unas 1.877 calorías (un 22 por ciento más). ¿Tenemos todos más hambre hoy en día? No. Simplemente nuestros alimentos adquirieron tamaños *"jumbo"*. . . y nosotros también.

Ahora recuerde: esta dieta no se basa en restricciones ni en privaciones, por ello no le voy a decir que les huya a los SMAF o a las transgrasas. Pero lo que sí quiero es que los conozca. También quiero que aprenda en cuáles alimentos se encuentran y que comprenda cómo pueden destruir todas las cosas buenas que usted ha hecho para cambiar su cuerpo. Uno de los secretos del éxito de La Dieta Abdominal para la Mujer es que incorpora maneras de ocuparse de este dúo dietético devastador. Al comer 6 comidas y meriendas equilibradas con ingredientes que arrancarán a su metabolismo, usted tendrá menos antojos de alimentos que contienen sustancias malas. Y al permitirse hacer trampas en una comida a la semana, programará un momento donde pueda consentirse con algunos de sus alimentos favoritos que entran en la categoría "mala". En vez de resistirse a ellos todo el tiempo, cómalos de vez en cuando, pero sepa que sería mucho mejor para usted no hacer demasiados viajes a ese lado de la ciudad.

Sirope de maíz alto en fructosa

NO ES UN TÉRMINO muy común en el lenguaje popular y es probable que ni lo hayamos notado en las listas de ingredientes, donde aparece como *"high-fructose corn syrup"*. Sin embargo, este sirope sencillo sigilosamente conduce a la obesidad. Este edulcorante artificial es más barato y más dulce que el azúcar. A los fabricantes de alimentos les encanta porque incrementa sus ganancias, y lo agregan a un número increíble de alimentos, entre ellos cereales, *catsup*, refrescos (sodas), salsa para pasta y galletitas. Incluso algunas barras que se toman como sustitutos de comida (y que supuestamente son saludables) listan al SMAF entre sus primeros ingredientes.

Lo interesante es que este edulcorante procesado ni siquiera existía en la cadena alimenticia hasta los años 70. Y el SMAF es muy, muy, muy malo para usted porque está cargado de calorías que su cuerpo no reconoce. De hecho, el SMAF desconecta los mecanismos naturales que controlan el apetito, de manera que uno puede consumir mucho más de lo que el cuerpo normalmente podría manejar. Usted probablemente conozca a personas que pueden beberse una botella de 2 litros de *Coca Cola* en una sentada. Pero antes de que se inventara el SMAF, los seres humanos no podían hacer eso. Nuestros mecanismos naturales que controlan el apetito entraban en acción, detectaban el azúcar que estábamos consumiendo y decían: *"¡Basta ya!"* Pero al desconectar estos mecanismos, el SMAF —una verdadera comida chatarra— está haciendo engordar a los estadounidenses. En 1970, los estadounidenses consumían aproximadamente media libra (227 g) de SMAF por persona al año. A finales de los años 90, cada persona estaba ingiriendo alrededor de 62 libras (28 kg) al año. Esos son 228 calorías adicionales por persona y por día.

El problema con el SMAF no es el sirope de maíz como tal, sino la fructosa, un azúcar que se encuentra de forma natural en la fruta y en la miel. El sirope de maíz está hecho principalmente de glucosa, la cual puede quemarse como una fuente de energía inmediata, almacenarse en su hígado o músculos para utilizarla después o, como último recurso, convertirse en grasa. Pero el sirope de maíz por sí solo no es tan dulce como otros azúcares. Por eso se le agregó mucha fructosa, produciendo el SMAF, el cual se hizo muy popular entre los fabricantes por ser barato y doblemente dulce.

A diferencia de la glucosa, su cuerpo no utiliza la fructosa como una fuente inmediata de energía; la metaboliza como grasa. Mientras que las pequeñas cantidades de fructosa que consume de manera natural a través de la fruta y la miel no la engordarán, comer SMAF es como armar un intravenoso que bombea grasa directamente a su panza. Uno de los peores de la película son los refrescos (sodas): el consumo de refrescos se ha doblado de 25 a 50 galones (de 95 a 189 l) por persona al año en las pasadas décadas. De manera que la cantidad de SMAF que estamos consumiendo no tiene precedentes y muchos investigadores creen que existe un vínculo directo entre las enormes cantidades de SMAF que consumimos y los enormes números que vemos en la pesa (báscula).

Ahora recuerde lo que sabe acerca de los carbohidratos. Cuando usted consume cualquier carbohidrato —tanto si contiene glucosa como almidón— su cuerpo libera insulina para regular su peso corporal. Primero, intenta meter los carbohidratos a sus células musculares para utilizarlos como energía y facilita el almacenamiento de carbohidratos en el hígado para utilizarlos después. Luego inhibe su apetito, diciéndole a su cuerpo que ya ha comido suficiente. Finalmente, estimula la producción de otra proteína, la leptina, que se fabrica en sus células grasas. En esencia, la leptina ayuda a regular cuánta grasa puede usted almacenar e incrementa su metabolismo para mantener su peso bajo control. Al igual que una jefa pesada que le obliga a cambiar su forma de hacer las cosas en el trabajo, la fructosa descompone un sistema que funcionaba perfectamente sin ella. La fructosa no estimula a la insulina y por lo tanto no aumenta la producción de leptina; y ese es el argumento más importante contra la fructosa y el SMAF: sin la insulina y la leptina, su cuerpo no tiene un mecanismo de desconexión. Usted puede beber 4 litros de *Coca Cola* o medio galón (2 l) de yogur congelado y su cuerpo piensa que usted no ha comido desde los tiempos en que *Sábado Gigante* era un programa nuevo.

Los refrescos son una de las principales fuentes de SMAF, pero los investigadores trataron de determinar si el problema eran los refrescos por sí mismos o el SMAF. El veredicto: el SMAF. En un estudio publicado en la *American Journal of Clinical Nutrition* (La Revista Estadounidense de Nutrición Clínica), unos investigadores sometieron a un ensayo a dos grupos de personas con sobrepeso, dándole a un grupo refrescos normales y al otro grupo refrescos de dieta (que no contienen SMAF) durante 10 semanas. El grupo que bebió refrescos normales subió de peso y aumentó su grasa corporal, así como su presión arterial. Las personas del grupo que bebieron refrescos de dieta consumieron menos calorías de lo habitual, aparte de adelgazar y reducir tanto su grasa corporal como su presión arterial.

Aunque usted no beba refrescos, el SMAF aún puede acecharla. Aquí es cuando conviene fijarse en las etiquetas nutricionales. Si una etiqueta dice *"sugar"* (azúcar) o *"cane sugar"* (azúcar de caña), el producto contiene sacarosa, la cual es un mezcla 50/50 de glucosa y fructosa. Eso no plantea muchos problemas. Sin embargo, si *"high-fructose corn syrup"* (SMAF) se encuentra en el primer o el segundo lugar de la lista de ingredientes, mire la tabla de la etiqueta nutricional para ver cuánta azúcar contiene el alimento. Si sólo es un gramo o dos, no se preocupe. Pero si usted ve un alimento que tiene 8 o más gramos de azúcar y el *"high-fructose corn syrup"* ocupa un lugar destacado en la lista de ingredientes, haga lo mismo que hace cuando se está probando ropa y cierta talla no le sirve: pruébese otra. El cuerpo puede aguantar un poco de cualquier cosa, pero cuando las cifras de SMAF están en los miles, usted podría estar buscándose un problema por gusto. Consulte la siguiente tabla de sustituciones para obtener opciones bajas en SMAF.

ALIMENTOS ALTOS EN SMAF O FRUCTOSA	SUSTITÚYALOS POR
Refrescos normales	Agua mineral con gas sin edulcorantes o refresco de dieta
Caramelos comerciales (como caramelos de goma)	Caramelos de chocolate (mire la etiqueta; algunas barras de chocolate contienen SMAF)
Almíbar para panqueques	Almíbar de arce auténtico
Yogur congelado	Helado
Yogur con sabor a fruta	Yogur orgánico
Cereales altamente azucarados	Cereales sin azúcar o bajos en azúcar
Salsa para pasta	Salsa para pasta sin azúcar
Barras energéticas	Barras energéticas sin SMAF

Transgrasas

MENCIONÉ las transgrasas en el Capítulo 4, pero son tan malas para usted que quiero volver a hablar de ellas ahora. Utilizadas en miles de alimentos comunes preparados, desde *waffles* congelados hasta galletitas *Oreo*, pasando por papas a la francesa y *muffins* de salvado, las transgrasas son simplemente aceite vegetal infundido con hidrógeno. Quizás no haya oído mucho sobre ellas porque hasta 2003 las compañías no estaban obligadas a listar las transgrasas en las etiquetas nutricionales.

Las transgrasas son difíciles de digerir y aumentan la cantidad de colesterol malo de la sangre. Además, pueden elevar dramáticamente el riesgo de sufrir enfermedades cardíacas, debilitar el sistema inmunitario e incluso causar diabetes. Los científicos han calculado que las transgrasas contribuyen a más de 30.000 muertes prematuras cada año.

(continúa en la página 164)

HAGA CAMBIOS

Los aceites parcialmente hidrogenados (los cuales contienen transgrasas) están en todas partes. No puede eliminarlos de su dieta, pero si escoge las marcas adecuadas de los alimentos que le encantan, puede reducir espectacularmente la cantidad que consume diariamente.

SI USTED QUIERE	ESCOJA ESTA OPCIÓN LIBRE DE TRANSGRASAS
Barra de confitura	Barra de chocolate negro de la marca *Dove*
Cereal	Las marcas *Kellogg's Frosted Mini Wheats* o *Post Premium Raisin Bran*
Frituras de maíz	Frituras de maíz de la marca *Tostitos Natural*
Galletas	Galletas de grasa reducida de la marca *Wheatables Original*
Galletitas	Galletitas sin grasa de la marca *Archway* o galletitas *gourmet* de la marca *Pamela's Products*
Margarina	Pasta para untar sin grasa de la marca *I Can't Believe It's Not Butter!* o pasta para untar *light* con sabor a mantequilla de la marca *Smart Balance*
Palitos de pescado	Palitos de pescado empanado de la marca *Van de Kamp's Crisp & Healthy*
Palomitas de maíz	Palomitas de maíz hechas a presión
Papas a la francesa	Papas a la francesa de la marca *McCain Shoestring 5-Minute*
Papitas fritas	Papitas fritas de grasa reducida con sal marina de la marca *Ruffles Natural*
Pasta de queso	Pasta de queso de la marca *Cheez Whiz Light*
Waffles congelados	*Waffles* sin grasa de la marca *Kellogg's Eggo Special K*

¿QUÉ RAYOS ES. . . LA MENOPAUSIA Y LA PERIMENOPAUSIA?

La vida está llena de transiciones. Uno puede cambiar de trabajo, de casa o incluso de país. Y cuando se trata de la salud, todas las mujeres tienen que enfrentar al menos una importante —y natural— transición. Desde un punto de vista puramente científico, la menopausia —la cual se produce normalmente entre los 40 y los 55 años— se define como el período de tiempo en el cual los ovarios de una mujer dejan de producir óvulos, y su cuerpo reduce la producción de dos hormonas fundamentales: el estrógeno y la progesterona (la perimenopausia es el inicio de estos cambios hormonales). El signo externo es que la menstruación se hace cada vez menos frecuente, hasta que desaparece totalmente. Pero también se define por muchos otros signos debido a los síntomas relacionados con los niveles hormonales cambiantes. Estos síntomas se producen conforme su cuerpo halla maneras de rebelarse contra los niveles hormonales decrecientes.

Sin embargo, no todas las mujeres son iguales respecto a su forma de pasar por la menopausia. Mientras algunas mujeres tienen síntomas leves, otras los tienen muy graves; la severidad de los síntomas está causada normalmente por la medida en que los ovarios ralentizan la producción hormonal. Lo pueden hacer lentamente o bien de repente. Los síntomas más comunes —desde bochornos (calentones), insomnio, cambios de humor, resequedad e infecciones vaginales y pérdida del impulso sexual— pueden también ir acompañados por cambios a más largo plazo que pueden provocar la pérdida ósea, la osteoporosis y niveles más altos de colesterol. Debido a que la menopausia es un proceso del envejecimiento normal y natural, no es algo que haya que tratar o prevenir como lo haría con las enfermedades. En cambio, su meta es aliviar la gravedad de los síntomas. Afortunadamente, hay muchas cosas que puede hacer de manera natural para reducir tanto la severidad de los síntomas como el riesgo de otros problemas causados por la menopausia.

Váyase de compras. Y camine por los pasillos. Una reseña de estudios publicada en la revista *Sports Medicine* (Medicina deportiva) descubrió que caminar 30 minutos todos los días y realizar de una a tres sesiones de ejercicios de fortalecimiento a la semana mejoraba la buena forma física y la salud de mujeres recién entradas en la posmenopausia. Los investigadores determinaron los rangos observando el impacto de diversas actividades en la densidad mineral ósea, el equilibrio, la sensibilidad a la insulina, el colesterol y la composición corporal. El ejercicio también puede reducir los síntomas de la menopausia al liberar endorfinas, antidepresivos naturales que pueden reducir la incidencia de insomnio, depresión, cambios de humor y dolores de cabeza.

Controle su peso. En el *Iowa Women's Health Study* (Estudio sobre la Salud de la Mujer de Iowa), los investigadores descubrieron que el riesgo de sufrir cáncer de mama para las mujeres posmenopáusicas era un 44 por ciento superior que el de las mujeres posmenopáusicas que pesaban menos. El grupo de peso alto tenía un Índice de Masa Corporal (IMC) de 29,5 o superior, mientras que el grupo con el peso bajo tenía un IMC de 23,5 o inferior (vea la página 93 para calcular su IMC). Otro estudio parecido descubrió que mantener el peso ayuda a reducir el riesgo de las mujeres posmenopáusicas de sufrir problemas coronarios. Y eso es importante: un reciente estudio de más de 60.000 mujeres descubrió que el 17 por ciento tenían probabilidades de moderadas a altas de sufrir un ataque al corazón silencioso (es decir, un ataque al corazón sin síntomas perceptibles). Es también especialmente importante vigilar su peso porque esta es una época especialmente difícil; de hecho, un estudio con animales demostró que el peso corporal puede aumentar en hasta un 5 por ciento durante la menopausia.

Recurra a la respiración. Los bochornos se producen porque los niveles hormonales en descenso hacen que su termostato interno se vuelva inestable, provocando que su cuerpo sienta demasiado calor. Para refrescarse, los vasos sanguíneos se dilatan y envían un torrente de sangre a la superficie de la piel; normalmente alrededor de la cara, el cuello y la parte superior del cuerpo. Su piel se pondrá caliente y usted puede sudar y sentir un picor durante uno de estos bochornos, que puede durar desde 5 hasta 15 minutos. Estos bochornos pueden causar todo tipo de síntomas, incluyendo insomnio e irritabilidad. Pero usted puede reducir los efectos de un bochorno con ejercicios de respiración lenta: realice respiraciones lentas y controladas que duren 10 segundos.

De ser necesario, utilice lubricantes. Conforme disminuye el nivel de estrógeno en el cuerpo, hay mayores probabilidades de que se produzca resequedad vaginal y que el sexo resulte doloroso, reduciéndose las probabilidades de que usted siquiera desee hacer el amor. Los lubricantes a base de agua como el de la marca *Astroglide* pueden ayudarla (evite los lubricantes basados en aceite, los cuales pueden resecar el tejido vaginal).

Anótelo todo. Cuando entre a la perimenopausia, le conviene registrar información acerca de sus períodos para notar cualquier irregularidad en lo referente al flujo o la duración. Pero también es sensato realizar un seguimiento de las cosas que suceden cuando tiene bochornos; quizás averigüe que puede identificar los elementos que los provocan —ya sea el alcohol, la comida muy condimentada o el clima caluroso— para poder encontrar alternativas y evitarlos.

Quítese el calor con cimifuga. La cimifuga negra (hierba de la chinche, *black cohosh*) —un remedio alternativo— ha demostrado ser eficaz para tratar los bochornos.

(continúa)

¿QUÉ RAYOS ES. . . LA MENOPAUSIA Y LA PERIMENOPAUSIA? *(CONTINUACIÓN)*

Consiga algo de grasa. Consumir una pequeña cantidad de grasa dietética en una sentada puede estimular a la vesícula para que se vacíe, lo cual ayuda a prevenir los cálculos biliares, los cuales pueden ser más comunes en la menopausia. Las almendras pueden ser una opción grasa saludable.

Fíjese en los fitoestrógenos. Algunas frutas y verduras contienen fitoestrógenos: elementos que pueden engañar al cuerpo para que piense que tiene niveles más elevados de estrógeno, lo cual ayudará a aliviar los síntomas. Las frutas altas en fitoestrógenos incluyen las ciruelas, las fresas (frutillas), las manzanas, las uvas, las naranjas (chinas) y las frambuesas. Entre las verduras se encuentran los espárragos, la coliflor, los tallos de brócoli, las zanahorias, los pepinos, las cebollas y los frijoles de soya.

Pruebe pescado. El pescado alto en ácidos grasos omega-3 ayuda a elevar el colesterol bueno, el cual puede reducir el riesgo de sufrir un ataque al corazón (recuerde que este aumenta después de la menopausia). También puede tomar semillas de lino (linaza) para obtener omega-3 adicionales.

(continuación desde la página 161)

En los años 50, los científicos establecieron por primera vez la conexión entre la grasa saturada, el colesterol y las enfermedades cardíacas. Después del descubrimiento, los fabricantes se apresuraron para encontrar una manera de recortar la grasa saturada. Su solución fue un proceso conocido como hidrogenación parcial, en el cual el aceite vegetal se combina con hidrógeno y se calienta a temperaturas extremadamente altas. Conforme las moléculas del aceite se calientan, se adhieren al hidrógeno, transformando un líquido en un sólido. Ya está: ácidos transgrasos. Inmediatamente fue un éxito total. A los restaurantes les gustaban porque podían llenar sus tanques para freír con estas grasas y mantenerlas calientes sin llenar de humo sus cocinas.

Los ácidos transgrasos eran más baratos que la mantequilla y duraban más tiempo, de manera que los restaurantes podían comprarlos a granel sin preocuparse de que se echaran a perder. Pronto se convirtieron en el ingrediente básico de lo que ahora puede encontrar en esos dos o tres pasillos pecaminosos del supermercado: los de las papitas fritas y las galletitas. Las transgrasas hacían que las papitas fritas fueran más crujientes y ofrecían a los fabricantes la oportunidad de agregar el estupendo sabor de la grasa de maneras que nunca antes habían sido posibles. . . como el relleno de las galletitas de la marca *Oreo*.

Debido a que las transgrasas no existen en la naturaleza, a su cuerpo le resulta mucho más difícil procesarlas que otros tipos de grasas. Si su cuerpo fuera un sistema de trenes, las transgrasas harían su primera parada en su corazón. Las transgrasas aumentan su colesterol malo y reducen su colesterol bueno, además de aumentar los niveles sanguíneos de un compuesto conocido como lipoproteína. Entre más lipoproteínas tenga usted en su organismo, mayor es su riesgo de desarrollar enfermedades cardíacas. Los investigadores incluso han descubierto que las transgrasas aumentan el riesgo de desarrollar cáncer.

Tras años de luchar contra la industria alimentaria (la cual no quería que aparecieran las transgrasas en las etiquetas, por temor a perder millones o billones de dólares todos los años si el consumidor se enterara de estas grasas), la Dirección de Alimentación y Fármacos de los Estados Unidos aprobó unas normas a mediados de 2003 que obligan a las compañías a indicar en las etiquetas de los alimentos si estos contienen transgrasas. Sin embargo, a las compañías se les permitió introducir paulatinamente el cambio, lo cual significa que usted no verá las transgrasas en todas las etiquetas de ingredientes durante años. Mientras tanto, aquí tiene algunas cosas que puede hacer para limitar la cantidad de transgrasas en su dieta.

EN EL SUPERMERCADO	EN CASA	EN EL RESTAURANTE
Busque en la lista de ingredientes las palabras *"hydrogenated"* (hidrogenado) o *"partially hydrogenated"* (parcialmente hidrogenado). Entre más arriba de la lista se encuentren estas palabras, más transgrasas contiene el alimento (con la excepción de la mantequilla de maní, la cual contiene restos).	Escoja desayunos altos en proteínas como huevos o tocino canadiense en vez de *waffles*. Si toma tostadas, únteles mantequilla de maní en lugar de margarina.	Pregunte qué tipo de aceite utiliza el *chef*. La respuesta válida es aceite de oliva, no manteca vegetal.
Descifre la etiqueta alimenticia. Sume todos los gramos de grasa que aparecen en la etiqueta y luego reste ese número del contenido total de grasa. El número resultante es la cantidad aproximada de transgrasas que contiene ese alimento.	Tome como merienda papitas fritas horneadas o fritas en aceite de oliva en lugar de la variedad frita en manteca vegetal (lo podrá comprobar al leer la lista de ingredientes).	Pida alimentos horneados, asados en el asador del horno o a la parrilla, no fritos.
Compre margarina libre de transgrasas, como la de la marca *Smart Balance Light*. Las margarinas que vienen en tarros exprimibles también contienen menos transgrasas que las que vienen en barritas.	Sazone las verduras o las papas al horno con aceite de oliva, aceite de sésamo o incluso con sazonador en aerosol con sabor a mantequilla en lugar de margarina.	Evite el pan, el cual puede estar lleno de transgrasas. Es mejor escoger una papa al horno, una sopa o una ensalada.
Traduzca las etiquetas. *"Cholesterol-free"* (sin colesterol) no significa "sin transgrasas". Sólo *"fat-free"* (sin grasa) significa eso.	Haga un sándwich con una envoltura de tortilla o un pan árabe en vez de con pan.	Seque el aceite de sus papas a la francesa tan rápido como sea posible. Una servilleta puede absorber el exceso de grasa.

Los aceites parcialmente hidrogenados se encuentran en miles de alimentos. Usted no puede eliminarlos por completo, pero el Instituto Nacional de Medicina recomienda recortar de su dieta tantos gramos de transgrasas como pueda. A continuación desgloso el contenido de transgrasas de algunos alimentos populares.

ALIMENTO	TRANSGRASAS (g)
1 *chicken pot pie*	8
2 *biscuits*	8
1 orden grande de papas a la francesa	7
1 orden de totopos con queso	5
1 cucharada de margarina en barrita	5
6 galletitas de la marca *Oreos*	4
1 *waffle*	4
1 palomitas de maíz pequeñas del cine	3,5
1 trozo de *pie* de manzana	3

(*Nota*: si encuentra en este capítulo nombres de alimentos que no entiende o que jamás ha visto, favor de remitirse al glosario en la página 400).

Capítulo 9

EL PLAN DE COMIDAS DE LA DIETA ABDOMINAL

Aproveche los alimentos "aplanaabdómenes" con recetas sencillas y sabrosas

SI USTED ES COMO MUCHAS PERSO-nas con las que trabajo y muchas personas que conozco, se la pasa más tiempo en el baño, en el carro o en el sofá que en la cocina. Simplemente no tiene tiempo para cocinar. Agarra el desayuno al salir de casa; se llena de café cuando llega al trabajo; come el almuerzo con compañeros de trabajo, clientes o niños; y se arrastra hasta la máquina expendedora o el autoexprés (*drive-through*) por la tarde. Cuando llega a casa, sólo hay dos cosas que le apetece hacer. . . y ambas suceden en su cama.

Yo soy exactamente igual. No tengo tiempo, ni energía ni impulso creativo para cocinar. Es más probable que la encimera de mi estufa esté llena de facturas y correo de propaganda que de ollas y charolas, y con frecuencia utilizo el horno para guardar cosas más que para cocinar.

Fíjese que si es así, una vez mi mamá vino a visitarme y sin querer horneó mi pelota de baloncesto. Y la primera vez que cociné una cena para mi novia, ella identificó con exactitud la comida como "algún tipo de carne".

Por lo tanto, lo que va a ver en las siguientes páginas toma todo eso en cuenta: que usted no tiene tiempo de preparar montones de comidas. Si sabe cómo manejar una licuadora (batidora) y un sartén, podrá preparar estos platos.

La mayoría de estas recetas las puede hacer rápidamente; algunas en menos de 5 minutos. También sé que usted no va a hacer todas las comidas, por eso he incluido muestras de combinaciones de alimentos que componen comidas totalmente equilibradas, utilizando los Alimentos Archiabdominales. Para las cenas, los tamaños de las porciones son más grandes que para una sola persona, de manera que también puede utilizar las sobras para el almuerzo. Y si tiene que cocinar para su familia, es fácil doblar o incluso triplicar las recetas.

Los licuados de La Dieta Abdominal

LOS LICUADOS SON UNA de las mejores cosas de nuestro plan. Se preparan en menos de 3 minutos. Contienen muchos alimentos altos en nutrientes. La dejan llena. Y como si fuera poco, también pueden saber como postres de cinco estrellas. Usted puede inventar sus propias creaciones utilizando como ingredientes principales leche semidescremada al 1 por ciento, yogur de vainilla bajo en grasa, proteínas en polvo a base de suero de leche y hielo. También puede agregar avena y fruta y una cucharada de mantequilla de maní (crema de cacahuate) para mejorarlos aún más. Ponga todos los ingredientes en una licuadora y mézclelos hasta obtener un licuado. Para obtener más volumen, agregue más hielo. A continuación ofrezco algunos ejemplos.

El superlicuado de La Dieta Abdominal para la Mujer (Nº de Alimentos Archiabdominales: 5)

1 taza de leche semidescremada al 1 por ciento

2 cucharadas de yogur con sabor a vainilla, bajo en grasa

¾ de taza de avena instantánea, cocinada en el horno de microondas con agua

2 cucharaditas de mantequilla de maní (crema de cacahuate)

2 cucharaditas de proteínas en polvo a base de suero de leche con sabor a chocolate

6 cubitos de hielo picados

Rinde 2 porciones de 8 onzas (237 ml).

Calorías por porción: 220; Proteínas: 12 g; Carbohidratos: 29 g; Grasa: 4 g; Grasa saturada: 1,5 g; Sodio: 118 mg; Fibra: 3 g

Licuado de fresa (Nº de Alimentos Archiabdominales: 5)

½ taza de yogur con sabor a vainilla, bajo en grasa

1 taza de leche semidescremada al 1 por ciento

2 cucharaditas de mantequilla de maní (crema de cacahuate)

1 taza de fresas congeladas

2 cucharaditas de proteínas en polvo a base de suero de leche

6 cubitos de hielo picados

Rinde 2 porciones de 8 onzas (237 ml).

Calorías por porción: 186; Proteínas: 11 g; Carbohidratos: 26 g; Grasa: 5 g; Grasa saturada: 2 g; Sodio: 151 mg; Fibra: 3 g

Licuado de cereal (Nº de Alimentos Archiabdominales: 4)

½ taza de cereal de la marca *All-Bran Extra Fiber*

1 taza de leche semidescremada al 1 por ciento

½ taza de arándanos

1 cucharada de miel

2 cucharaditas de proteínas en polvo a base de suero de leche

6 cubitos de hielo picados

Rinde 2 porciones de 8 onzas (237 ml).

Calorías por porción: 145; Proteínas: 8 g; Carbohidratos: 32 g; Grasa: 2 g; Grasa saturada: 1 g; Sodio: 155 mg; Fibra: 9 g

Licuado de plátano (Nº de Alimentos Archiabdominales: 3)

1 plátano amarillo (guineo, banana)

½ taza de yogur con sabor a vainilla, bajo en grasa

⅛ de taza de concentrado de jugo de naranja (china) congelado

½ taza de leche semidescremada al 1 por ciento

2 cucharaditas de proteínas en polvo a base de suero de leche

6 cubitos de hielo picados

Rinde 2 porciones de 8 onzas (237 ml).

Calorías por porción: 171; Proteínas: 8 g; Carbohidratos: 33 g; Grasa: 2 g; Grasa saturada: 1 g; Sodio: 94 mg; Fibra: 2 g

Licuado de bayas (Nº de Alimentos Archiabdominales: 4)

¾ de taza de avena instantánea, cocinada en el horno de microondas con agua o con leche descremada

¾ de taza de leche descremada

¾ de taza de una mezcla de arándanos, fresas y frambuesas congeladas

2 cucharaditas de proteínas en polvo a base de suero de leche

3 cubitos de hielo picados

Rinde 2 porciones de 8 onzas (237 ml).

Calorías por porción: 144; Proteínas: 7 g; Carbohidratos: 27 g; Grasa: 1 g; Grasa saturada: 0 g; Sodio: 109 mg; Fibra: 4 g

Licuado de mantequilla de maní (N° de Alimentos Archiabdominales: 5)

¾ de taza de yogur con sabor a vainilla, bajo en grasa

¾ de taza de leche semidescremada al 1 por ciento

2 cucharaditas de mantequilla de maní (crema de cacahuate)

1 plátano amarillo (guineo, banana) mediano

½ taza de fresas congeladas sin edulcorante

2 cucharaditas de proteínas en polvo a base de suero de leche

4 cubitos de hielo picados

Rinde 2 porciones de 8 onzas (237 ml).

Calorías por porción: 235; Proteínas: 11 g; Carbohidratos: 39 g; Grasa: 5 g; Grasa saturada: 2 g; Sodio: 154 mg; Fibra: 4 g

Licuado refrescante (N° de Alimentos Archiabdominales: 4)

⅔ de taza de fresas congeladas

1 plátano amarillo (guineo, banana)

½ taza de melón tipo *honeydew* picado en cubitos

4 onzas (113 g) de yogur con sabor a vainilla, bajo en grasa

¾ de taza de leche semidescremada al 1 por ciento

2 cucharaditas de proteínas en polvo a base de suero de leche con sabor a vainilla

3 cubitos de hielo picados

Rinde 2 porciones de 8 onzas (237 ml).

Calorías por porción: 199; Proteínas: 9 g; Carbohidratos: 39 g; Grasa: 2 g; Grasa saturada: 1 g; Sodio: 117 mg; Fibra: 4 g

Desayunos de La Dieta Abdominal para la Mujer

ENTRE BAÑARNOS, revisar el periódico rapidito y preparar a los niños para la escuela, la mayoría de las veces terminamos sacrificando el desayuno. Inevitablemente otros quehaceres toman prioridad. Sin embargo, si tuviera que clasificar las seis comidas del día por orden de importancia, la primera comida ocuparía el primer puesto. El desayuno despierta a su metabolismo y le dice que comience a quemar grasa, reduciendo su riesgo de obesidad. La forma más rápida de incorporar La Dieta Abdominal para la Mujer a su desayuno es combinando alimentos poderosos (los Alimentos Archiabdominales) para hacer comidas, como:

▶ Un licuado (batido) de 8 onzas (237 ml)

▶ 2 cucharadas de mantequilla de maní (crema de cacahuate) sobre una tostada de pan integral y 2 lonjas (lascas) de tocino canadiense

▶ 1¾ tazas de cereal de la marca *Shredded Wheat and Bran* con 1 taza de leche semidescremada al 1 por ciento, 3 salchichas de pavo (chompipe) y ½ taza de bayas

▶ 2 huevos revueltos, 2 tostadas de pan integral, 1 plátano amarillo (guineo, banana) y 1 taza de leche semidescremada al 1 por ciento

▶ Cereal hecho con ¾ de taza de un cereal alto en fibra, ¼ de taza de cereal de la marca *Cap'n Crunch*, 2 cucharadas de almendras y ¾ de taza de leche semidescremada al 1 por ciento o leche descremada

▶ 1 rebanada de pan integral con 1 cucharada de mantequilla de maní, 1 naranja mediana, ½ taza de cereal de la marca *All-Bran* con ½ taza de leche semidescremada al 1 por ciento o leche descremada y ½ taza de bayas

Durante los fines de semana o las mañanas en que usted pueda emplear unos cuantos minutos más, los siguientes desayunos también le proporcionarán el impulso nutricional adecuado.

Sándwich de huevos (Nº de Alimentos Archiabdominales: 5)

1 huevo entero grande

3 claras de huevo grandes

1 cucharadita de semillas de lino (linaza) molidas

2 rebanadas de pan de trigo integral, tostado

1 lonja (lasca) de tocino canadiense

1 tomate (jitomate), picado en rodajas o 1 pimiento (ají, pimiento morrón) verde, picado en rodajas

½ taza de jugo de naranja (china)

1. Revuelva el huevo entero y las claras de huevo en un tazón (recipiente). Agregue las semillas de lino molidas a la mezcla.

2. Fríalo en un sartén antiadherente rociado con aceite vegetal en aerosol y póngalo sobre la tostada.

3. Agregue el tocino canadiense y los tomates, los pimientos o cualquier otra verdura que desee.

4. ¡Listo! Cómaselo y bébase el jugo de naranja.

Rinde 1 porción.

Calorías por porción: 399; Proteínas: 31 g; Carbohidratos: 46 g; Grasa: 11 g; Grasa saturada: 3 g; Sodio: 900 mg; Fibra: 6 g

Sándwich de tocino y queso (Nº de Alimentos Archiabdominales: 4)

1 *muffin* inglés de trigo y miel de la marca *Thomas*

½ cucharadita de margarina sin transgrasas

1 huevo

1 lonja (lasca) de queso norteamericano bajo en grasa

1 lonja de tocino canadiense

Verduras a elección

1. Corte el muffin a la mitad, tuéstelo y úntele la margarina.

2. Rompa la cáscara del huevo en un plato apto para horno de microondas, pinche la yema con un palillo de dientes y cubra el plato con una envoltura autoadherente de plástico.

3. Ponga el horno de microondas en high y cocínelo durante 30 segundos. Déjelo reposar durante otros 30 segundos. Agregue el queso, el huevo y el tocino canadiense al muffin, luego cocínelo en el microondas durante 20 segundos.

4. Agregue verduras al gusto y disfrútelo.

Rinde 1 porción.

Calorías por porción: 300; Proteínas: 22 g; Carbohidratos: 28 g; Grasa: 11 g; Grasa saturada: 3,5 g; Sodio: 868 mg; Fibra: 3 g

Pan con pavo y queso (Nº de Alimentos Archiabdominales: 3)

1½ cucharaditas de pasta de queso bajo en grasa	2 lonjas (lascas) de pavo (chompipe) o jamón
1 pan árabe (pan de *pita*) integral, cortado a la mitad para formar 2 bolsillos	Lechuga o verduras de hoja verde

1. Unte la pasta de queso en los bolsillos del pan árabe.

2. Rellénelos con la carne y las verduras.

3. Métaselo a la boca. Mastique y trague. (Sencillo, ¿no?)

Rinde 1 porción.

Calorías por porción: 225; Proteínas: 10 g; Carbohidratos: 42 g; Grasa: 3 g; Grasa saturada: 1 g; Sodio: 430 mg; Fibra: 6 g

Almuerzos de La Dieta Abdominal para la Mujer

DURANTE EL MEDIODÍA, los restaurantes de comida rápida y las pizzerías tientan más que la playa en un día caluroso. ¡Pero sea fuerte! Aún puede seguir el plan de comidas dondequiera que esté. El pollo a la parrilla (a la barbacoa) y el *chili* normalmente son buenas opciones. Cuando vaya a comer a un restaurante, también puede ordenar de manera sensata sin que el tentador especial del día le sabotee sus esfuerzos. Algunas buenas combinaciones incluyen una ensalada con pollo o salmón a la parrilla, verduras, almendras u otros frutos secos y unas gotas de vinagre balsámico y aceite de oliva. También puede ordenar un trozo de carne magra (baja en grasa) —en pan integral o sola— con una guarnición de verduras. Pida salsa o una pequeña guarnición de aceite de oliva como *dip*. Si usted trae su almuerzo o se lo come en casa, aquí tiene otras opciones.

Sándwich de atún (N° de Alimentos Archiabdominales: 4)

1   lata (de 6 onzas) de atún *light* en aceite

⅔   de taza de guacamole

¼   de taza de tomates (jitomates) picados en trocitos

1   cucharadita de jugo de limón

1   cucharada de mayonesa *light*

1   cucharadita de semillas de lino (linaza) molidas

2   panecillos tipo *hoagie* de trigo integral de 6 pulgadas (15 cm)

1. Combine los 6 primeros ingredientes en un tazón (recipiente) y mézclelos bien con un tenedor.

2. Corte los panecillos a la mitad y rellene cada mitad con ¼ de taza de la mezcla.

Rinde 2 porciones.

Calorías por porción: 606; Proteínas: 36 g; Carbohidratos: 58 g; Grasa: 28 g; Grasa saturada: 5 g; Sodio: 942 mg; Fibra: 13 g

Atún picante (N° de Alimentos Archiabdominales: 4)

½   taza de apio picado

1   cebolla, picada

½   taza de queso *mozzarella* rallado de grasa reducida

½   taza de requesón de grasa reducida

1   cucharada de jugo de limón

1   lata (de 6 onzas) de atún en agua, escurrido y desmenuzado

¼   de taza de mayonesa de grasa reducida

3   *muffins* ingleses de trigo integral, cortados a la mitad

1. Precaliente el horno a 350°F. Cocine el apio y la cebolla en un sartén grande antiadherente a fuego lento hasta que estén tiernos. Agregue el queso, el requesón, el jugo de limón, el atún y la mayonesa al sartén y cocine la mezcla sólo el tiempo suficiente para calentarla.

2. Extienda una sexta parte de la mezcla sobre cada mitad de muffin inglés. Ponga las mitades en una bandeja de hornear y hornéelas durante 10 minutos.

Rinde 2 porciones.

Calorías por porción: 628; Proteínas: 50 g; Carbohidratos: 54 g; Grasa: 24 g; Grasa saturada: 6 g; Sodio: 1.300 mg; Fibra: 8 g

Ensalada esbelta (N° de Alimentos Archiabdominales: 4)

2 onzas (57 g) de pollo a la parrilla

1 taza de lechuga romana (orejona)

1 tomate (jitomate), picado

1 pimiento (ají, pimiento morrón) verde pequeño, picado

1 zanahoria mediana, picada

3 cucharadas de aliño (aderezo) al estilo italiano con un 6 por ciento de grasa o 1 cucharadita de aceite de oliva

1 cucharada de queso parmesano rallado

1 cucharada de semillas de lino (linazas) molidas

1. Pique el pollo en pedacitos.

2. Mezcle todos los ingredientes y guárdelos en el refrigerador. Coma la ensalada con pan multigrano o sola.

Rinde 1 porción.

Calorías por porción: 248; Proteínas: 16 g; Carbohidratos: 33 g; Grasa: 8 g; Grasa saturada: 2 g; Sodio: 875 mg; Fibra: 10 g

Sopa sabrosa de pollo (N° de Alimentos Archiabdominales: 3)

½ libra (227 g) de pechuga de pollo

1 taza de cebolla picada

1 cucharadita de aceite de oliva

2 dientes de ajo picados en trocitos

6 tazas de caldo de pollo bajo en sodio

1 taza de frijoles (habichuelas) blancos pequeños enlatados, escurridos

½ taza de zanahorias picadas en trocitos

1 taza de maíz (elote, choclo)

½ taza de tomates (jitomates) pelados enlatados

2 cucharadas de albahaca o perejil picado

¼ de cucharadita de pimienta negra molida

1. Cocine el pollo y la cebolla en el aceite en una cacerola grande a fuego lento durante 10 minutos o hasta que la cebolla se dore. Agregue el ajo y cocine durante 1 minuto.

2. Agregue el caldo, los frijoles y las zanahorias. Deje que rompa a hervir. Agregue el maíz y los tomates (con su jugo). Cocine durante 15 minutos.

3. Agregue la albahaca o el perejil y la pimienta.

Rinde 4 porciones.

Calorías por porción: 260; Proteínas: 27 g; Carbohidratos: 30 g; Grasa: 5 g; Grasa saturada: 1 g; Sodio: 602 mg; Fibra: 6 g

Pollo a lo picante (Nº de Alimentos Archiabdominales: 3)

½ taza de yogur natural sin grasa

½ taza de mayonesa sin grasa

3 cucharadas de cebolla finamente picada

1 cucharadita de jengibre

1 cucharadita de polvo de *curry*

1 libra (454 g) de pechuga de pollo deshuesada y sin pellejo, picada en tiras de ½" (1,27 cm)

1 cucharadita de pimentón (paprika)

½ cucharadita de pimienta negra molida

2 tazas de arroz integral cocido

1. Mezcle el yogur, la mayonesa, la cebolla, el jengibre y el polvo de curry en un tazón (recipiente) pequeño.

2. Ponga el pollo en un tazón mediano. Espolvoréelo con el pimentón y la pimienta. Revuelva hasta cubrirlo bien.

3. Cocine el pollo de 4 a 5 minutos en un sartén antiadherente a fuego mediano. Agregue la mezcla del yogur. Cocine, revolviendo, durante 2 minutos. Sirva sobre el arroz.

Rinde 2 porciones.

Calorías por porción: 598; Proteínas: 61 g; Carbohidratos: 69 g; Grasa: 7 g; Grasa saturada: 1 g; Sodio: 704 mg; Fibra: 6 g

"Tubo" de tocino, lechuga y tomate (Nº de Alimentos Archiabdominales: 3)

¾ de cucharada de mayonesa sin grasa

1 tortilla de trigo integral

2 lonjas (lascas) de tocino de pavo (chompipe), cocinado

2 onzas (57 g) de pechuga de pavo asada, picada en cubitos

2 rodajas de tomate (jitomate)

2 hojas de lechuga

1. Unte la tortilla con la mayonesa.

2. Ponga el tocino en medio de la tortilla y coloque encima la pechuga de pavo, el tomate y la lechuga.

3. Enróllela bien para formar un tubo.

Rinde 1 porción.

Calorías por porción: 206; Proteínas: 17 g; Carbohidratos: 26 g; Grasa: 7 g; Grasa saturada: 2 g; Sodio: 1.270 mg; Fibra: 3 g

Pan con rosbif (Nº de Alimentos Archiabdominales: 3)

2 rebanadas de pan de trigo integral

1 cucharadita de mayonesa baja en grasa

2 onzas (57 g) de rosbif picado en rebanadas

1 onza (28 g) de queso norteamericano sin grasa

2 hojas interiores de lechuga romana (orejona)

1. Combine los ingredientes para hacer un sándwich (emparedado).

Rinde 1 porción.

Calorías por porción: 380; Proteínas: 28 g; Carbohidratos: 32 g; Grasa: 17 g; Grasa saturada: 6 g; Sodio: 811 mg; Fibra: 4 g

Arroz con frijoles picantes (Nº de Alimentos Archiabdominales: 2)

½ taza de arroz integral

¾ de taza de frijoles (habichuelas) negros enlatados

1 cucharadita de sustituto de mantequilla Benecol

Unas gotas de salsa Tabasco

1. Cocine el arroz según las instrucciones del paquete.

2. Agregue los frijoles (con su líquido), el sustituto de mantequilla y la salsa Tabasco. Revuelva. Manténgalo en el refrigerador durante toda la noche y cocínelo en el horno de microondas en el almuerzo.

Rinde 1 porción.

Calorías por porción: 321; Proteínas: 13 g; Carbohidratos: 51 g; Grasa: 5 g; Grasa saturada: 0,5 g; Sodio: 659 mg; Fibra: 12 g

Cenas de La Dieta Abdominal para la Mujer

AL FINAL DE UN DÍA ESTRESANTE aprovechamos la cena para relajarnos. . . y, desafortunadamente, para engordarnos. ¿Qué sucede? Pasamos el día entero complaciendo a otros y cuando ya es la hora de cenar, queremos ser complacidos. Ahora bien, al seguir nuestro plan, ya habrá comido cuatro veces antes de cenar, por lo que se sentirá con hambre sin estar muriéndose de la misma. Estas ideas para la cena complacerán a su paladar sin cargarla de culpa.

Bistec enchilado (Nº de Alimentos Archiabdominales: 4)

1 cucharada de aceite de oliva

2 zanahorias picadas en rodajas

1 taza de brócoli picado

2 pimientos jalapeños picados en rodajas

2 pimientos de Cayena picados en rodajas

12 onzas (340 g) de bistec *sirloin* magro, picado en rebanadas finas

¼ de taza de salsa para sofritos asiáticos *hunan*

4 tazas de arroz integral cocido

1. *Caliente el aceite en un sartén antiadherente a fuego alto. Agregue las zanahorias y el brócoli y cocine hasta que queden tiernos.*

2. *Agregue los pimientos y la carne de res y continúe cocinando hasta que la carne esté cocida.*

3. *Agregue la salsa y sirva sobre el arroz.*

Rinde 4 porciones.

Calorías por porción: 485; Proteínas: 32 g; Carbohidratos: 57 g; Grasa: 14 g; Grasa saturada: 3,5 g; Sodio: 224 mg; Fibra: 6 g

Sándwich picante de rosbif (Nº de Alimentos Archiabdominales: 3)

1 cebolla mediana picada en rodajas

1 pimiento (ají, pimiento morrón) rojo pequeño, picado en rodajas

1 pimiento verde pequeño, picado en rodajas

⅔ de taza de salsa semipicante o picante

4 panecillos tipo *hoagie* multigrano

¾ de libra (340 g) de rosbif, picado en rebanadas finas

½ taza de queso *Cheddar* de grasa reducida rallado

1. *Cocine la cebolla y los pimientos en un sartén antiadherente a fuego mediano hasta que estén tiernos. Agregue la salsa y cocine hasta que esté caliente.*

2. *Haga los sándwiches (emparedados) con los panecillos, el rosbif, la cebolla, los pimientos y el queso, luego caliéntelos en el horno de microondas de 1 a 2 minutos en high, hasta que el queso comience a derretirse.*

Rinde 4 sándwiches.

Calorías por sándwich: 558; Proteínas: 35 g; Carbohidratos: 40 g; Grasa: 28 g; Grasa saturada: 12,5 g; Sodio: 653 mg; Fibra: 4 g

Espaguetis esbeltos (Nº de Alimentos Archiabdominales: 3)

¾ de libra (340 g) de carne de res molida extramagra

1½ cebollas, picadas

1 pimiento (ají, pimiento morrón) verde, picado

2 dientes de ajo picados en trocitos

1 taza de hongos picados en rodajas

2 latas (de 16 onzas) de tomates (jitomates) enteros

1 tarro (de 20 onzas) de salsa para espaguetis

2 cucharadas de sazonador italiano

1 paquete (de 1 libra) de espaguetis de trigo integral

1. Cocine la carne en una cacerola grande a fuego mediano-alto hasta que esté dorada. Escurra la grasa de la carne.

2. Agregue la cebolla, el pimiento verde y el ajo y cocine hasta que queden tiernos. Agregue los hongos, los tomates (con su jugo), la salsa y el sazonador y revuélvalo todo. Deje que hierva a fuego lento. Cocine los espaguetis en otra olla según las instrucciones del paquete.

3. Sirva ½ taza de salsa sobre 1 taza de espaguetis.

Rinde 4 porciones.

Calorías por porción: 400; Proteínas: 28 g; Carbohidratos: 50 g; Grasa: 12 g; Grasa saturada: 4 g; Sodio: 798 mg; Fibra: 10 g

Sándwich de albóndigas apetitosas (Nº de Alimentos Archiabdominales: 4)

1 libra (454 g) de carne de res molida extramagra

½ taza de galletas saladas tipo *saltines*, desmoronadas

1 cebolla grande picada en cubitos

1 diente de ajo picado en trocitos

1 cucharada de semillas de lino (linazas) molidas o proteínas en polvo a base de suero de leche

1 tarro (de 16 onzas) de salsa de tomate (jitomate)

4 panecillos tipo *hoagie* de trigo integral

½ taza de queso *mozzarella* de grasa reducida, rallado

1. Combine la carne de res, las galletas, la cebolla, el ajo y las semillas de lino o las proteínas en polvo y forme albóndigas del tamaño de una pelota de golf.

2. Cocine las albóndigas en un sartén antiadherente a fuego mediano hasta que estén doradas por todas partes. Escurra la grasa del sartén y agregue la salsa de tomate.

3. Mientras la mezcla se calienta, saque un poco de pan de los panecillos con un tenedor para formar huecos poco profundos. Ponga las albóndigas y la salsa en cada hueco, espolvoree el queso mozzarella rallado y cúbralos con la mitad superior del panecillo.

Rinde 4 porciones.

Calorías por porción: 569; Proteínas: 38 g; Carbohidratos: 65 g; Grasa: 19 g; Grasa saturada: 6 g; Sodio: 1.341 mg; Fibra: 10 g

Taco a la Dieta Abdominal para la Mujer (Nº de Alimentos Archiabdominales: 5)

½ libra (227 g) de carne de res molida o pavo (chompipe) molido extramagro

½ taza de cebolla picada

2 dientes de ajo picados en trocitos

½ taza de frijoles (habichuelas) colorados enlatados, enjuagados y aplastados

2 chiles verdes, sin semillas y picados en cubitos

2 cucharaditas de chile en polvo

4 tortillas grandes de trigo integral

⅔ de taza de lechuga picada en tiras

1 taza de tomates (jitomates) picados

½ taza de queso Monterey Jack bajo en grasa, rallado

1. Cocine la carne de res, la cebolla y el ajo en un sartén grande antiadherente hasta que la carne esté dorada. Escurra la grasa.

2. Agregue y revuelva los frijoles, los chiles y el chile en polvo y cocine hasta que esté caliente. Retire del fuego.

3. Caliente las tortillas en el horno de microondas durante 20 segundos, luego rellene cada tortilla con la mitad de la mezcla. Ponga encima la lechuga, los tomates y el queso y enrolle cada tortilla bien para formar un tubo.

Rinde 4 porciones.

Calorías por porción: 270; Proteínas: 21 g; Carbohidratos: 32 g; Grasa: 9 g; Grasa saturada: 4 g; Sodio: 341 mg; Fibra: 6 g

Pollo picante con espaguetis
(Nº de Alimentos Archiabdominales: 3)

2	cucharadas de aceite de oliva	4	cucharaditas de chile en polvo
½	cebolla finamente picada	1	taza de salsa para espaguetis
1	cucharadita de harina	9	onzas (255 g) de espaguetis integrales, cocidos
2	cucharadas de agua		
1	libra (454 g) de pechuga de pollo en tiras		

1. Caliente el aceite en un sartén antiadherente a fuego mediano-alto. Agregue la cebolla y cocine durante 1 minuto, hasta que esté dorada. Mezcle la harina y el agua en un tazón (recipiente) pequeño.

2. Agregue el pollo, el chile en polvo, la salsa y la mezcla de la harina al sartén. Revuelva. Deje que hierva a fuego lento sin tapar durante 10 minutos. Sirva sobre los espaguetis cocidos.

Rinde 4 porciones.

Calorías por porción: 320; Proteínas: 31 g; Carbohidratos: 26 g; Grasa: 10 g; Grasa saturada: 2 g; Sodio: 360 mg; Fibra: 5 g

Pollo a lo brasileño (Nº de Alimentos Archiabdominales: 2)

1	limón	1½	dientes de ajo picados en trocitos
1	limón verde (lima)		
1	cucharada de semillas de lino (linazas) molidas	1	cucharadita de sazonador de hierbas secas tipo italiano
1	lata (de 8 onzas) de salsa de tomate (jitomate)	1	cucharadita de salsa de chile
1	lata (de 6 onzas) de concentrado de jugo de naranja (china) congelado	4	mitades de pechuga de pollo deshuesada y sin pellejo
		¾	de taza de salsa *chunky*

1. Ralle las cáscaras de limón y de limón verde y métalas a una bolsa de cierre hermético. Exprima el jugo de ambas frutas dentro de la bolsa y deseche la pulpa y las semillas.

2. Mezcle todos los ingredientes dentro de la bolsa excepto el pollo y la salsa chunky.

3. *Meta el pollo, cierre la bolsa y manténgala en el refrigerador durante unas horas.*

4. *Cocine el pollo a la parilla (a la barbacoa), volteándolo y untándole el adobo (escabeche, marinado) unas cuantas veces, de 10 a 15 minutos o hasta que el centro ya no esté rosado. Sirva con la salsa chunky.*

Rinde 4 porciones.

Calorías por porción: 205; Proteínas: 29 g; Carbohidratos: 18 g; Grasa: 2 g; Grasa saturada: 0,5 g; Sodio: 726 mg; Fibra: 3 g

Qué comer en la calle

EN	COMA ESTO	NO ESTO
Ferias	Un *hot dog* con chucrut, una cerveza *light* de 16 onzas, un *pretzel* blando: 750 calorías, 16 g de grasa, 18 g de proteínas	Un *hot dog* con *chili*, una cerveza normal de 16 onzas, totopos con queso: 1.174 calorías, 60 g de grasa, 34 g de proteínas
Churrasquerías	Bistec *top round* de 6 onzas (170 g) a la parrilla, una batata dulce (camote) al horno, una mazorca de maíz con una porción de mantequilla: 688 calorías, 22 g de grasa, 60 g de proteínas	Bistec *rib-eye* de 6 onzas, 2 tazas de papas a la francesa, ½ taza de brócoli con queso: 1.153 calorías, 52 g de grasa, 62 g de proteínas
Restaurantes de *sushi*	1 panecillo de California, 6 *nigiris* de salmón, 1 taza de sopa *miso*: 804 calorías, 10 g de grasa, 28 g de proteínas	1 rollito de naranja, 1 rollito de camarón condimentado, 1½ tazas de ensalada con aliño de jengibre: 1.262 calorías, 32 g de grasa, 59 g de proteínas

Chili con pavo (N⁰ de Alimentos Archiabdominales: 4)

1 libra (454 g) de pavo (chompipe) molido	1 paquete (de 1½ onzas) de preparado comercial de *chili*, seco
1 lata (de 14 onzas) de tomates (jitomates) al estilo mexicano, picados en cubitos	1 cucharada de semillas de lino (linazas) molidas
1 lata (de 15 onzas) de frijoles (habichuelas) negros, enjuagados y escurridos	¼ de taza de agua
	1 taza de arroz integral cocido
1 lata (de 14 onzas) de maíz (elote, choclo) dulce de grano entero, escurrido	

1. Dore el pavo en un sartén grande antiadherente a fuego mediano-alto.

2. Agregue todos los demás ingredientes a excepción del arroz y cocine a fuego lento durante 10 minutos. Sirva sobre el arroz.

Rinde 4 porciones.

Calorías por porción: 407; Proteínas: 30 g; Carbohidratos: 52 g; Grasa: 11 g; Grasa saturada: 3 g; Sodio: 1.578 mg; Fibra: 9 g

Salmón a lo picante (N⁰ de Alimentos Archiabdominales: 5)

2 cucharadas de aceite de oliva	1 diente de ajo
1 cucharada de jugo de limón	4 filetes de 6 onzas (170 g) de salmón
¼ de cucharadita de sal	
¼ de cucharadita de pimienta negra molida	Verduras de hoja verde a elección
1 cucharadita de semillas de lino (linazas) molidas	1 taza de arroz integral cocido

1. Combine el aceite, el jugo de limón, la sal, la pimienta, las semillas de lino y el ajo en una fuente para hornear (refractario). Agregue el pescado, recúbralo bien, cúbralo y métalo en el refrigerador durante 15 minutos.

2. Precaliente el horno a 450°F. Cubra una bandeja de hornear con papel de aluminio y rocíela con aceite en aerosol. Saque el pescado del adobo (escabeche, marinado) y póngalo con el lado de la piel hacia abajo en la bandeja de hornear.

3. Hornéelo de 9 a 12 minutos. Sirva con una verdura de hoja verde y el arroz.

Rinde 4 porciones.

Calorías por porción: 411; Proteínas: 40 g; Carbohidratos: 15 g; Grasa: 20 g; Grasa saturada: 3 g; Sodio: 231 mg; Fibra: 1 g

Sándwich de salchicha (Nº de Alimentos Archiabdominales: 5)

5	onzas (142 g) de *kielbasa* de pavo (chompipe) ahumada, picada en cubitos	1	lata (de 8 onzas) de frijoles blancos pequeños, escurridos
1	cebolla pequeña picada	1	lata (de 14½ onzas) de puré de tomate (jitomate)
1	lata (de 3 onzas) de hongos picados en rodajas	¼	de taza de pan rallado (pan molido) condimentado
1	diente de ajo, picado en trocitos	¾	de cucharada de semillas de lino (linazas) molidas
1	lata (de 16 onzas) de frijoles (habichuelas) al horno	¾	de cucharada de aceite de oliva

1. Precaliente el horno a 350°F. Ponga la kielbasa en una fuente para hornear (refractario) de 2 cuartos de galón (2 l) y hornéela hasta que quede dorada (unos 5 minutos). Escurra la grasa y deje la fuente aparte.

2. Cocine la cebolla, los hongos y el ajo en un sartén antiadherente a fuego mediano-alto de 5 a 7 minutos. Páselos a la fuente para hornear de la kielbasa, luego agregue los frijoles y los tomates, más sal y pimienta al gusto.

3. Hornee durante 20 minutos o hasta que los bordes empiecen a burbujear.

4. Mezcle el pan rallado y las semillas de lino molidas con el aceite en un tazón (recipiente) pequeño. Espolvoréelo sobre la mezcla de la kielbasa, frijoles y tomate y ásela en el asador (broiler) del horno a 4–5 pulgadas (10–13 cm) de la fuente de calor hasta que la parte de arriba esté dorada (unos 3 minutos).

Rinde 4 porciones.

Calorías por porción: 348; Proteínas: 20 g; Carbohidratos: 53 g; Grasa: 8,5 g; Grasa saturada: 2 g; Sodio: 1.463 mg; Fibra: 13 g

Meriendas de La Dieta Abdominal para la Mujer

LA MAYORÍA DE LOS PLANES DE DIETA describen las meriendas (refrigerios, tentempiés) como un fracaso. Sin embargo, yo quiero que usted considere las meriendas exactamente como lo contrario: ¡la clave del éxito! Sin embargo, el secreto de tomar meriendas de manera eficaz es hacerlo en el momento óptimo; unas 2 horas antes de su siguiente comida. Será tiempo suficiente para prevenir las punzadas del hambre y mantenerla lo suficientemente llena como para evitar un desastre a la hora de comer. Usted tiene mucha flexibilidad en sus meriendas. Podría comer una porción de unas sobras de la cena, un sándwich (emparedado), un licuado (batido) o una combinación de algunos de los Alimentos Archiabdominales. Para que le resulte más fácil, escoja un alimento de la columna A y uno de la columna B. Así se asegurará de sentirse satisfecha.

A		B	
PROTEÍNAS	**LÁCTEOS**	**FRUTAS O VERDURAS**	**CARBOHIDRATOS COMPLEJOS**
2 cucharaditas de mantequilla de maní de grasa reducida	8 onzas de yogur bajo en grasa	1 onza de pasas	1 ó 2 rebanadas de pan integral
1 onza (28 g) de almendras	1 taza de leche semidescremada al 1 por ciento o de leche con chocolate	Verduras crudas (apio, zanahorias cambray, brócoli), sin límite	1 tazón de avena o de cereal alto en fibra
3 lonjas de pechuga de pavo tipo fiambre bajo en sodio	¾ de taza de helado bajo en grasa	1½ tazas de bayas	
3 lonjas de rosbif tipo fiambre	1½ lonjas de queso sin grasa	4 onzas (113 g) de cantaloup	
	1 palito de queso	1 naranja grande	
		1 lata (de 11,5 onzas) de jugo de la marca V8 bajo en sodio	

(*Nota*: si encuentra en este capítulo nombres de alimentos que no entiende o que jamás ha visto, favor de remitirse al glosario en la página 400).

Capítulo 10

LA DIETA ABDOMINAL Y SU VIDA DIARIA

Cómo incorporar el plan a su rutina diaria

EN LOS CAPÍTULOS ANTERIORES le expliqué por qué funciona La Dieta Abdominal para la Mujer... y por qué le funcionará a usted, durante toda su vida. Le ofrecí un resumen de los datos científicos en que se basa el plan y le proporcioné algunos términos interesantes como *el índice glucémico* y *el metabolismo basal*. También le ofrecí un plan completo de alimentación que incluía comidas, meriendas (refrigerios, tentempiés) y recetas sencillas.

Sin embargo, también le expliqué por qué la mayoría de las otras dietas son el equivalente nutricional de esa grabadora de cassettes de *Misión imposible*. . . programada para autodestruirse en 5 segundos o 5 semanas o 5 años. La mayoría de las dietas no están diseñadas para funcionar a largo plazo o son tan complicadas y restrictivas que usted tendría que dejar su trabajo diario y renunciar la mitad de sus amigas para poder seguirlas al pie de la letra. Muchas dietas fracasan porque nos obligan a trabajar demasiado arduamente e ignoran el hecho de que ya estamos trabajando demasiado arduamente. Lo que la mayoría de nosotros sentimos, todos los días, es que nuestros mundos están a punto de rodar sin control. Y lo que queremos es recuperar el control: tomar control de nuestras vidas, nuestras carreras, nuestras relaciones, nuestros cuerpos, nuestras dietas y de nosotros mismos.

Por ello quiero tomarme un descanso en este momento y demostrarle que La Dieta Abdominal para la Mujer se puede ajustar muy fácilmente a su ajetreado estilo de vida y que adoptar sus sencillas estrategias de comidas puede restarle mucho trabajo, estrés y problemas a su vida diaria. Para hacerlo, he decidido ofrecerle una rápida descripción de un día en la vida de una mujer trabajadora normal. Vamos a llamarla Ana.

SUGERENCIAS PARA EVITAR QUE LOS RESTAURANTES LE SABOTEEN LOS ESFUERZOS

Muchos *chefs* agregan al menos 1 onza (28 g) de mantequilla (200 calorías y 23 gramos de grasa) a un bistec sólo para que la carne luzca más jugosa. Pregunte de antemano y pídale al cocinero que no lo haga.

Esas zanahorias ralladas que parecen inofensivas y que adornan su carne de res probablemente fueron fritas en freidora; ½ taza le proporciona 137 calorías (cuatro veces más que las zanahorias crudas) y 12 gramos de grasa. Sáltelas.

Si va a un restaurante que sirve ensaladas con aliño (aderezo), normalmente será mucho más ligero de lo que la mayoría de la gente termina sirviéndose cuando lo hacen ellos mismos, aunque lo pidan como una guarnición.

Un día en la vida de Ana

6:30 A.M. Ana se levanta, entra en la cocina media dormida y prende la cafetera. Mientras se hace el café, saca una taza de un armario y la llena con leche descremada o leche semidescremada al 1 por ciento. Se bebe la leche hasta que queda ⅛ de la taza, luego la agrega al café.[1] Después agarra el periódico y lo revisa rapidito.

7 A.M. Ana prende la televisión y ve los programas de entrevistas de la mañana, y mientras el meteorólogo le dice lo que puede esperar para el día, agarra hielo, yogur, una cucharada de proteínas en polvo a base de suero de leche y una de semillas de lino (linazas) molidas, más algunas sobras de fruta y quizás algo de jugo de limón verde (lima) o cualquier otro jugo que haya por la cocina, y mete todos los ingredientes a la licuadora (batidora). Lo licúa todo durante 30 segundos, se sirve un poco en un vaso y echa el resto en un pequeño termo para llevárselo a la oficina.[2]

8 A.M. Después de bañarse y vestirse, Ana sale de la casa y camina hasta el trabajo, lo cual le toma unos 35 minutos. Antes de ir a la oficina, se detiene en una salchichonería (salsamentaria, charcutería, *delicatessen*) y compra un paquete pequeño de almendras y una manzana, que guarda en su escritorio. Guarda su termo de licuado en el refrigerador de la cocina de la oficina. Luego comienza a trabajar: devolver llamadas de teléfono, responder a mensajes por correo electrónico y cosas por el estilo.

---

1. Una ráfaga de proteínas bajas en grasa y calcio le proporcionan un impulso metabólico inmediato y la ayudan a asegurarse de que obtiene su asignación diaria de calcio y vitamina D. El ritual del café simplemente es un buen recordatorio para tomar ese vaso de leche semidescremada todas las mañanas.

2. Más proteínas, más calcio, más fibra, más vitaminas y más minerales. Al hacer un poco de más y llevárselo al trabajo, Ana prepara dos comidas en 30 segundos. (Nota: un pequeño termo portátil mantiene la consistencia del licuado; aunque meta el vaso de la licuadora al refrigerador, el licuado tiende a separarse después de unas cuantas horas y se pone terroso).

10 A.M. Mientras *sigue* contestando los correos electrónicos (¡puf!), se come las almendras y la fruta. Eso la ayuda a llegar a la hora del almuerzo sin hambre.[3]

Mediodía. Si Ana puede, va un rato al gimnasio. (Evita los almuerzos de negocios todo lo posible; le restan tiempo a su día y control sobre su dieta).

1 P.M. Normalmente agarra una barra de proteínas o un licuado de proteínas en el gimnasio.[4] Luego se acerca al restaurante de sopa y sándwiches (emparedados), donde pide una ensalada de espinacas para llevar que está cargada de frijoles (habichuelas), maíz (elote, choclo), brócoli, pimientos (ajíes, pimientos morrones) rojos y pollo *tandoori*, todo aliñado (aderezado) con media cucharada de vinagre balsámico.[5]

3 p.m. Ana tiene hambre (de nuevo). Afortunadamente, tiene un delicioso licuado escondido en el refrigerador de la oficina.

---

3. Más fibra y más vitaminas, más minerales y más proteínas. No puedo destacar lo suficiente la importancia de guardar comida en su oficina. Un puñado de *trail mix* (una mezcla de frutos secos, frutas cubiertas de chocolate y semillas), sopas deshidratadas y cereales altos en fibra y fruta son los alimentos básicos de la dieta de un día de trabajo. Cuando haya surtido su oficina de meriendas saludables, habrá ganado control de su día de trabajo. Cuando una reunión (junta) se alargue y no pueda salir a almorzar, tendrá alimentos saludables a la mano. De nuevo, entre más control tenga sobre su comida, más lo tendrá sobre su cuerpo y sobre su vida.

4. Cada vez más investigaciones indican la importancia de comer inmediatamente después de su rutina de ejercicio, cuando su cuerpo está buscando una fuente de energía. Si usted come inmediatamente, su cuerpo utiliza la comida para reconstruir el músculo; si permanece hambrienta, su cuerpo descompone el músculo para obtener energía, y eso no es bueno. A mí ni siquiera me gusta esperar los 10 minutos que separan al gimnasio de la tienda de comida para llevar; yo como inmediatamente después de mi rutina de ejercicio (aunque no en el vestidor porque luciría un poco raro haciendo esto).

5. Más fibra, más proteínas, más vitaminas y más minerales. Creo que el patrón que se debe seguir es bastante obvio, ¿no?

Mientras otros quizás estén experimentando el bajón de las 3 p.m., ella se toma el licuado para obtener un arranque rápido de energía.[6]

7:30 p.m. Durante las últimas 5 horas, Ana ha estado dándole duro al trabajo, por ello, como es natural, está preparada para... más trabajo. Algunas noches tiene cenas de negocios y obligaciones familiares las otras. La cena es la última parte disciplinada del día, pero La Dieta Abdominal para la Mujer es bastante flexible: su cena habitual comienza con una ensalada, luego continúa con lomo (*tenderloin*) de res con una guarnición de brócoli o habichuelas verdes (ejotes).[7] Además, se tomará un par de vasos de vino tinto y quizás un postre... aunque normalmente encuentra a alguien con quien compartirlo.[8]

11 p.m. En casa, Ana a menudo comenzará a buscar en su refrigerador para comer algo más. Normalmente allí tiene un par de tipos diferentes de carnes tipo fiambre y queso. Se sirve pavo (chompipe), queso suizo (gruyere) y un vaso de leche descremada para completar su noche.[9]

6. Y para variar, más proteínas, más calcio y más fibra.

7. Pida el bistec; sáltese el puré de papas. A muchos de nosotros nos gusta comer un montón en la cena, por ello en esta comida, simplemente tiene que limitar los carbohidratos lo máximo posible. De esa manera, puede comer todo lo que quiera.

8. Sí, está bien tomar postre. Recuerde que los alimentos altos en grasa y en azúcar son para consentirse ocasionalmente, no para comer mecánicamente. Preferiría que pidiera la *crème brûleé* en un restaurante y que la disfrutara realmente a que se devorara mecánicamente media bolsa de papitas fritas mientras ve la televisión... cientos de calorías grasosas y saladas que usted no recordará haber ingerido 10 minutos después. Comparta el postre con alguien para sentir todo el placer y la mitad de culpa.

9. Más calcio y más proteínas, incluyendo triptofano, el cual se encuentra en el pavo y los lácteos y ayuda a inducir el sueño.

Cómo la engorda el estrés

UNO DE LOS excelentes beneficios secundarios de La Dieta Abdominal para la Mujer es que la ayuda a tomar control de su vida, lo cual significa tomar control de sus niveles de estrés. No puedo destacar lo suficiente qué tan importante es el manejo del estrés para su peso, para su salud y para su calidad de vida.

Digo esto porque nuestros cuerpos simplemente no están diseñados para soportar el estrés de la vida moderna. Cuando está estresada, una de las primeras cosas que hace su cuerpo es aumentar su producción de adrenalina. La adrenalina hace que las células grasas de todo su cuerpo liberen sus reservas de ácidos grasos dentro de su torrente sanguíneo para utilizarlos como energía. Esto era estupendo en el pasado cuando el estrés signifi-

---

HISTORIA DE ÉXITO CON LA DIETA ABDOMINAL

"¡ELIMINÉ MI DOLOR DE ESPALDA Y RECUPERÉ MI VIDA!"

Nombre: Steve Toomey

Edad: 39

Estatura: 6'3" (1,90 m)

Peso inicial: 215 (98 kg)

Seis semanas después: 195 (88 kg)

Cuando Steve Toomey rodaba en la cama, sentía que la espalda se ponía tensa al menor movimiento. No era un dolor insoportable, pero era molesto. . . y estaba interfiriendo con su vida.

"Realmente obstaculizaba mi capacidad para jugar con mis hijos", dice Toomey. "Tengo uno de 6, uno de 5, uno de 3 y un recién nacido, y lo único que quieren hacer es luchar y rodar por el suelo. Siempre me estaban diciendo: 'Papá, ¿cuándo vas a tener mejor la espalda para poder luchar?'"

Un médico le dijo a Toomey que necesitaba estirar la espalda. Cuando regresó y dijo que los estiramientos no le estaban ayudando, el médico le sugirió

caba el ataque de un tigre con dientes de sable o la ofensiva de una multitud de bárbaros y su mecanismo de lucha o huída se activaba. Pero no es tan estupendo en la sociedad de hoy, donde los únicos tigres y bárbaros que tiene que soportar son los que firman su cheque del sueldo o los "barbaritos" que botan la leche por toda la mesa por un descuido. Usted no huye ni lucha; simplemente lo soporta para manejar la situación. Mientras tanto, sus glándulas adrenales están produciendo otra hormona más para manejar toda esa grasa recién liberada. Es el cortisol, pero quiero que la llame por su apodo: la hormona "engordapancitas".

En un estudio realizado en la Universidad Yale, los investigadores pidieron a 42 personas con sobrepeso que llevaran a cabo una hora de tareas estresantes: problemas de matemáticas, rompecabezas y pronunciar discursos. Sus niveles de cortisol se

que probara una vez más y que luego le harían una imagen por resonancia magnética (o *MRI* por sus siglas en inglés). Pero entonces comenzó La Dieta Abdominal como uno de nuestros primeros voluntarios.

"Una vez que incorporé la rutina abdominal, el dolor desapareció", dice Toomey. "Ahora sigo el plan al pie de la letra".

Desde que Toomey comenzó el programa, ha perdido 2½ pulgadas (6 cm) de su cintura y ya no siente dolor en la noche ni teme que se le fastidie la espalda cuando juega con sus hijos.

Y en una casa llena de niños, donde la pizza y los *hot dogs* siempre están a la mano, Toomey también ha agradecido el cambio en la dieta.

"La dieta no es tan restrictiva como algunas de las que he probado, especialmente las super bajas en carbohidratos", dice. "En las otras dietas, se me antojaba el pan. En esta, puedo comer algunos carbohidratos. Nunca ando medio muerto de hambre". Pero la recompensa más grande puede que sea esa comida semanal en la que puede comer lo que quiera. "Mi esposa hace unos rollitos primavera vietnamitas que se fríen en freidora y que me encantan. Y he podido comerlos los domingos sin sentirme culpable", dice Toomey. "Creo que eso es fundamental: poder hacer trampas una vez por semana y saber que no vas a echar nada a perder".

midieron desde el principio. Se descubrió que los sujetos que tenían su peso extra en la panza secretaban más cortisol cuando estaban bajo presión. La teoría es esta: cuando llega el estrés, la adrenalina moviliza grasa de todo el cuerpo y el cortisol agarra la parte no utilizada y la guarda con enorme perjuicio en la región abdominal. En un estudio de 438 bomberos, los que dijeron que se preocupaban por su seguridad económica subieron 11,2 libras (5 kg) a lo largo de 7 años, en comparación con un promedio de 7,4 libras (3 kg) que engordaron los que no se preocupaban. La clave para manejar su estómago, por lo tanto, es manejar su estrés. A continuación ofrezco algunas maneras de probada eficacia para mantener la calma —y sus abdominales— cuando todos a su alrededor están perdiéndola.

Duerma lo suficiente. Un estudio de la Universidad de Chicago publicado en la revista *Sleep* (Sueño) demostró que las personas que dormían sólo 4 horas tenían los niveles de cortisol un 37 por ciento más altos que otras que dormían 8 horas enteras; aquellos que permanecían despiertos toda la noche tenían unos niveles un 45 por ciento superiores. Los especialistas del sueño recomiendan que se esfuerce por dormir 8 horas cada noche.

Quédese rendida. También es importante la calidad de su sueño. Otro estudio de la Universidad de Chicago demostró que las personas que dormían profundamente —sin los sueños ni el movimiento ocular rápido (o fase MOR)— segregaban casi un 65 por ciento más de la hormona del crecimiento humano (o HCH) que aquellas que no conseguían un sueño de calidad. Usted necesita más HGH para prevenir la pérdida de masa muscular provocada por el cortisol.

Tome en cuenta la "C" para eliminar el estrés. Si usted se encuentra en un momento estresante de la vida —quizás por el trabajo, los problemas económicos o los familiares— cárguese de vitamina C. Para manejar el estrés, probablemente obtendrá los mejores beneficios con un consumo diario de 1.000 miligramos, divididos en pequeñas dosis a lo largo del día.

Aguántese con el alcohol. Los tragos la deshidratan. Su cuerpo cree que hay una emergencia de escasez de agua, lo cual aumenta su cortisol. ¿Cuánto alcohol es demasiado? La mayoría de las autoridades dicen que 3 bebidas al día es demasiado. La misma deshidratación sucede con la cafeína. Para controlar el cortisol, limítese a 200 miligramos al día, más o menos 2 tazas de café.

Tome control. Tener la sensación de que controla algunas de las cosas que causan estrés en su vida puede ayudarla. "Si usted somete a un voluntario a un gran ruido al azar, sus hormonas del estrés aumentan", dice Robert Sapolsky, Ph.D., profesor de Biología y Neurología en la Universidad Stanford. "Pero si le da un botón y le dice que pulsándolo disminuirá el ruido, se produce una respuesta al estrés más pequeña ante el mismo sonido". Organizarse, aunque sea de pequeñas maneras, puede hacerle sentir que usted gobierna más su vida.

Haga un plan. "Las personas manejan el estrés más eficazmente si pueden creer que las cosas están mejorando", dice Sapolsky. Por ello, asegúrese de tener siempre algo que desear. La esperanza hace que el estrés sea manejable.

Centre su atención. Recuerde la sencillas y sabias palabras de Simone Weil: Cualquier atención no dividida es una oración. Si podemos detener el alboroto de nuestras mentes y dedicar cada día brevemente toda nuestra atención a algo —sea una rutina de yoga que dure 10 minutos, un informe del trabajo que tenga 10 páginas o un niño de 10 años— puede que adquiramos la serenidad que muchos encuentran en la fe formal.

(*Nota*: si encuentra en este capítulo nombres de alimentos que no entiende o que jamás ha visto, favor de remitirse al glosario en la página 400).

LA DIETA ABDOMINAL Y EL EMBARAZO

Se trata de la panza más preciosa del mundo. Sin embargo, no quiere decir que al embarazarse deba dejar de comer bien y de hacer ejercicio. De hecho, es incluso más importante mantener hábitos saludables antes, durante y después del embarazo por su salud y figura, y por la de su bebé. Sólo considere este estudio: unos investigadores suecos analizaron el peso de 563 mujeres antes, durante y 15 años después de sus embarazos. Descubrieron que aquellas que engordaron más de 35 libras (16 kg) tenían 2,5 más probabilidades de mantener el peso después del parto. Usted debería aspirar a engordar entre 25 (11 kg) y 35 libras (ese es el rango saludable recomendado por el Colegio de Obstretas y Ginecólogos de los Estados Unidos). Y los estudios muestran que tener sobrepeso mientras se está embarazada aumenta su riesgo de sufrir problemas relacionados con el embarazo como diabetes gestacional, preeclampsia y parto por cesárea.

Sin embargo, sólo porque usted perderá sus abdominales visibles cuando se embarace no significa que La Dieta Abdominal para la Mujer tiene que desaparecer también. Siempre es de vital importancia que las mujeres embarazadas consulten a sus médicos cualquier programa de alimentación y ejercicio, pero aquí tiene unas pautas para que nuestro plan sirva para dos.

Siga haciendo ejercicio. Hacer ejercicio durante el embarazo es importante para mantener control de su peso, así como de su tono muscular. Si usted corre habitualmente, puede seguir corriendo al principio de su embarazo, pero se piensa que nadar es el ejercicio cardiovascular más seguro porque ayuda a mantener el tono corporal sin someter las articulaciones a demasiada presión. El cambio más significativo que deberá realizar al programa de La Dieta Abdominal para la Mujer es eliminar las rutinas de intervalos. Los médicos recomiendan que no mantenga su ritmo cardíaco a niveles de alta intensidad. Recomiendan niveles en los cuales usted pueda hacer ejercicio y mantener una conversación al mismo tiempo: así se asegurará de no esforzarse demasiado. Nuevas investigaciones demuestran que la actividad física puede ayudarle a evitar los partos prematuros.

Aproveche los Alimentos Archiabdominales. Aunque usted necesita solamente 300 calorías extra más o menos durante el segundo y tercer trimestre, necesita más nutrientes de los alimentos para transmitirlos a su bebé. La dieta diaria recomendada incluye de 2 a 3 raciones de alimentos ricos en calcio, de 3 a 5 raciones de verduras, de 2 a 4 de fruta, de 6 a 11 de cereales integrales y de 2 a 3 de carnes magras (bajas en grasa) y otras fuentes de proteínas. Los expertos también recomiendan tomar un complejo multivitamínico para obtener el suficiente folato y calcio; el folato para proteger contra los defectos de nacimiento y el calcio para asegurarse de que obtiene lo suficiente. (El bebé puede agarrar el calcio de sus huesos y dejarla con un mayor riesgo de sufrir osteoporosis).

Siga con seis. Sólo porque usted está comiendo por dos no significa que puede aumentar sus comidas diarias a 12 al día. Tener sobrepeso antes y durante el embarazo hace que tenga cuatro veces más probabilidades de sufrir sobrepeso un año después. Si usted toma sus seis comidas bien equilibradas, obtendrá las calorías y nutrientes para ambos. Una nota interesante: un estudio sobre la ingesta dietética de 244 mujeres embarazadas en Boston reveló que las mujeres cuyos bebés eran varones tenían una ingesta calórica un 10 por ciento superior a aquellas que iban a tener niñas. Los embriones masculinos consumieron más proteínas, carbohidratos, grasas animales y grasas vegetales. Los investigadores especulan que podría estar causado por mayores cantidades de testosterona.

Posiciónese bien. Si usted hace posturas de yoga (vea el capítulo adicional en la página 306), debería realizar pequeños ajustes para evitar poner su cuerpo en posiciones incómodas. Deberá evitar las posturas que precisen que contraiga o gire los abdominales a fin de evitar una excesiva presión en el área (y las posturas que requieran que se acueste sobre su pancita). Para las posturas paradas, quizás tenga que ampliar su posición para dejarle un poco más de sitio a su barriga.

Regrese a su rutina en cuanto su médico le dé el visto bueno. Después del parto, quizás piense que su panza ha alcanzado un punto de no retorno. Pero hay muchas mujeres que son capaces de recuperar su figura después del embarazo. Sólo toma un poco más de tiempo. El embarazo estira y debilita sus músculos abdominales (las cesáreas los debilitan aún más). Y no es poco habitual que el tejido conectivo que hay alrededor de esos músculos abdominales precisen un año o más para volver a tener su fuerza original. Los ejercicios abdominales de cualquier clase ejercitan los músculos alrededor de su núcleo para fortalecer y reafirmar toda el área, y los expertos recomiendan ejercicios como Pilates y contracciones abdominales para acelerar el proceso. (Siempre debería hablar con su médico para averiguar cuándo es seguro reanudar sus rutinas de ejercicio después del parto). Para emprender el regreso despacio, pruebe este ejercicio, que puede hacer mientras maneja, está sentada en el sofá o en su escritorio. Mantenga la espalda apoyada e inhale sacando el abdomen. Ahora exhale, metiendo sus músculos abdominales e intentando llevar su ombligo hacia su espina dorsal. Mantenga la posición hasta contar hasta 30 (siga respirando). Luego contraiga 10 veces, jalando su ombligo hacia su espina dorsal con cada contracción. Hágalo 3 veces al día.

A propósito, su piel experimentará cambios similares a los de sus músculos. Pero la piel flácida alrededor de su panza no es un problema permanente. La piel es como una banda elástica. Cuando la estira, con el tiempo regresará a su forma. Reafirmar la piel después de un embarazo toma algo de tiempo, pero con esos mismos ejercicios fortalecedores de los abdominales puede volver a tener la firmeza de antes del embarazo.

Capítulo II

INCREMENTE EL IMPACTO DE LA DIETA ABDOMINAL

Utilice el ejercicio para deshacerse de la grasa y tonificar sus músculos

TAL VEZ SU VIDA HA SIDO COMO una ola durante los últimos meses, años o incluso décadas: una ola de fiestas, comidas rápidas y miles de horas viendo la tele sin hacer nada de ejercicio. Aunque las olas son muy divertidas en temporada de playa, pueden ser devastadoras durante una tormenta o un ciclón. Las olas de diversión son iguales. Gracias a ellas nuestro abdomen termina cubierto por libras de grasa, ocultando los músculos y convirtiendo lo que fuera una tabla de planchar en una panza protuberante.

Sin embargo, una siempre puede hacer que las olas se retiren. Es solo cuestión de quemar grasa.

Comer bien es fundamental, y realmente, si sigue los principios nutricionales de La Dieta Abdominal para la Mujer y centra sus comidas en torno a los Alimentos Archiabdominales, usted quemará grasa sin mucho esfuerzo. Sin embargo, para maximizar su adelgazamiento y convertir su grasa en músculo tonificado, este libro incluye algo que otros libros de dieta ignoran: un plan de ejercicio rápido y fácil. El ejercicio no solamente la ayudará a estar más saludable, sino que también hará que pierda peso más rápidamente. La pondrá más fuerte. Y lo que es aún más importante, le ayudará a su cuerpo a sustituir lo fofo por lo firme al convertir las calorías normalmente almacenadas en forma de grasa corporal en el combustible que alimentará sus músculos.

HISTORIA DE ÉXITO CON LA DIETA ABDOMINAL

"¡RECUPERÉ MI AUTOESTIMA!"

Nombre: Brian Archiquette

Edad: 35

Estatura: 6'3" (1,90 m)

Peso inicial: 275 (125 kg)

Seis semanas después: 250 (113 kg)

Tras alcanzar su peso máximo de 345 libras (156 kg), Brian Archiquette se inscribió al gimnasio. Había engordado a ritmo constante 130 libras (59 kg) después de casarse hacía 9 años, y finalmente estaba harto. Estaba cansado de estar gordo. Se sentía triste y deprimido. "Me encontraba al margen de la vida", dice.

Además, el papá de Archiquette murió de insuficiencia cardíaca congestiva y él se estaba encaminado en la misma dirección; Archiquette sabía que tenía que realizar un cambio. . . y que tenía que hacerlo ya. Siguió las rutinas de ejercicio de la revista *Men's Health* y gradualmente adelgazó hasta 275 libras.

Las reglas de la rutina

AL HABER TRABAJADO EN *Men's Health* durante más de 10 años, conozco todas las últimas tendencias en ejercicio, pero también busco las últimas y más creíbles investigaciones científicas que miden la eficacia de diferentes planes de ejercicio. Con esos conocimientos, he construido una parte del plan de ejercicio para ayudarla a quemar grasa a los niveles más altos posibles en la mínima cantidad de tiempo. Sé que usted no tiene tiempo para emplear un montón de horas al día haciendo ejercicio, por ello quiero que obtenga los máximos resultados de cada rutina de ejercicio. Y también sé que la flexibilidad y la comodidad son las claves para formular un plan que pueda seguir. Por lo tanto, he creado una rutina de ejercicio que puede hacer en su gimnasio local. . . o en su sala. Este plan —que funciona tanto para hombres como para mujeres— le permite que sus rutinas sean cortas y

Cuando comenzó La Dieta Abdominal como uno de nuestros primeros voluntarios, reactivó la pérdida de peso y bajó 25 libras (11 kg) más en 6 semanas.

"Se trataba de planificar las comidas y los horarios de las comidas. Intentaba equilibrar las comidas a lo largo del día, además de hacer ejercicio", dice Archiquette, cuya debilidad es la pizza. "En el pasado, lo que habría sucedido es que no habría comido y luego me habría atiborrado porque estaba hambriento".

Mientras Archiquette se encuentra en camino de lograr su meta de pesar 215 libras (98 kg) con su estatura de 6 pies con 3 pulgadas, ya ha obtenido tremendos beneficios. Su cintura se ha reducido de 48 pulgadas (122 cm) a 40 pulgadas (102 cm). Y ahora cuando camina por el centro comercial, no tiene que encontrar un lugar para sentarse cada dos minutos. Su mayor logro, dice, ha sido ganar autoestima.

"Definitivamente tengo más energía y una actitud ante la vida más positiva", dice. "Ahora tengo mas seguridad. . . incluso cuando estoy parado delante de la gente del trabajo. Antes siempre estaba acomplejado, pensando que estarían mirando mi panza sobresaliente o que mi camisa me quedaba demasiado ajustada. Ahora me siento mejor conmigo mismo".

precisamente centradas, a la vez que la mantienen por el buen camino para lograr su meta final. Esta es sin duda la mejor rutina de ejercicio que puede hacer para mostrar sus abdominales. A continuación desgloso los principios fundamentales de la rutina.

Primero, preocúpese por la dieta. Las 2 primeras semanas de ejercicio son opcionales. Si usted ya hace ejercicio de manera regular, puede pasar directamente a La Rutina Aplanadora, y debería hacerlo, porque quemará incluso más grasa que con sólo seguir el plan. Pero si es usted principiante o hace mucho tiempo que no hace ejercicio, tome las 2 primeras semanas para adaptarse a su nuevo plan de comidas antes de comenzar las rutinas de ejercicio. Si quiere empezar desde ya para maximizar sus esfuerzos adelgazadores, comience a habituarse al ejercicio caminando a paso rápido durante 30 minutos al día.

AYUDA ABDOMINAL

Sin prisa pero sin pausa

Aquí tiene un truco: dígase a sí misma lentamente la frase "sin prisa pero sin pausa" conforme sube el cuerpo durante una contracción abdominal. Debería tomar al menos el mismo tiempo llegar al final del movimiento que decir este mantra (lo mismo al bajar).

Estírese

Si tiene las corvas tensas, puede desarrollar el hábito de echarse hacia atrás para aliviar la presión. Esta postura tiende a hacer que saque la panza, y esto la hará lucirá aún más gorda. Estirar las corvas unas cuantas veces por semana debería ayudarla. Si usted anda corta de tiempo, la manera más rápida y fácil de desentumecer su espalda y corvas y reafirmar su abdomen es haciendo lo que se conoce como el número cuatro. Se hace así: siéntese en el piso con la pierna derecha recta delante de usted y los dedos del pie apuntando hacia arriba. Doble la rodilla izquierda para poner el talón izquierdo contra la parte interna de su muslo derecho, cerca de su ingle; mantenga la rodilla izquierda casi tocando el piso. Ahora extienda el brazo derecho lentamente para tocar el dedo del pie derecho. Si no puede hacerlo, intente agarrar el tobillo. Mantenga esa posición durante 30 segundos, regrese a la posición inicial y luego estírese de nuevo durante otros 30 segundos. Cambie de pierna y estire el lado izquierdo dos veces también.

Siempre mantenga sus músculos en mente. Hace unos años yo trabajaba con un muchacho que tenía un sobrepeso de 30 libras (14 kg). Decidió tomar parte en una carrera para motivarse a adelgazar. Corría 6 días a la semana y seguía su programa religiosamente, pero no bajó ni una libra. Por supuesto era capaz de correr más que nunca antes, pero su cuerpo permaneció igual. ¿Por qué? Primero, porque seguía basando su dieta en pizza, en pasta y en alones, y segundo, porque el ejercicio cardiovascular de estado fijo —como correr— no quema grasa de la manera en que lo hacen los ejercicios con pesas. (Por cierto, cuando el mismo muchacho comenzó con nuestro plan y empezó un programa de levantamiento de pesas, adelgazó casi 20 libras/9 kg en menos de 2 meses).

Por su naturaleza, los músculos son comelones. Es decir, están programados para mantenerse bien nutridos, por lo que siempre

---

Una razón más para dejar de fumar

Las investigaciones revelan que los fumadores tienen un índice de abdomen/cadera más elevado que los antiguos fumadores o las personas que nunca han fumado. Eso significa que los fumadores tienen más probabilidades de engordar alrededor de sus abdómenes.

Coma poco muchas veces

Está claro que un exceso de calorías conduce a un exceso de peso. Pero cómo y cuándo come es tan importante como qué come. Comer grandes comidas, por ejemplo, puede estirar sus músculos abdominales. Si se atiborra de manera regular, sus abdominales se estirarán tanto que perderán su capacidad de frenar su panza. Esa es otra razón por la cual tomar múltiples comidas pequeñas es mejor que unas pocas grandes.

Apriételos dondequiera

Cuando esté sentada en su auto o en su escritorio, tense su abdomen como lo haría al comienzo de una contracción abdominal. Siéntese derecha y meta sus abdominales durante 60 segundos a la vez, al menos una vez cada hora. En cualquier momento que sienta que se ponen flácidos a lo largo del día, apriételos de nuevo.

están tratando de agarrar y quemar las calorías que uno consume. Por lo tanto, agregar músculo significa que usted quemará más calorías; en el gimnasio, en el trabajo e incluso en la cama. Este programa se basa en ejercitar sus grupos de músculos grandes —sus piernas, su pecho, su espalda y sus hombros— porque en esas zonas es donde puede formar la mayor parte de músculo en la menor cantidad de tiempo (sin agregar mucho volumen). Además, cuando usted ejercita sus músculos más grandes, activa su metabolismo al crear una poscombustión calórica más duradera... ¡una que puede durar hasta su próxima rutina de ejercicio!

Piense en la pequeña fracción de tiempo que usted emplea haciendo ejercicio. Aunque se ejercite cuatro o cinco veces por semana durante una hora cada vez, eso no es nada comparado con la cantidad de tiempo que usted no está haciendo ejercicio cada

AYUDA ABDOMINAL

Póngase derecha

Cuando esté caminando, póngase derecha e imagine que trae puesta una capa colgando de sus hombros, al estilo de Superman, para asegurar la mejor postura. Una postura más erguida le dará la apariencia de ser más esbelta y entrenará a sus abdominales para que permanezcan apretados y firmes. Otro truco bueno es pensar en su espalda como si fuera una pared y en su panza como si fuera un mueble que ha empujado contra la pared para que no se tuerza.

No le dé la espalda a su espalda

Contrariamente a la creencia popular, sus abdominales no se encuentran alrededor de su ombligo. Son un complicado sistema de músculos, conectados a su caja torácica e incluso a su espina dorsal. Para tener unos abdominales fuertes, necesita no solamente hacer ejercicios para el abdomen, sino también reforzar la baja espalda y hacer ejercicios para sus oblicuos (los músculos abdominales que recorren los lados de su torso).

Refresque su memoria muscular

Quizás haya oído el término "memoria muscular": la manera en que su cuerpo aprende a hacer una actividad física (como andar en bicicleta) y nunca

día. Por ello, a fin de obtener el máximo beneficio metabólico posible, tiene que maximizar las calorías que quema cuando no hace ejercicio.

Céntrese en pasar menos tiempo en el gimnasio. La Rutina Aplanadora emplea dos sencillos conceptos para maximizar el crecimiento del músculo y la quema de grasa y minimizar el tiempo que emplea haciendo ejercicio.

Entrenamiento en circuito. Este término se refiere a la realización de diferentes ejercicios uno después de otro. Por ejemplo, tendremos que hacer una serie de ejercicios de piernas seguidos inmediatamente por una serie de un ejercicio de la parte superior del cuerpo, hasta que haga de 8 a 10 ejercicios diferentes de corrido. El entrenamiento en circuito funciona por dos razones. La primera, al mantenerla en movimiento y recortar los períodos

---

la olvida. Pues sus abdominales también tienen memoria. Si mantiene firmes de manera consciente sus abdominales a lo largo del día, tenderán a permanecer firmes incluso cuando usted esté relajada.

Sírvase un aperitivo de ejercicio

Las investigaciones sugieren que la mejor manera de comer menos en una comida es hacer una rutina de ejercicio justo antes de comer. Esto funciona de diferentes maneras: en primer lugar, usted estará menos hambrienta cuando su metabolismo está acelerado, como sucede justo después de una rutina de ejercicio. En segundo lugar, usted tendrá más sed y beberá más agua, lo cual ocupa espacio en su estómago y calma el hambre. Tercero, con su metabolismo acelerado, las calorías que come se queman para conseguir energía rápidamente. . . no se almacenan como grasa.

Distánciese de las dietas

Cuando usted adelgaza en una "dieta", el músculo es lo primero que desaparece. Para su cuerpo es más difícil retener el músculo que la grasa, por ello cuando usted sigue una dieta baja en calorías, su cuerpo quema masa muscular y la convierte en energía. Cuando deja la dieta, comienza a recuperar las libras; pero como ahora tiene menos músculo quemador de calorías, el peso que gana es grasa. Al ponerse a dieta, esencialmente usted convierte el músculo en grasa.

de descanso entre los ejercicios, el entrenamiento en circuito mantiene su ritmo cardíaco elevado a lo largo de su sesión de ejercicio, maximizando su quema de grasa a la vez que proporciona tremendos beneficios para la salud cardiovascular. La segunda, el entrenamiento en circuito hace que su rutina sea corta; no perderá tiempo descansando entre las series de un ejercicio y podrá seguir adelante con el resto de su ajetreada vida.

Ejercicios compuestos. Otro elemento clave del programa son los ejercicios compuestos, es decir, ejercicios que implican a múltiples grupos de músculos en vez de centrarse solamente en uno. Por ejemplo, con La Rutina Aplanadora (vea la página 213), no queremos que ejercite su pecho, luego sus hombros, luego sus tríceps y luego sus antebrazos. Queremos que ejercite muchos músculos diferentes al mismo tiempo para que pueda terminar rápidamente con su rutina y no tenga que pasar horas en el gimnasio. Un estudio reveló que los hombres pueden ganar 6 libras (3 kg) de músculo (las mujeres más o menos la mitad) y perder 15 libras (7 kg) de grasa en 6 semanas al seguir un programa de ejercicio que emplea los ejercicios compuestos que se encuentran en La Rutina Aplanadora. Y lo que es incluso mejor es que esas personas siguieron el plan de ejercicios solamente durante 20 minutos tres veces por semana. Además, los ejercicios compuestos no sólo harán su rutina más divertida y desafiante, sino que también incrementarán las exigencias sobre sus músculos. . . aunque usted en realidad no estará trabajando más. (Por ejemplo, ¡la sentadilla (cuclilla) hace trabajar la increíble cantidad de 256 músculos con un solo movimiento!) Una mayor demanda muscular activa a su cuerpo para que produzca más hormona del crecimiento humano, el cual es un potente quemador de grasa.

Si nunca ha levantado pesas, no se preocupe. Es fácil de aprender. Puede comenzar levantando cualquier cantidad de peso con el cual se sienta cómoda; ya sea un par de mancuernas (pesas de mano) ligeras o un par de latas de frijoles (habichuelas).

Aunque comience poco a poco, se pondrá más fuerte, comenzará a formar músculo y mantendrá su metabolismo acelerado. A medida que progrese, formará más músculo y quemará más grasa.

Fíjese en la intensidad. Quiero comentarles de nuevo el caso del muchacho que mencioné antes, ya que su ejemplo demuestra bien lo que uno *no* debe hacer. Él corría 6 días a la semana con mucha dedicación, pero a paso de tortuga. Su intensidad nunca se elevaba y por lo tanto, nunca quemaba mucha grasa. Una y otra vez, las investigaciones han demostrado que las rutinas de ejercicio de alta intensidad favorecen el adelgazamiento mejor que las actividades de estado fijo. En un estudio canadiense de la Universidad Laval, los investigadores midieron las diferencias en la quema de grasa entre dos grupos de personas que seguían dos rutinas de ejercicio diferentes. El primer grupo pedaleó en bicicletas fijas cuatro o cinco veces por semana y quemó de 300 a 400 calorías por sesión de 30 a 45 minutos. El segundo grupo hizo lo mismo, pero solamente una o dos veces por semana, y llenó el resto de sus sesiones con intervalos cortos de bicicleta de alta intensidad. Se subían a las bicicletas fijas y pedaleaban lo más rápido que podían de 30 a 90 segundos, descansaban y luego repetían el proceso varias veces por sesión de ejercicio. Como resultado, quemaron de 225 a 250 calorías mientras pedaleaban, pero habían quemado más grasa al final del estudio que las personas del primer grupo. De hecho, aunque hicieron menos ejercicio, su quema de grasa fue nueve veces superior. Los investigadores dijeron que la mayoría de la quema de grasa tuvo lugar después de la rutina de ejercicio.

La Rutina Aplanadora recomienda que agregue una simple rutina de ejercicio de intervalos a la semana para complementar sus ejercicios de fortalecimiento. Estas son rutinas de ejercicio cardiovascular tradicional (correr, nadar, andar en bicicleta) en las cuales usted alterna entre períodos de alta intensidad y períodos de descanso. (Explicaré más cosas acerca de cómo crear una rutina de ejercicio de intervalos eficaz en el siguiente capítulo).

Si usted no hace ejercicio

LO MEJOR de La Rutina Aplanadora de 6 semanas es que durante las 2 primeras semanas usted no tiene que hacer ejercicio. Si no está haciendo nada ahora mismo, no es de importancia fundamental que comience inmediatamente. En cambio, quiero que se concentre en aclimatar su cuerpo y su rutina diaria a La Dieta Abdominal para la Mujer.

Por otro lado, ¿por qué esperar a activar sus mecanismos quemadores de grasa? Si usted quiere comenzar un programa de ejercicios de fortalecimiento suave, realice esta rutina tres veces por semana: alterne entre 3 series de planchas (lagartijas) (sobre sus rodillas si no puede hacerlas con las piernas derechas al principio) y 3 series de sentadillas (cuclillas) sin peso. Ambos ejercicios utilizan el peso de su cuerpo como resistencia y habituarán a su cuerpo a un programa de ejercicios de fortalecimiento. Realice de 8 a 10 repeticiones de planchas (lagartijas), seguidas de 15 a 20 repeticiones de sentadillas. Cuando eso le resulte demasiado fácil, aumente las repeticiones de las planchas, y sostenga alguna forma de peso —unas mancuernas (pesas de mano) ligeras es lo mejor— mientras haga las sentadillas. Esta ligera rutina, especialmente en combinación con 30 minutos de caminata a paso rápido, activará sus quemadores de grasa.

Si ya tiene el hábito de hacer ejercicio

A LO MEJOR USTED LEVANTA pesas una o dos veces por semana. Quizás trota unas cuantas millas cada mañana. O bien puede ser que ganó una medalla en las Olimpiadas de 1984. No importa. Sea como sea su rutina de ejercicios actual, es probable que usted forme más músculo y queme más grasa si cambia a La Rutina Aplanadora.

Aunque su programa de ejercicio actual le haya funcionado

bien, los expertos están de acuerdo en que combinar su rutina de ejercicio más o menos cada mes es la mejor manera de maximizar sus resultados. La razón es que las ganancias en fuerza y buena forma física general se producen al desafiar a su cuerpo a actuar de maneras a las que no está habituado. Llevar a cabo la misma rutina de ejercicio una y otra vez no entrena a su cuerpo para alcanzar su máximo potencial; solamente lo habitúa para ser realmente bueno en realizar esa rutina de ejercicio concreta. De manera que quiero que considere cambiar su rutina actual por La Rutina Aplanadora, al menos durante unas cuantas semanas. Le garantizo que los resultados que logrará serán increíbles.

Programa semanal recomendado para La Rutina Aplanadora

USTED PUEDE COMBINAR las diferentes rutinas de ejercicio para satisfacer las necesidades de su estilo de vida. Cuando prepare su agenda, asegúrese de:

▶ Dejar al menos 48 horas entre las rutinas de ejercicios con pesas de las mismas partes del cuerpo. Sus músculos necesitan tiempo para recuperarse y repararse después de una sesión de ejercicio.

▶ Tomar 1 día a la semana para descansar sin hacer ningún ejercicio formal.

▶ Calentar durante 5 minutos antes de comenzar a hacer ejercicio, corriendo suavemente, pedaleando en una bicicleta fija, brincando la cuerda (suiza, cuica) o haciendo *jumping jacks* despacio.

Los 3 componentes de su agenda semanal incluyen:

1. Ejercicios de fortalecimiento: tres veces por semana. Son rutinas de ejercicio para todo el cuerpo con una rutina que pone más énfasis en las piernas.

2. Ejercicio cardiovascular adicional: opcional, para los días en los que no haga ejercicios con pesas. Por ejemplo, andar en bicicleta, correr, nadar, caminar y utilizar máquinas para hacer ejercicio cardiovascular. Se recomienda una rutina de ejercicio de intervalos 1 día a la semana, y también recomiendo ejercicio cardiovascular ligero como caminar para 2 de sus 3 días libres.

3. Ejercicios abdominales: dos veces por semana. Le recomiendo que los haga antes de sus ejercicios de fortalecimiento o sus rutinas de intervalos (obtendrá más información sobre ejercicios abdominales en el Capítulo 13).

Capítulo 12

LA RUTINA APLANADORA
Simplemente sencillo y sumamente eficaz

TODO TIPO DE PERSONAS VAN a los gimnasios, desde los que tienen sobrepeso hasta los que están más flacos que un hilo, junto con los fuertotes con falta de cuellos y aquellas mujeres sinuosas que se envidian y se detestan al mismo tiempo. Y si les preguntara acerca de su rutina, es muy probable que cada cual tendría recomendaciones diferentes en cuanto a la forma física. De hecho, apuesto a que tienen tantas filosofías sobre el ejercicio como Univisión tiene telenovelas. Pero le aseguro que a quien yo realmente puedo ayudar es a la persona con sobrepeso que está ejercitando músculos diminutos en un rincón. Ejercitar grupos de músculos muy pequeños —por ejemplo, los de sus antebrazos o las pantorrillas— es como ponerse maquillaje antes de darse una ducha (regaderazo). No tiene caso ejercitar los músculos pequeños hasta que nos hayamos ocupado de los más grandes.

Por eso he elaborado una rutina de ejercicios de fortalecimiento que trabajan todo el cuerpo para así incrementar su masa muscular tan eficazmente como sea posible. Es sencillo: para mostrar sus abdominales y aplanar su estomago, tiene que quemar grasa. Para quemar grasa, tiene que formar músculo. Recuerde que agregar sólo 1 libra de músculo obligará a su cuerpo a quemar hasta 50 calorías adicionales al día, todos los días.

Esta rutina de ejercicio enfatiza los grupos de músculos más grandes de su cuerpo: el pecho, la espalda y las piernas. En una rutina durante la semana, prestará una atención especial a sus piernas. Sé lo que está pensando: mis abdominales están aquí arriba. ¿Por qué voy a preocuparme de ejercitar lo que está abajo? Porque la mayoría de los músculos de su cuerpo se encuentran debajo de su ombligo. La parte inferior de su cuerpo es donde usted formará más músculos en el menor tiempo; ejercitar esta enorme masa muscular activa la liberación de hormonas que estimulan el crecimiento del músculo en todo su cuerpo, pone a sus quemadores de grasa a trabajar a toda marcha, y le da ese estómago plano como una tabla de planchar que usted desea. . . en nada de tiempo. De hecho, los ejercicios de piernas son la clave para tener fuerza en todo el cuerpo: en un estudio noruego, las personas que se centraban en los ejercicios para la parte inferior del cuerpo ganaron más fuerza en la parte superior del cuerpo que aquellas que destacaron los ejercicios de la parte superior del cuerpo en sus rutinas. Pero eso no significa que tiene que ignorar por completo la parte superior de su cuerpo. Con las rutinas de ejercicio para la parte superior, usted también ejercitará sus músculos más grandes —su pecho, su espalda y sus hombros— para quemar más grasa. Si sigue este programa, aún notará más crecimiento y definición en los músculos de todo su cuerpo —incluso en sus brazos, en sus hombros, y, sí, hasta en sus abdominales— y comenzará a cambiar la forma de su cuerpo.

Ahora bien, usted va a hacer entrenamiento en circuito para optimizar su formación muscular. Es decir, realizará una serie de un ejercicio y luego pasará inmediatamente al siguiente ejercicio, con sólo 30 segundos de descanso. Siga el orden de los ejercicios que he enumerado en las siguientes páginas; eso le permitirá ejercitar diferentes partes del cuerpo de serie en serie. (En la página 220 comienza una serie completa de descripciones de ejercicios y fotografías que le mostrarán cómo tiene que realizarlos). Al alternar entre unas partes del cuerpo y otras, mantendrá a su cuerpo trabajando constantemente y será capaz de llevar a cabo los movimientos consecutivos sin descansar. El entrenamiento en circuito funciona tan bien porque usted ahorrará tiempo al reducir la cantidad de tiempo de descanso que necesita cuando alterna grupos de músculos. Y lo que es más importante, mantendrá su ritmo cardíaco elevado a lo largo de toda la rutina de ejercicio, de manera que quemará aún más grasa mientras hace ejercicio. . . tanto si está en el gimnasio como en su sala.

Durante las 2 primeras semanas del programa, haga el circuito dos veces. Vaya de un ejercicio a otro sin descansar más de 30 segundos entre ellos. Cuando termine un circuito, descanse de 1 a 2 minutos, luego realice el segundo circuito. Después de las 2 primeras semanas, cuando se sienta cómoda haciendo 2 circuitos enteros durante una rutina de ejercicio, aumente su volumen de trabajo a 3 circuitos por rutina de ejercicio. En cada ejercicio, utilice un peso que pueda levantar cómodamente durante el número de repeticiones indicadas. Cuando eso llegue a ser demasiado fácil, aumente el peso en cada serie en un 10 por ciento o menos. A continuación le daré un ejemplo de cómo puede programar sus rutinas de ejercicio.

LUNES:
Rutina de fortalecimiento total con énfasis abdominal

Realice una serie de cada ejercicio abdominal*, luego realice el resto del circuito dos veces.

EJERCICIO	REPETICIONES	DESCANSO	SERIES
Abdominal tradicional*	12–15	nada	1
Elevación de rodilla*	12–15	nada	1
Elevación oblicua*	10 a cada lado	nada	1
Puente*	1 ó 2	ninguno	1
Extensión de espalda*	12–15	nada	1
Sentadilla (cuclilla)	10–12	30 segundos	2
Pres de banca	10	30 segundos	2
Jalón dorsal	10	30 segundos	2
Pres militar	10	30 segundos	2
Remo parado	10	30 segundos	2
Extensión del tríceps en polea	10–12	30 segundos	2
Extensión de piernas	10–12	30 segundos	2
Curl de bíceps	10	30 segundos	2
Curl de piernas	10–12	30 segundos	2

MARTES (Opcional):
Ejercicio cardiovascular ligero como caminar

(Intente caminar 30 minutos a paso rápido)

MIÉRCOLES:
Rutina de fortalecimiento total con énfasis abdominal

Realice una serie de cada ejercicio abdominal, luego realice el resto del circuito dos veces.

EJERCICIO	REPETICIONES	DESCANSO	SERIES
Abdominal parado*	12–15	nada	1
Impulso abdominal*	12	nada	1
Extensión lateral*	6–10 a cada lado	nada	1
Puente lateral*	1 ó 2 a cada lado	nada	1
Extensión de espalda*	12–15	nada	1
Sentadilla (cuclilla)	10–12	30 segundos	2
Pres de banca	10	30 segundos	2
Jalón dorsal	10	30 segundos	2
Pres militar	10	30 segundos	2

Remo parado	10	30 segundos	2
Extensión del tríceps en polea	10–12	30 segundos	2
Extensión de piernas	10–12	30 segundos	2
Curl de bíceps	10	30 segundos	2
Curl de piernas	10–12	30 segundos	2

JUEVES (Opcional):
Ejercicio cardiovascular ligero como caminar
(Intente caminar 30-45 minutos a paso rápido)

VIERNES:
Rutina de fortalecimiento total con énfasis en las piernas
Repita el circuito entero dos veces.

EJERCICIO	REPETICIONES	DESCANSO	SERIES
Sentadilla (cuclilla)	10–12	30 segundos	2
Pres de banca	10	30 segundos	2
Jalón dorsal	10	30 segundos	2
Arco caminante	10–12 con cada pierna	30 segundos	2
Pres militar	10	30 segundos	2
Remo parado	10	30 segundos	2
Subir escalones	10–12 con cada pierna	30 segundos	2
Extensión del tríceps en polea	10–12	30 segundos	2
Extensión de piernas	10–12	30 segundos	2
Curl de bíceps	10	30 segundos	2
Curl de piernas	10–12	30 segundos	2

SÁBADO (Opcional):
Rutina Abdominal más Rutina de Intervalos
Realice una serie de cada ejercicio abdominal, luego escoja una rutina de intervalos de la selección que se encuentra en las páginas 242 y 243.

EJERCICIO	REPETICIONES	DESCANSO	SERIES
Abdominal tradicional*	12–15	nada	1
Elevación de rodilla*	12	nada	1
Elevación oblicua*	6–10 a cada lado	nada	1
Puente*	1 ó 2	nada	1
Extensión de espalda*	12–15	nada	1

DOMINGO: Libre

LAS VENTAJAS DE USAR MANCUERNAS

Cuando se trata de versatilidad, facilidad de uso y pura eficacia, ningún equipo es tan eficaz para formar músculo como un par de mancuernas (pesas de mano). A nivel práctico, son baratas ($50 en adelante), prácticamente indestructibles, y, si hace sus rutinas de ejercicio en casa, son bastante compactas, en particular si las compara con los equipos que venden por la televisión. Pero estos son los datos obvios. Aquí tiene ocho razones por las cuales la gente sensata utiliza mancuernas.

1. Las mancuernas le proporcionan una rutina de ejercicio más completa. Quizás piense que las mancuernas sólo sirven para hacer *curls* de bíceps, pero son eficaces para ejercitar las piernas (Arcos, Pantorrillas), la espalda (Pesos muertos) y los abdominales (Extensiones laterales, Abdominales "pesados") también.

2. Las mancuernas retan más a sus músculos. Uno de los mayores retos para los levantadores de pesas es un fenómeno conocido como estancamiento en la formación muscular. Cuando su cuerpo se habitúa a una rutina de ejercicio dada, esta deja de suponer un desafío para el mismo y los músculos dejan de crecer. Dado que hay cientos de ejercicios diferentes que usted puede hacer con mancuernas, puede continuar cambiando y actualizando sus rutinas y desafiando a sus músculos de nuevas maneras. . . y estos continuarán creciendo. Por ejemplo, hay 15 ó 20 variaciones de *curls* de bíceps que puede llevar a cabo con mancuernas, a diferencia de sólo un puñado que puede realizar con una barra de pesas y sólo uno o dos como máximo en una máquina de ejercicio.

3. Las mancuernas la pondrán más fuerte. Dado que permiten un rango de movimiento mayor durante los ejercicios, las mancuernas desafían a sus músculos de maneras que ningún otro equipo puede hacer. Por ejemplo, una barra para pesas es restrictiva durante un Pres de banca porque solamente puede bajar la pesa a una determinada distancia antes de que el pecho se ponga en su camino. Pero cuando usted sujeta una mancuerna en cada mano, puede bajar las pesas más durante cada repetición, entrando en juego más fibra muscular y estimulando más el crecimiento.

4. Las mancuernas la pondrán fuerte más rápido. El entrenamiento con resistencia negativa se refiere al estrés al que somete a sus músculos durante la fase de bajada, o negativa, de un ejercicio. Y la resistencia negativa puede hacer crecer el músculo incluso más eficazmente que la fase positiva, o de levantamiento, de un ejercicio. Con mancuernas, usted puede agregar resistencia negativa extra a su rutina de ejercicio. Supongamos que usted ha hecho 10 *curls* de bíceps con la mano izquierda y no puede para nada levantar la pesa una vez más. Ahora puede hacer trampas, utilizando la mano derecha para ayudar a la izquierda a levantar la pesa una vez más, y simplemente bajar la mancuerna utilizando la mano izquierda solamente. Al hacer eso, usted podrá obtener ese último beneficio de su rutina.

5. Las mancuernas le darán un corazón más saludable. Muchos estudios han revelado que los ejercicios con pesas reducen la presión arterial y fortalecen indirectamente el corazón. Más recientemente, los investigadores han demostrado que una rutina de ejercicios con mancuernas puede brindar beneficios adicionales, incluyendo un perfil de lípidos más bajo (lo cual conduce a unas arterias menos obstruidas) y una mayor toma de oxígeno. Las mancuernas llevan a cabo un mejor trabajo en este tipo de rutinas para el interior del cuerpo que otros tipos de ejercicios con pesas, de nuevo debido al mayor rango de movimiento que permiten.

6. Las mancuernas incrementan la inteligencia muscular. Las mancuernas la hacen trabajar en tres dimensiones: no la limitan a los movimientos estáticos de arriba-abajo o de lado a lado como lo hacen las máquinas de ejercicio. Eso significa que sus músculos aprenden a funcionar tanto en la vida real como en el gimnasio. Y esto resulta importante tanto si una quiere pegar un gol ganador como si necesita agarrar a los chamacos antes de que se caigan del columpio.

7. Las mancuernas mantienen su cuerpo en equilibrio. Al obligar a cada brazo a levantar su parte de peso, las mancuernas ayudan a identificar inmediatamente los desequilibrios en la fuerza que pueden haberse desarrollado al practicar algún deporte, por actos tan simples como manejar o llevar un portafolios o por levantar pesas con barras o en máquinas. Al hacer un pres por encima de la cabeza con una barra, por ejemplo, usted puede compensar un brazo izquierdo más débil empujando más con su lado derecho. . . y eso empeora el desequilibrio. Sin embargo, cuando usted hace un pres por encima de la cabeza con dos mancuernas, cada lado de su cuerpo tiene que trabajar independientemente. . . y cada lado obtiene la misma cantidad de ejercicio.

8. Las mancuernas ayudan a prevenir las lesiones. Las máquinas de ejercicio están calibradas para ejercitar un músculo exclusivamente con el fin de maximizar su crecimiento. Eso está muy bien si su única actividad diaria es mostrar los músculos a la gente. Sin embargo, a nivel práctico, es importante fortalecer los músculos pequeños, los ligamentos y los tendones que actúan para estabilizar las articulaciones. Las máquinas bien pueden pasar por alto estos músculos secundarios y tejidos de soporte, lo cual puede preparar el camino para sufrir una lesión. Por el contrario, las mancuernas fortalecen todo su cuerpo y lo protegen de lesiones.

EJERCICIOS BÁSICOS

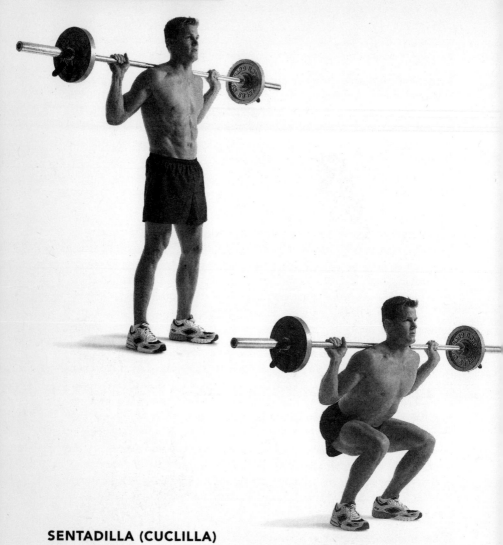

SENTADILLA (CUCLILLA)

Sostenga una barra para pesas con las palmas mirando hacia arriba de manera que la barra descanse cómodamente sobre la parte superior de su espalda. Separe los pies a la misma distancia que el ancho de sus hombros y mantenga las rodillas ligeramente dobladas, la espalda derecha y los ojos mirando directamente al frente. Baje lentamente el cuerpo como si fuera a sentarse en una silla, manteniendo la espalda en su alineación natural y la parte inferior de las piernas casi perpendiculares al piso. Cuando sus muslos estén paralelos al piso, deténgase y luego regrese a la posición inicial.

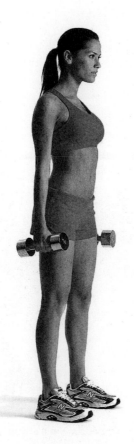

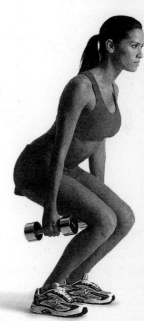

VARIACIÓN CASERA: *igual, pero con una mancuerna (pesa de mano) en cada mano, con las palmas de las manos mirando a la parte exterior de los muslos.*

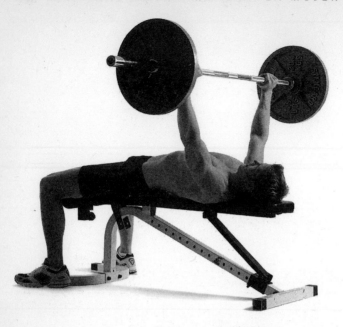

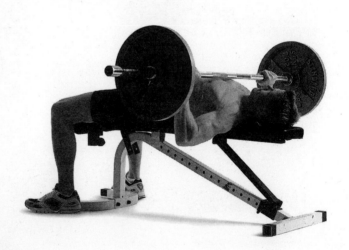

PRES DE BANCA

Acuéstese boca arriba sobre una banca plana con los pies sobre el piso.
Agarre la barra con las palmas mirando hacia arriba, con las manos separadas a una distancia un poco superior al ancho de sus hombros. Levante la
barra de los soportes verticales y sosténgala con los brazos extendidos por
encima su pecho. Baje despacio la barra hasta su pecho. Deténgase y luego
empuje la barra para volver a la posición inicial.

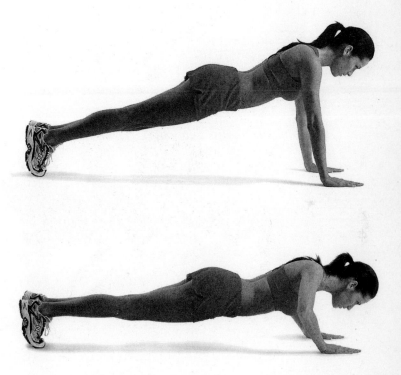

VARIACIÓN CASERA: *simplemente haga planchas (lagartijas) estándares. Póngase en posición de plancha con las manos separadas a la misma distancia que el ancho de sus hombros. Doble los codos mientras mantiene la espalda derecha, hasta que su barbilla casi toque el piso, luego vuelva a subir.*

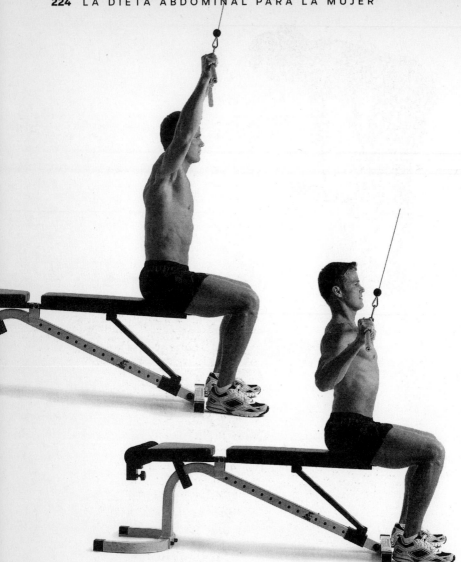

JALÓN DORSAL

Párese frente a una máquina para jalones dorsales. Suba los brazos y agarre la barra con las palmas mirando hacia adelante y con las manos separadas a una distancia de 4 a 6 pulgadas (de 10 a 15 cm) superior al ancho de sus hombros. Siéntese en el asiento, dejando que la resistencia de la barra extienda sus brazos por encima de su cabeza. Cuando esté en posición, baje la barra hasta que toque la parte superior de su pecho. Mantenga esta posición durante un segundo y luego regrese a la posición inicial.

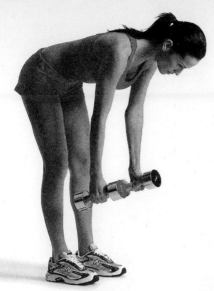

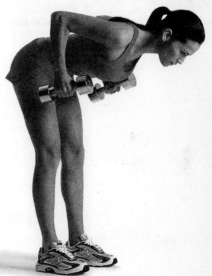

VARIACIÓN CASERA: *remo inclinado. Párese con las rodillas ligeramente dobladas y separadas a la misma distancia que el ancho de sus hombros. Inclínese de manera que su espalda quede casi paralela al piso. Sujete una mancuerna en cada mano y deje que los brazos cuelguen hacia el piso. Con las palmas de las manos hacia adentro, jale las mancuernas hacia usted hasta que toquen la parte exterior de su pecho. Deténgase y luego regrese a la posición inicial.*

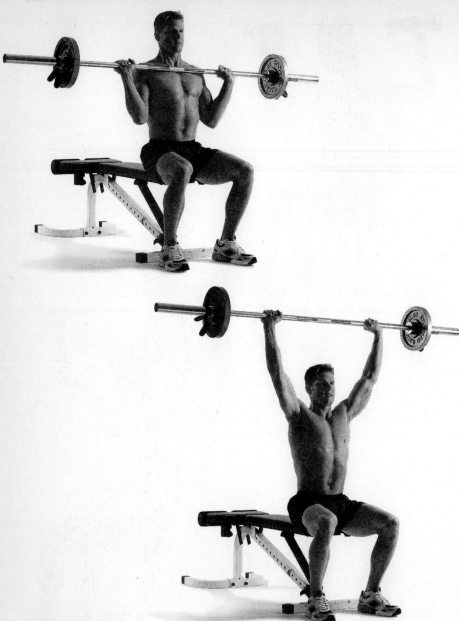

PRES MILITAR

Sentada en una banca de ejercicio, sostenga una barra a la altura de los hombros con las manos separadas a la misma distancia que el ancho de sus hombros. Levante la barra por encima de la cabeza de manera que los brazos queden casi totalmente extendidos, mantenga la posición un segundo y luego bájela hasta situarla delante de sus hombros.

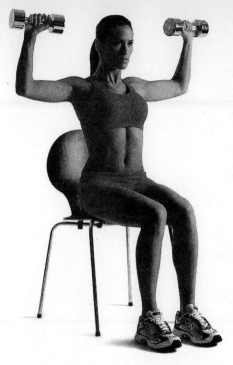

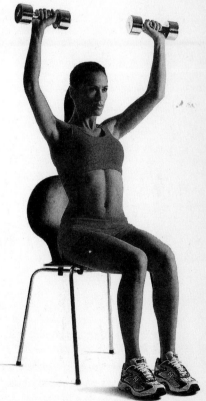

VARIACIÓN CASERA: *sentada en una silla resistente en vez de en una banca, sostenga una mancuerna en cada mano, al mismo nivel que sus orejas. Empuje las mancuernas por arriba de su cabeza de manera que los brazos queden casi totalmente extendidos, mantenga la posición un segundo y luego regrese a la posición inicial.*

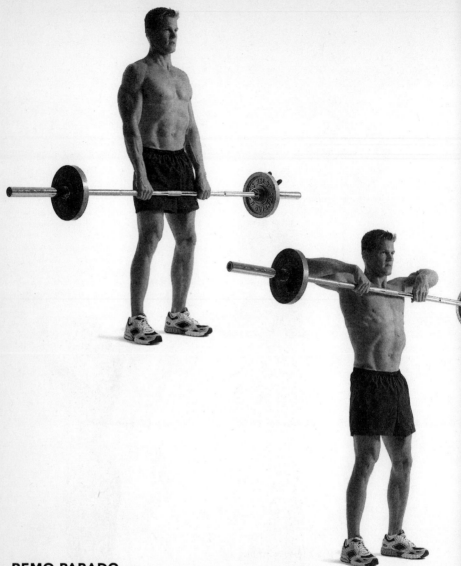

REMO PARADO

Agarre una barra con las palmas mirando hacia abajo y párese con los pies separados a la misma distancia que el ancho de sus hombros y las rodillas ligeramente dobladas. Deje colgar los brazos para que la barra quede sobre sus muslos, con los pulgares apuntando uno hacia el otro. Doblando los codos, levante la parte superior de los brazos hacia los lados y jale la barra hacia arriba hasta que la parte superior de los brazos quede paralela al piso y la barra se encuentre apenas por debajo de su barbilla. Deténgase y luego regrese a la posición inicial.

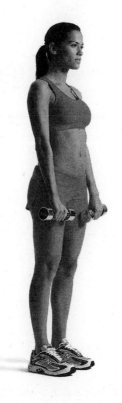

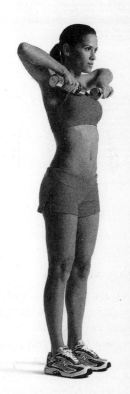

VARIACIÓN CASERA: *igual, utilizando una mancuerna (pesa de mano) en cada mano.*

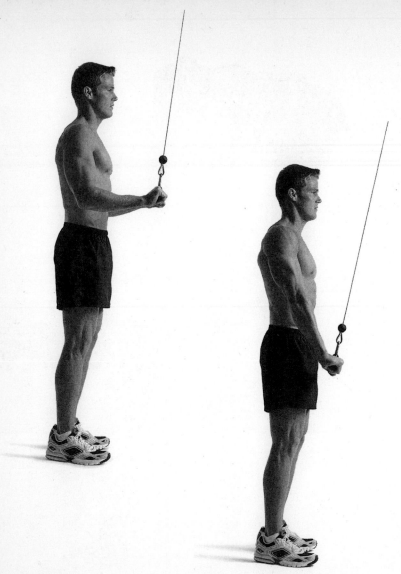

EXTENSIÓN DEL TRÍCEPS EN POLEA

Párese y agarre una barra sujeta al cable de la polea alta o a una máquina para desarrollar el latísimo del torso con las manos separadas unas 6 pulgadas (15 cm). Con los codos metidos contra sus costados, baje la barra hasta que esté directamente delante de usted. Con sus antebrazos paralelos al piso (la posición inicial), baje la barra hasta que sus brazos estén extendidos hacia abajo y la barra, cerca de los muslos. No bloquee los codos. Regrese a la posición inicial.

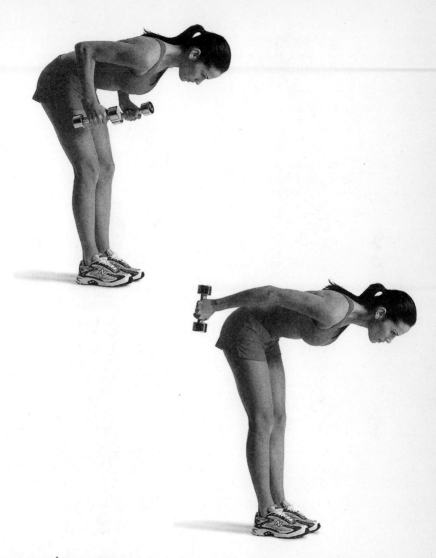

VARIACIÓN CASERA: *extensión del tríceps. Párese con las rodillas ligeramente dobladas y separadas a la misma distancia que el ancho de sus hombros. Inclínese de manera que la espalda quede casi paralela al piso. Doble
los codos en un ángulo de 90 grados, levantándolos apenas por encima del
nivel de su espalda. Esta es la posición inicial. Extienda los antebrazos hacia
atrás, manteniendo fija la parte superior de los brazos. Cuando estén totalmente extendidos, sus brazos deberían quedar paralelos al piso. Deténgase
y luego regrese a la posición inicial.*

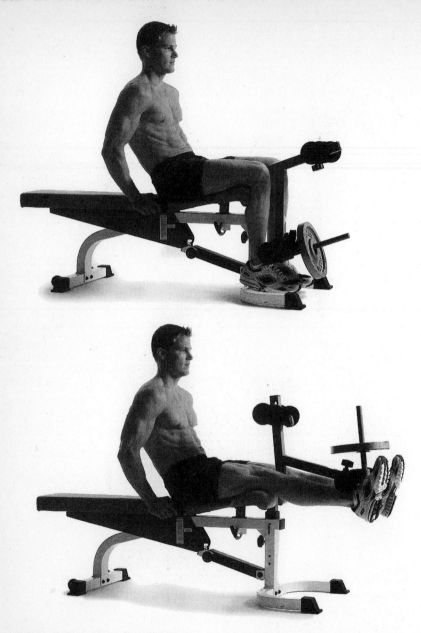

EXTENSIÓN DE PIERNAS

Sentada en una máquina para realizar extensiones de piernas con los pies debajo de las almohadillas para los pies, échese hacia atrás un poco y levante las almohadillas con los pies hasta que las piernas estén extendidas. Regrese a la posición inicial.

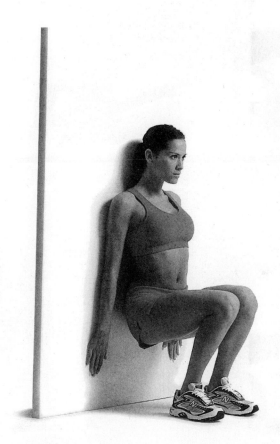

VARIACIÓN CASERA: *sentadilla (cuclilla) contra la pared. Párese con la espalda plana contra la pared. Agáchese de manera que los muslos queden paralelos al piso. Mantenga esa posición todo el tiempo que pueda. Eso es una serie. Intente aguantar durante 20 segundos para empezar y trate de llegar hasta 45 segundos. Regrese a la posición inicial.*

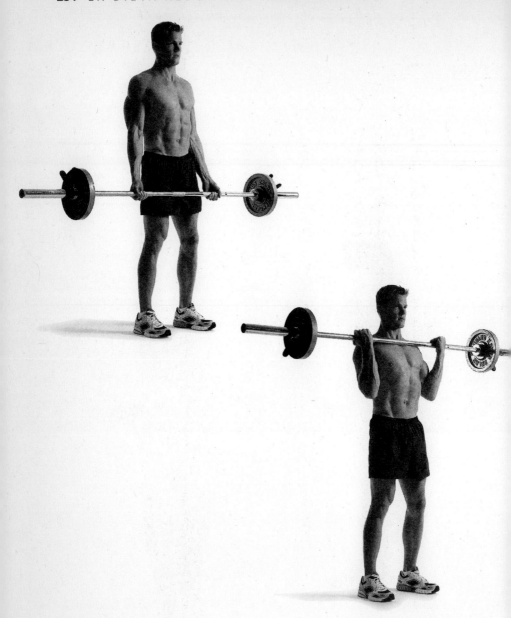

CURL **DE BÍCEPS**

Párese sosteniendo una barra frente a usted, con las palmas hacia afuera, las manos separadas a la misma distancia que el ancho de sus hombros y los brazos colgando frente a usted. Levante la barra hacia sus hombros, mantenga la posición un segundo y luego regrese a la posición inicial.

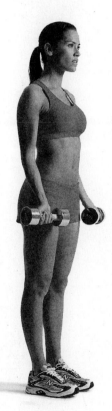

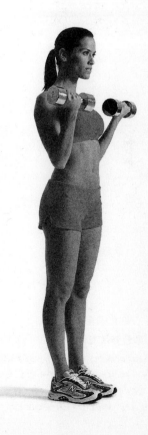

VARIACIÓN CASERA: *igual, pero utilice un par de mancuernas (pesas de mano) en vez de la barra.*

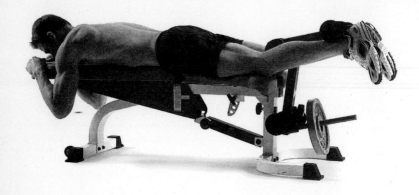

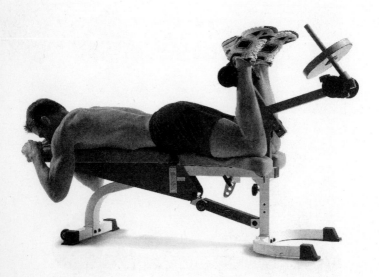

CURL DE PIERNAS

Acuéstese boca abajo sobre una máquina de *curl* de piernas y meta los tobillos debajo de la barra acolchada. Manteniendo su estómago y pelvis contra la banca, eleve lentamente los pies hacia sus asentaderas, levantando la pesa. Suba de manera que los pies casi toquen sus asentaderas y regrese lentamente a la posición inicial.

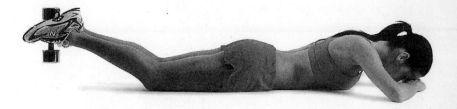

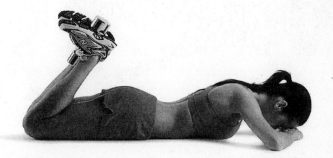

VARIACIÓN CASERA: *acuéstese boca abajo sobre el piso. Ponga una mancuerna (pesa de mano) ligera entre sus pies (de manera que el extremo superior de la mancuerna descanse sobre la parte inferior de sus pies). Junte los pies y levántelos hacia sus asentaderas. Regrese lentamente a la posición inicial.*

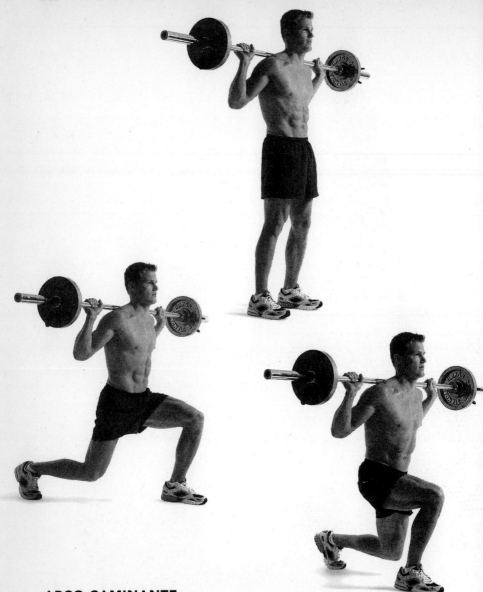

ARCO CAMINANTE

Apoye una barra sobre la parte superior de la espalda. Párese, con los pies separados a la misma distancia que el ancho de sus caderas, en un extremo de la habitación; necesita espacio para dar unos 20 pasos. Dé un paso hacia delante con el pie izquierdo y baje su cuerpo de manera que su muslo izquierdo quede paralelo al piso y su muslo derecho quede perpendicular al piso (su rodilla derecha debería doblarse y casi tocar el piso). Párese y lleve el pie derecho junto al izquierdo, luego repita con la pierna derecha hacia delante.

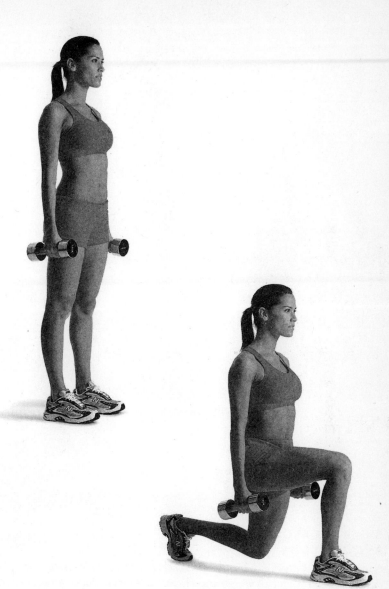

VARIACIÓN CASERA: *utilice mancuernas (pesas de mano), sosteniendo una en cada mano con los brazos a los lados. Si no tiene suficiente espacio, haga el movimiento en el mismo lugar, alternando el pie que avanza con cada arco que realice.*

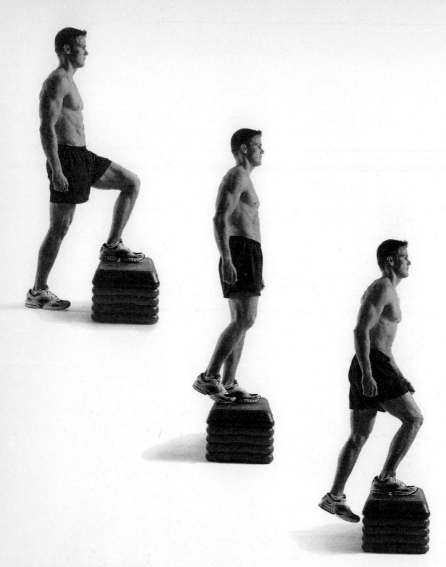

SUBIR ESCALONES

Utilice una banca para aeróbicos (*aerobics step*) o una banca de 18 pulgadas (46 cm) de alto. Ponga el pie izquierdo sobre la banca de manera que la rodilla quede doblada a 90 grados. No deje que la rodilla se desplace hacia adelante más allá de los dedos de su pie izquierdo. Levante el talón del pie izquierdo y suba el pie derecho a la banca, manteniendo la espalda derecha. Ahora baje el pie izquierdo, seguido del derecho. Alterne el pie que se desplaza hacia delante o realice todas las repeticiones primero con un pie y luego con el otro. Una vez que se sienta cómoda, agregue mancuernas (pesas de mano).

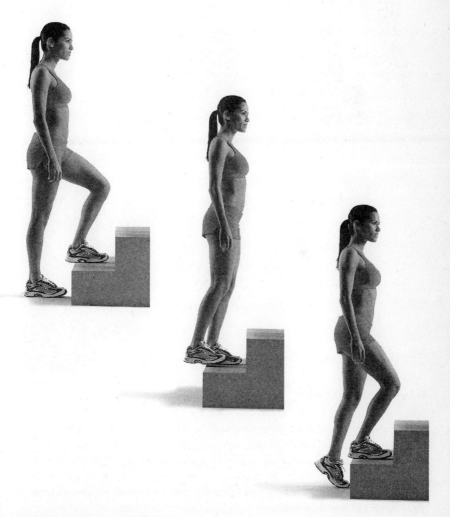

VARIACIÓN CASERA: *igual, pero utilice una escalera en vez de una banca (si no tiene una).*

Rutinas de intervalos

DICEN QUE para ganar una carrera hay que ir a un ritmo lento pero constante. Sin embargo, la clave del ejercicio cardiovascular para quemar grasa es utilizar las rutinas de intervalos: rutinas que alternan niveles de alta intensidad con un esfuerzo de más baja intensidad. Como lo mencioné antes, esa fórmula mantiene a su cuerpo quemando calorías mucho tiempo después de dejar de hacer ejercicio. Las rutinas de intervalos imitan a los deportes: movimientos de arranque y parada con períodos de velocidades de *sprint* o de semi *sprint* seguidas de correr suavemente o descansos. Usted puede utilizar las rutinas de intervalos de cualquier manera que desee: al correr, al andar en bicicleta, al nadar, en entrenadores elípticos, incluso para caminar si usted alterna una caminata rápida y una caminata lenta. También puede variar los niveles de intensidad en diferentes combinaciones. Para comenzar, aquí tiene tres opciones para establecer su rutina de ejercicio. (Si utiliza máquinas de ejercicio, no escoja las rutinas de intervalos; elija la opción manual y cree sus propias intensidades ajustándolas usted misma. Eso le dará un mayor control sobre las velocidades y la ayudará a quemar grasa más rápido). Obtendrá beneficios con una rutina de intervalos de tan sólo 20 minutos. Conforme obtenga resistencia y fuerza, puede agregar tiempo a su rutina.

Variación Nº1: estándar

La siguiente es una rutina de intervalos típica. Usted alterna el mismo período de baja intensidad con el mismo período de más alta intensidad.

> 3–5 minutos de calentamiento (trotar suavemente, a baja intensidad, aumentando gradualmente al final del período de calentamiento)
>
> 1 minuto de intensidad moderada o alta seguido de 1 minuto de baja intensidad (repita 6-8 veces)
>
> 3–5 minutos de enfriamiento (trotar suavemente, a baja intensidad, disminuyendo gradualmente al final del período de enfriamiento)

Variación de intervalos II: pirámide

Esta estructura piramidal le permite comenzar con cortos arranques de velocidad, luego alcanzará su nivel más alto y largo de energía en la mitad de su rutina antes de volver a bajar la intensidad.

3–5 minutos de calentamiento

30 segundos de alta intensidad

1 minuto de baja intensidad

45 segundos de alta intensidad

1 minuto de baja intensidad

60 segundos de alta intensidad

1 minuto de baja intensidad

90 segundos de alta intensidad

1 minuto de baja intensidad

60 segundos de alta intensidad

1 minuto de baja intensidad

45 segundos de alta intensidad

1 minuto de baja intensidad

30 segundos de alta intensidad

3–5 minutos de enfriamiento

Variación de intervalos III: más rápido, más difícil

Los deportes son imprevisibles. Este intervalo simula algo de ese carácter impredecible al hacerle a usted realizar diferentes tiempos y diferentes intensidades. Puede combinar el orden y las repeticiones tanto como quiera. Descanse más tiempo después de los períodos en los cuales utilice la máxima energía.

3–5 minutos de calentamiento

2 minutos de intensidad moderada o alta seguidos de 2 minutos de baja intensidad (repita una vez)

30 segundos de alta intensidad seguidos de 30 segundos de baja intensidad (repita cuatro veces)

Sprints de 60 yardas (55 m) (o 10 segundos si no corre) seguidos de un descanso de 90 segundos (repita 6–10 veces)

3–5 minutos de enfriamiento

Capítulo 13

¡A APLANAR SE HA DICHO!
Más de 50 ejercicios que lo pondrán como una tabla de planchar

CUANDO ESTABA EN LA UNIVERSIdad, tenía un amigo que sostenía que él sabía la clave para conseguir unos músculos abdominales bien marcados: "Lo único que hay que hacer son 1.000 contracciones abdominales al día durante un mes". Lo decía de una manera que uno lo creía; que si uno fuera lo suficientemente disciplinado para dedicar el tiempo todos los días a concentrarse en sus músculos abdominales, al final cincelaría unos abdominales de acero. Su teoría era que todo se reducía a volumen y disciplina. Pasaba a decir que el ejercicio abdominal tradicional haría algo más que solamente formar abdominales. . . que también era la solución para los problemas de peso, que simplemente haciendo contracciones uno se desharía de años de entregarse a comilonas sin control de pizza, papas a la francesa y litros de aliño (aderezo) estilo *ranch*.

En muchos aspectos (en realidad, en muchísimos aspectos), mi amigo estaba mal. Por una parte, hacer contracciones no quema grasa. Y usted no desarrollará abdominales haciendo el

---

VUELVA A CONOCER SUS ABDOMINALES

Sus músculos abdominales son como un especializado grupo de empleados. Entre más arduamente trabajen, mejor la harán lucir y viceversa.

Esto es así porque usted utiliza sus abdominales en prácticamente todos los movimientos importantes, sea levantar objetos, correr o saltar. Entre más fuerte sean, más duro y más tiempo podrá usted jugar. Aquí tiene un curso rápido sobre la anatomía de sus abdominales.

Recto abdominal. Este es el músculo que cuando se muestra parece una tabla de planchar y que le ayuda a la parte superior de su cuerpo a doblarse (como cuando usted realiza una contracción abdominal) y también ayuda a mantener una buena postura. La gente piensa en este músculo cuando se imagina los abdominales.

Oblicuos externos. Estos músculos comienzan en las costillas y se extienden diagonalmente por los lados de su cintura. Si se produce un movimiento en su cintura, participan los oblicuos externos. El giro de torso que es clave en el golf, tenis y *hockey* es principalmente una función de los oblicuos externos. Incluso el básico movimiento de contracción, atribuido al recto abdominal (los seis músculos abdominales que queremos lucir), no sería posible sin una fuerte contracción de los oblicuos externos para estabilizar el torso.

Oblicuos internos. Estos se encuentran entre la caja torácica y los oblicuos externos, y también se extienden diagonalmente por los lados de su cintura. De modo similar a los externos, los oblicuos internos toman parte en la rotación del torso. Usted utiliza estos músculos cuando respira profundamente.

Transverso abdominal. Se trata de un músculo delgado que corre horizontalmente, rodeando a su abdomen. También se le conoce como "la faja" porque funciona como un compresor para el abdomen, manteniéndolo todo en su sitio.

mismo ejercicio una y otra vez, y mucho menos haciendo el mismo ejercicio todos los días. ¿Y 1.000 repeticiones? ¡Por favor! Sólo hay una cosa que muchos de nosotros haríamos 1.000 veces al día si fuera físicamente posible, y no sería una contracción abdominal. Pero él estaba bien en un sentido: si usted quiere unos abdominales que la harán más fuerte, más saludable y lucir mejor, sí tiene que ejercitarlos. Y eso requiere disciplina. . . pero no tanta como usted cree.

Aunque el abdomen funciona como un núcleo unificado, ayuda el pensar en él en términos de regiones. Para formar un abdomen bien definido, necesita ejercitar toda la región. Las tres regiones visibles están compuestas por los músculos abdominales superiores, los inferiores y los oblicuos (los músculos que se ubican a lo largo del lado de su torso). Pero también hay muchos músculos de apoyo que, cuando se desarrollan, darán fuerza a sus abdominales: se trata de los músculos de su baja espalda y el transverso abdominal, los cuales van por debajo de su abdomen horizontalmente con el fin de dar apoyo a todo su estómago.

Usted ya tiene todos estos músculos; sólo necesita que salgan a lucirse. Por eso sus prioridades tienen que girar en torno a los dos primeros componentes: los principios de nutrición y la rutina de ejercicio quemadora de grasa. Una vez que se deshaga de la grasa, sus abdominales pueden crecer y mostrarse. A diferencia de lo que mi amigo decía, usted no conseguirá unos abdominales bien definidos ejercitando sus músculos abdominales todos los días. En cambio, siga las siguientes pautas para agregar el componente final.

Ejercite sus abdominales 2 ó 3 días a la semana. Los abdominales son como cualquier otro músculo de su cuerpo. Crecerán cuando estén en reposo, no cuando los está ejercitando. Por ello, ejercitarlos todos los días no les da la oportunidad de crecer y fortalecerse. Usted desarrollará los abdominales ejercitándolos dos o tres veces a la semana. Yo le recomendaría agregar el circuito abdominal al principio de su rutina de ejercicios. Dejarlos para el final de la rutina significa que hay más posibilidades de que escatime y tome atajos.

Abárquelos todos. Usted tiene cinco regiones de sus abdominales que va a ejercitar. Para cada rutina de ejercicio, escoja un ejercicio por región para asegurarse de que trabaje todas las áreas.

Escoja diferentes ejercicios en cada rutina. Le damos 56 ejercicios diferentes para sus abdominales, pero usted sólo tiene que escoger 5 ejercicios en cada rutina. La clave es la variedad: cambiar su rutina no permite que sus abdominales se habitúen, de manera que continuarán creciendo después de cada sesión de ejercicio.

Haga un circuito. En la primera semana de las rutinas de ejercicio, realice sólo una serie de cada ejercicio (de 10 a 15 repeticiones, dependiendo del ejercicio). En la Segunda y Tercera Semanas, realice dos series si quiere, pero llévelas a cabo en un circuito de manera que realice cada ejercicio una vez antes de repetir un ejercicio. Después de eso, usted puede hacer tres circuitos. Incluso entonces, sus rutinas de ejercicios abdominales no deberían de tomarle más de 5 minutos para realizarlas.

Vaya despacio. Cada repetición de un ejercicio abdominal debería durar de 4 a 6 segundos. Si va más deprisa, correrá el riesgo de dejar que el impulso haga el trabajo. Entre más despacio vaya, mayor será la intensidad. Entre mayor sea la intensidad, más fuerte se pondrá su abdomen.

En este capítulo, encontrará 56 ejercicios para que nunca se aburra y ejercite sus abdominales tan eficazmente como sea posible. Recuerde que esta parte de la rutina de ejercicio es la que pondrá su pancita más plana que una tabla de planchar. Piense en la parte del ejercicio abdominal del plan como en el juguete que se encuentra al fondo de la caja de cereales, el cheque al final de la semana, la línea de llegada al final del maratón. Es la motivación. Es la recompensa. Es la meta que ninguna pesa (báscula) mostrará jamás.

Cómo realizar la rutina

ESCOJA UN EJERCICIO de cada grupo de las listas de abajo y realice el ejercicio el número especificado de repeticiones. Haga una serie de cada ejercicio y luego repita el circuito.

Nota: muchos de estos ejercicios están diseñados para desarrollar regiones diferentes de los músculos abdominales durante el mismo movimiento, pero están agrupados basándose en las áreas que desarrollan principalmente. Se han agrupado también por niveles de dificultad de manera que pueda cambiar sus rutinas de ejercicio a medida que usted se ponga más fuerte. En cada ejercicio, deténgase al final del movimiento y regrese a la posición inicial. Eso cuenta como una repetición, a menos que se indique lo contrario.

El Circuito Abdominal

Abdominales superiores

Abdominales inferiores

Oblicuos

Transverso abdominal

Baja espalda

Abdominales superiores

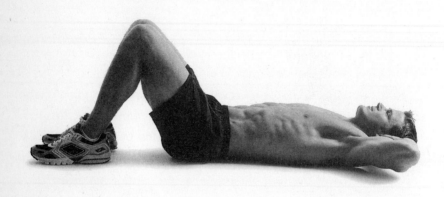

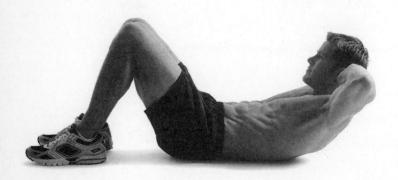

ABDOMINAL TRADICIONAL

Acuéstese boca arriba con las rodillas dobladas, los pies planos sobre el piso y las manos detrás de las orejas. Realice una contracción lentamente, levantando los omóplatos del piso.

12–15 repeticiones *[Principiante]*

Abdominales superiores

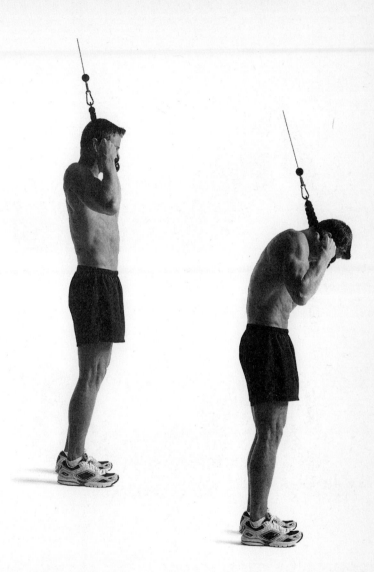

ABDOMINAL PARADO

Enganche un asa de cuerda a un cable de polea alta. Párese con la espalda hacia la pila de pesas y sujete los extremos de la cuerda detrás de su cabeza. Realice una contracción hacia abajo.

12–15 repeticiones *[Principiante]*

Abdominales superiores

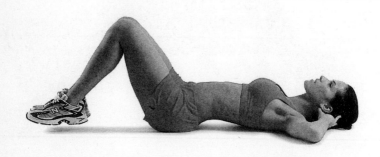

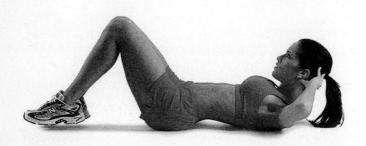

ABDOMINAL DE PIES ELEVADOS

Acuéstese boca arriba con las rodillas dobladas y las manos detrás de las orejas. Levante los pies sólo unas cuantas pulgadas del piso y manténgalos en esa posición. Realice una contracción, luego baje el torso al suelo, manteniendo los pies elevados a lo largo de todo el movimiento.

12–15 repeticiones *[Principiante a intermedio]*

Abdominales superiores

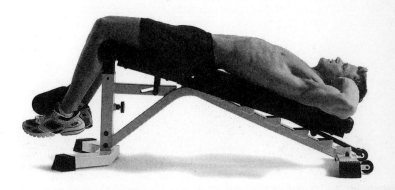

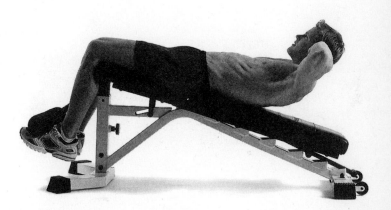

ABDOMINALES DESCENDIENTES

Acuéstese boca arriba en una banca inclinada, con los tobillos debajo de las barras de apoyo acolchadas y las manos ahuecadas detrás de las orejas. Levante los omóplatos de la banca, manteniendo la parte inferior del cuerpo plana. No propulse su cuerpo para darse impulso. Mantenga la contracción durante un segundo.

12–15 repeticiones *[Principiante a intermedio]*

Abdominales superiores

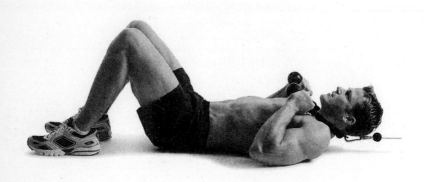

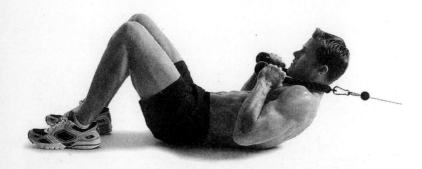

ABDOMINAL ACOSTADO CON CABLES

Enganche un asa de cuerda a una polea baja. Acuéstese sobre el piso con la cabeza cerca de la polea baja, las rodillas dobladas y los pies planos sobre el piso. Sostenga el asa sobre su pecho de manera que el punto de enganche de la cuerda se encuentre en la base de su cuello. Realice una contracción llevando la caja torácica hacia la pelvis, elevando los omóplatos unas cuantas pulgadas de piso.

12–15 repeticiones *[Intermedio a avanzado]*

Abdominales superiores

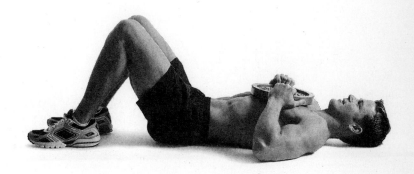

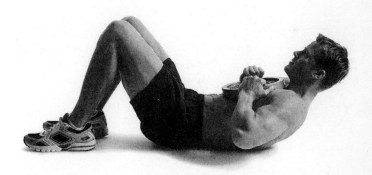

ABDOMINAL "PESADO"

Acuéstese boca arriba con las rodillas dobladas, sosteniendo una pesa o mancuerna horizontalmente sobre el pecho. Realice una contracción despacio, levantando los omóplatos del piso. Utilice pesas más pesadas progresivamente.

12–15 repeticiones *[Intermedio a avanzado]*

Abdominales superiores

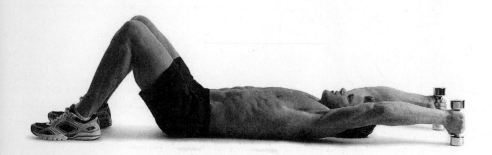

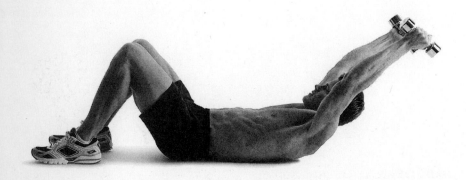

ABDOMINAL CON MANCUERNAS

Acuéstese boca arriba con las rodillas dobladas. Sostenga una mancuerna ligera en cada mano y extienda los brazos hacia atrás. Realice una contracción llevando la caja torácica hacia la pelvis. No se impulse con los brazos.

12–15 repeticiones *[Intermedio a avanzado]*

Abdominales superiores

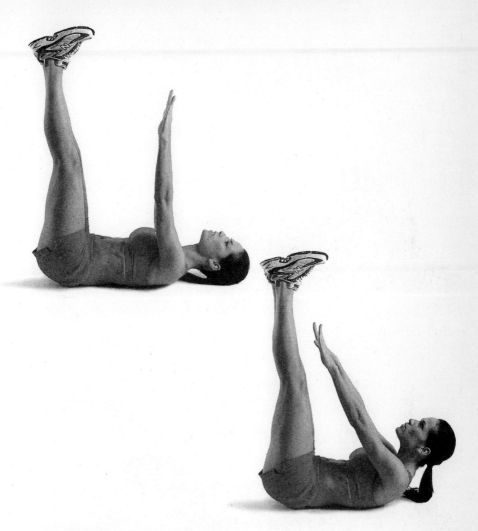

ABDOMINAL DE ALCANCE

Acuéstese boca arriba con las piernas elevadas directamente sobre las caderas; las rodillas deberían estar ligeramente dobladas. Suba los brazos hacia arriba, apuntando hacia los dedos de los pies, y relaje la cabeza y el cuello. Utilice los abdominales superiores para levantar la caja torácica hacia la pelvis, eleve los omóplatos del piso e intente tocar los dedos de los pies. Mantenga la posición un segundo. Baje los hombros al piso y repita.

12–15 repeticiones *[Intermedio a avanzado]*

Abdominales superiores

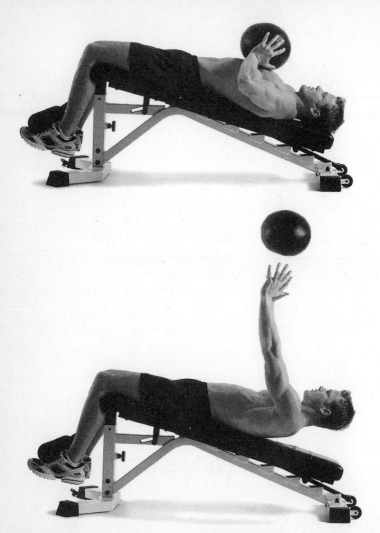

ABDOMINAL CON PELOTA MEDICINAL

Ajuste una banca para abdominales a un ángulo de 45 grados. Acuéstese sobre la banca con la cabeza hacia el piso y enganche los pies debajo de las barras de apoyo acolchadas. Sostenga una pelota medicinal en su pecho conforme baja. A medida que suba, lance la pelota desde el pecho hacia arriba por encima de su cabeza. Agárrela al final del movimiento y luego baje y repita.

12–15 repeticiones *[Avanzado]*

Abdominales superiores

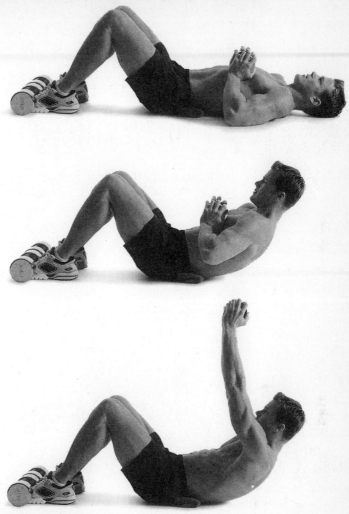

ABDOMINAL SICILIANO

Deslice los pies debajo de las barras de dos mancuernas pesadas. Ponga una toalla enrollada debajo de su baja espalda y sostenga una mancuerna en su pecho. Suba la parte superior de su cuerpo todo lo que pueda contrayendo su caja torácica hacia su pelvis. Al final del movimiento, estire los brazos y levante la mancuerna por encima de su cabeza. Mantenga la mancuerna arriba de su cabeza y tome 4 segundos para bajar el cuerpo a la posición inicial.

10 repeticiones *[Avanzado]*

Abdominales inferiores

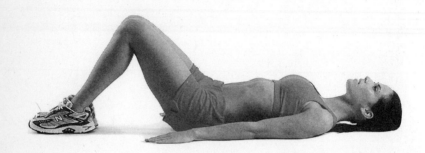

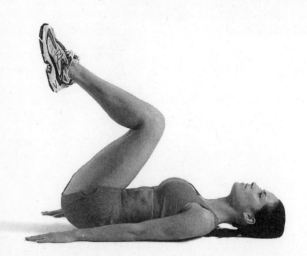

ELEVACIÓN DE RODILLA

Acuéstese boca arriba con la cabeza y el cuello relajados y las manos sobre
el piso junto a sus asentaderas. Los pies deberán estar planos sobre el piso.
Utilice los músculos abdominales inferiores para subir las rodillas hacia su
caja torácica, luego baje despacio sus pies hasta la posición inicial. Cuando
los pies toquen levemente el piso, repita.

12 repeticiones *[Principiante]*

Abdominales inferiores

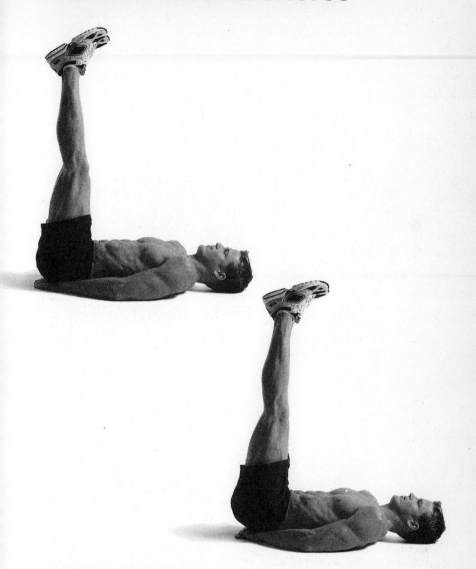

IMPULSO ABDOMINAL

Acuéstese con las manos debajo de su rabadilla y las piernas elevadas y apuntando hacia el techo, perpendiculares a su torso. Meta el ombligo y flexione los glúteos a medida que eleva las caderas unas cuantas pulgadas del piso. Luego baje las caderas.

12 repeticiones *[Principiante]*

Abdominales inferiores

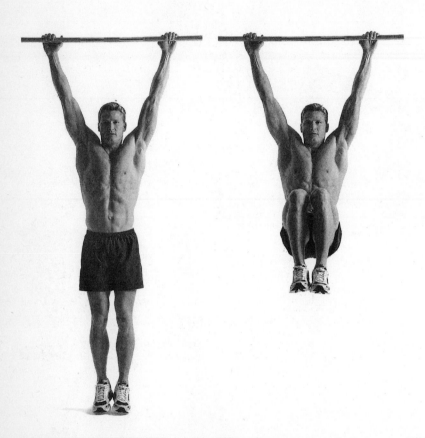

ELEVACIÓN DE RODILLA COLGANTE

Cuélguese totalmente extendida de una barra para hacer jalones, con las palmas hacia adelante y las manos separadas a una distancia un poco superior al ancho de sus hombros. (Sus pies pueden tocar levemente el piso). Suba las rodillas hacia su pecho, elevando la pelvis hacia arriba al final. Cuando pueda hacer 12 repeticiones, aumente la dificultad manteniendo las piernas derechas en vez de doblar las rodillas o sujetando una pelota medicinal entre las rodillas.

12 repeticiones *[Principiante a intermedio]*

Abdominales inferiores

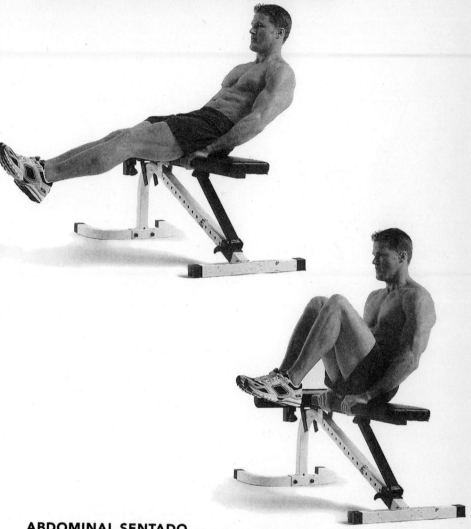

ABDOMINAL SENTADO

Siéntese en el borde de una silla estable o banca. Ponga las manos delante de las asentaderas y agarre los bordes de la silla. Échese hacia atrás ligeramente y extienda las piernas hacia abajo alejándolas, manteniendo los talones de 4 a 6 pulgadas (de 10 a 15 cm) del piso. Para comenzar el ejercicio, doble las rodillas y suba las piernas despacio hacia su pecho. Al mismo tiempo, inclínese hacia adelante con la parte superior del cuerpo, permitiendo que el pecho se aproxime a los muslos.

12 repeticiones *[Principiante a intermedio]*

Abdominales inferiores

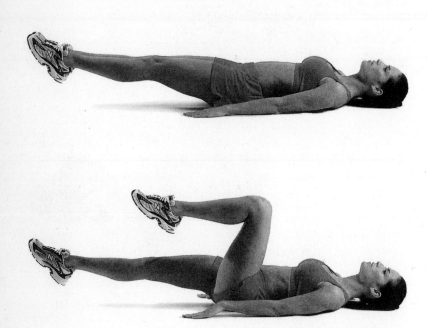

FLEXIÓN DE RODILLAS

Acuéstese boca arriba. Los brazos deberán estar cerca de sus costados, con las palmas hacia abajo y justo debajo de la baja espalda y las asentaderas. Presione la región dorsal de la espalda contra el piso y extienda las piernas hacia afuera, con los talones a unas 3 pulgadas (8 cm) por encima del piso. Manteniendo la baja espalda contra el piso, levante la rodilla izquierda hacia su pecho. La pierna derecha deberá permanecer inmóvil en el aire sin tocar el piso. Mantenga la posición y luego estire la pierna izquierda hasta la posición inicial y repita con la pierna derecha. Mantenga los abdominales contraídos a lo largo del ejercicio.

8–12 repeticiones a cada lado *[Intermedio]*

Abdominales inferiores

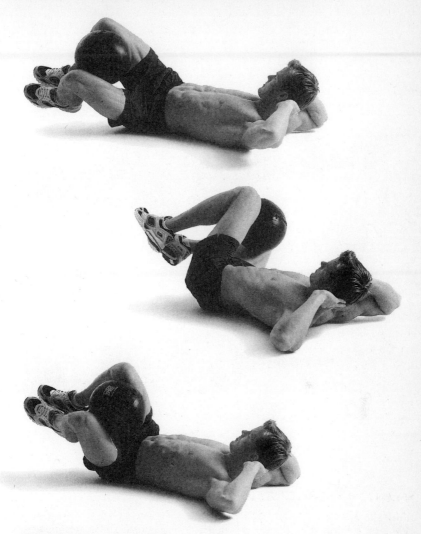

ABDOMINAL EN OCHO

Acuéstese boca arriba con las rodillas dobladas en un ángulo de 90 grados y los pies planos sobre el piso. Sostenga una pelota medicinal ligera entre las rodillas. Ahueque un poco las manos sobre las orejas, luego suba lentamente la cabeza, los hombros y los pies del piso. Mueva las rodillas haciendo un movimiento amplio en forma de 8. Realice 3 repeticiones en una dirección, luego invierta el movimiento durante 3 repeticiones más.

6 repeticiones *[Intermedio]*

Abdominales inferiores

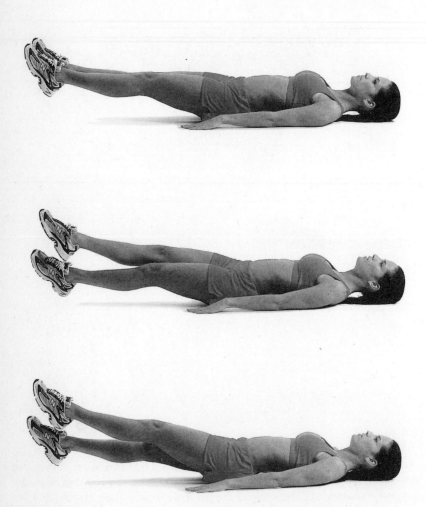

PATALEO

Acuéstese boca arriba, levante ambos pies unas 12 pulgadas pie (30 cm) del piso y haga un movimiento de tijera con una pierna sobre la otra.

20 repeticiones *[Intermedio]*

Abdominales inferiores

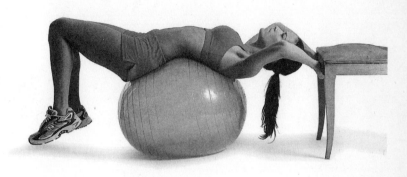

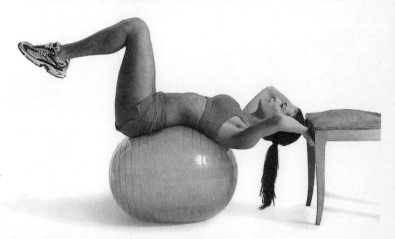

ELEVACIÓN DE RODILLAS CON PELOTA

Acuéstese boca arriba sobre una pelota suiza, con las caderas más bajas que los hombros. Alargue los brazos hacia atrás y agarre algo que no se mueva, como una banca o un escritorio. Suba y doble las piernas de manera que los pies no toquen el piso y la parte inferior de las piernas apunten hacia delante. (Para hacerlo más difícil, mantenga las piernas derechas). Realice una Elevación de rodilla estándar, utilizando los abdominales y los flexores de la cadera para elevar las rodillas hacia el pecho.

12 repeticiones *[Intermedio a avanzado]*

Abdominales inferiores

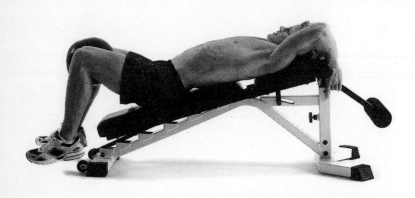

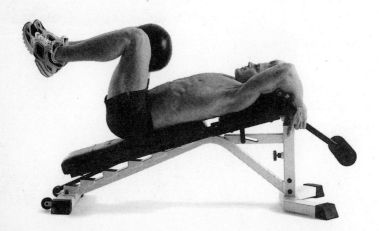

ABDOMINAL INVERTIDO CON PELOTA MEDICINAL

Acuéstese sobre una banca inclinada con las caderas más bajas que la cabeza. Agarre la barra por detrás de la cabeza para apoyarse. Doble las caderas y las rodillas en ángulos de 90 grados y sostenga una pequeña pelota medicinal entre las rodillas. Comience con sus asentaderas planas contra la banca. Suba y meta las caderas hacia su caja torácica. Elévelas tan alto como pueda sin levantar los hombros de la banca y mantenga las caderas y rodillas en ángulos de 90 grados.

12 repeticiones *[Intermedio a avanzado]*

Abdominales inferiores

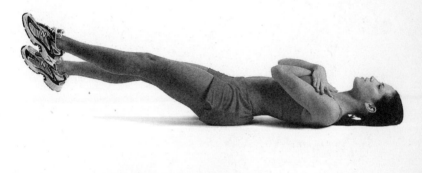

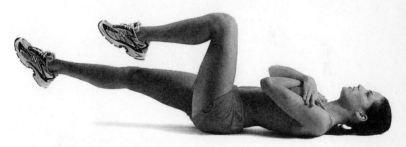

PATADAS ABDOMINALES

Acuéstese boca arriba con las manos cruzadas sobre el pecho, las piernas extendidas y los pies levantados del piso. Lleve cada rodilla alternativamente hacia la cabeza y luego dé una patada hacia delante con energía. No deje que los pies toquen el piso. (Si siente molestias en la baja espalda mientras realiza este ejercicio, pruebe a levantar la cabeza y meter la barbilla hacia el pecho).

10 repeticiones con cada pierna [Intermedio a avanzado]

Oblicuos

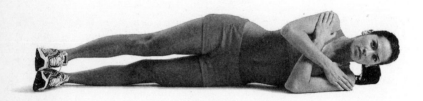

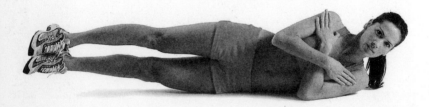

ELEVACIÓN OBLICUA

Acuéstese de lado con el cuerpo en línea recta. Cruce los brazos sobre el pecho. Manteniendo las piernas juntas, levántelas del piso conforme sube el codo de arriba hacia la cadera. El rango de movimiento es corto, pero usted debería sentir una contracción intensa en los oblicuos.

10 repeticiones por cada lado *[Principiante]*

Oblicuos

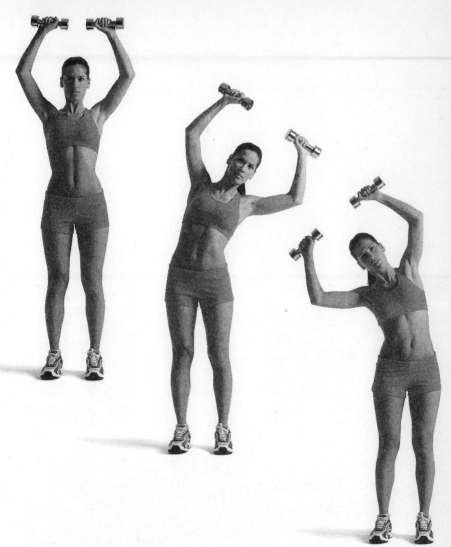

EXTENSIÓN LATERAL

Sostenga un par de mancuernas ligeras sobre la cabeza, en línea con los hombros, con los codos ligeramente doblados. Mantenga la espalda derecha y dóblese despacio hacia el costado izquierdo todo lo que pueda sin torcer la parte superior del cuerpo. Deténgase, regrese a la posición vertical y luego dóblese hacia la derecha todo lo que pueda.

6–10 repeticiones a cada lado [Principiante a intermedio]

Oblicuos

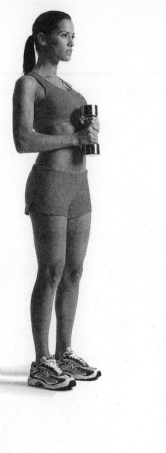

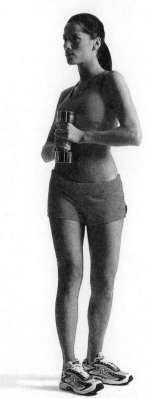

GIRO RÁPIDO

Párese sosteniendo una mancuerna con ambas manos delante de su estómago. Gire 90 grados hacia la derecha, luego 180 grados hacia la izquierda. Mantenga los abdominales contraídos y muévase rápido. Vaya al centro. Alterne el lado con el que comenzó.

10 repeticiones a cada lado *[Intermedio]*

Oblicuos

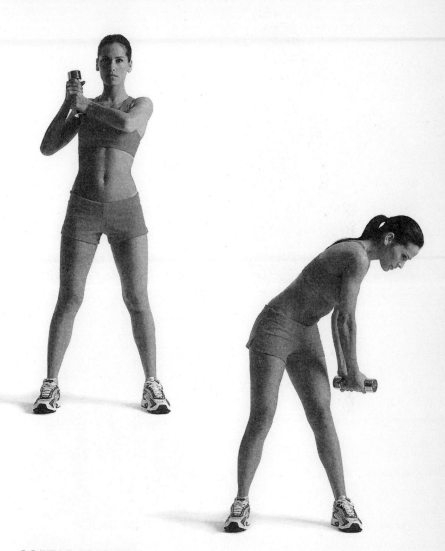

CORTAR MADERA

Párese mientras sostiene una mancuerna con las dos manos junto a su oreja derecha. Flexione sus abdominales y gire el torso hacia la izquierda conforme extiende los brazos y baja la mancuerna hacia fuera de su rodilla izquierda. Vuélvala a subir, termine la serie y repita por el otro lado.

10 repeticiones a cada lado *[Intermedio]*

Oblicuos

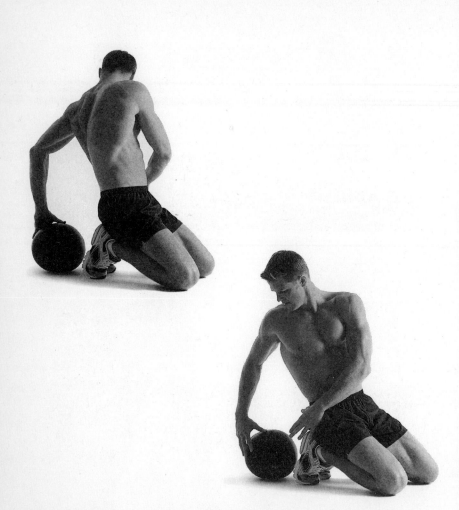

ROTACIÓN DEL TORSO CON PELOTA MEDICINAL

Sostenga una pelota medicinal o de baloncesto delante de usted. Siéntese con las rodillas dobladas y los pies sobre el piso. Gire rápidamente hacia su izquierda y ponga la pelota detrás de su espalda. Gire a la derecha y recoja la pelota. Lleve la pelota a su izquierda y deposítela de nuevo. Repita. Realice el mismo número de repeticiones cuando gira primero hacia la izquierda que cuando usted gire hacia la derecha.

10 repeticiones a cada lado *[Intermedio a avanzado]*

Oblicuos

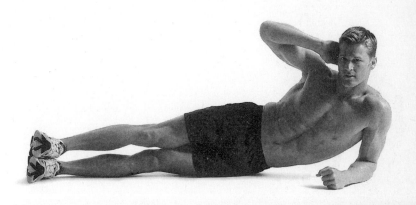

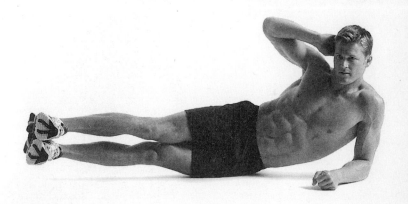

PEDRO NAVAJA

Acuéstese sobre la cadera izquierda, con las piernas casi derechas y levemente elevadas del piso. Eleve también su torso del piso y ponga el antebrazo izquierdo sobre el piso para equilibrarse. Mantenga la otra mano detrás de su oreja derecha, con el codo apuntando hacia los pies. Levante las piernas hacia el torso, manteniéndolo inmóvil. Deténgase para sentir la contracción en el lado derecho de su cintura. Luego baje las piernas lentamente y repita. Termine la serie de este lado, luego acuéstese sobre la cadera derecha y realice el mismo número de repeticiones.

10 repeticiones por cada lado *[Intermedio a avanzado]*

Transverso abdominal

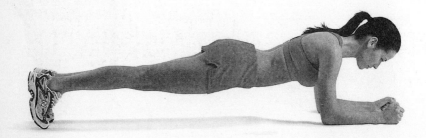

PUENTE

Comience situándose en posición de plancha (lagartija), pero doble los codos y apoye su peso en sus antebrazos en vez de en sus manos. Su cuerpo debería formar una línea recta desde los hombros hasta los tobillos. Meta los abdominales; imagine que está tratando de llevar su ombligo hasta su espina dorsal. Mantenga la posición 20 segundos, respirando a un ritmo constante. Conforme gane resistencia, puede hacer una serie de 60 segundos.

1–2 repeticiones *[Principiante a intermedio]*

Transverso abdominal

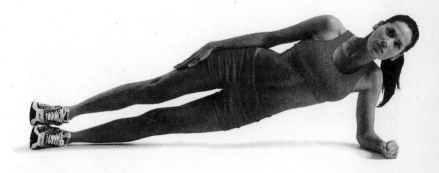

PUENTE LATERAL

Acuéstese sobre su lado no dominante. Sostenga su peso con ese antebrazo y con el borde exterior de ese pie. Su cuerpo debería formar una línea recta desde la cabeza hasta los tobillos. Meta los abdominales tanto como pueda y mantenga esa posición de 10 a 30 segundos, respirando con un ritmo constante. Relájese. Si puede hacer 30 segundos, realice una repetición. En caso contrario, pruebe cualquier combinación de repeticiones que sumen 30 segundos. Repita por el otro lado.

1–2 repeticiones por cada lado *[Principiante a intermedio]*

Transverso abdominal

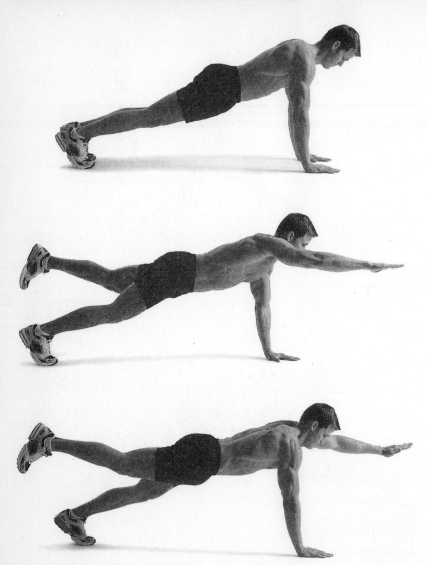

PUENTE DE DOS PUNTOS

Sitúese en la posición de plancha (lagartija) estándar. Eleve su brazo derecho y su pierna izquierda del piso al mismo tiempo. Mantenga la posición de 3 a 5 segundos. Eso es una repetición. Regrese a la posición inicial, luego repita, subiendo su brazo izquierdo y su pierna derecha esta vez.

6–10 repeticiones a cada lado *[Intermedio]*

Transverso abdominal

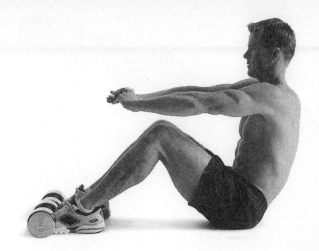

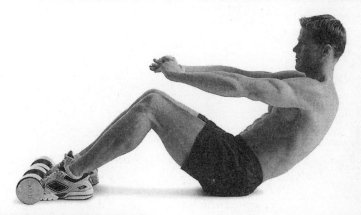

ABDOMINAL NEGATIVO

Siéntese sobre el piso con las rodillas dobladas y los pies planos sobre el piso y separados a la misma distancia que el ancho de sus hombros. Extienda los brazos con los dedos entrelazados y las palmas mirando a las rodillas. Comience con la parte superior de su cuerpo en un ángulo un poco inferior a 90 grados del piso. Baje el cuerpo hacia el piso, llevando su torso hacia adelante, arqueando la baja espalda y manteniendo los abdominales contraídos. Cuando su cuerpo forme un ángulo de 45 grados respecto al piso, regrese a la posición inicial. (*Nota:* quizás tenga que meter los pies debajo de un par de pesas para ayudarle a mantener el equilibrio a lo largo del ejercicio).

10 repeticiones *[Intermedio]*

Transverso abdominal

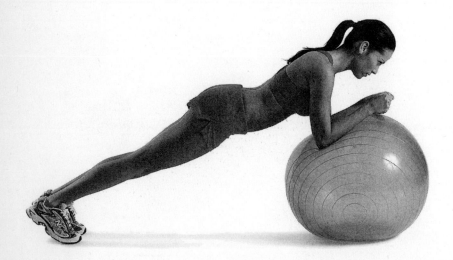

PUENTE CON PELOTA

Apoye los antebrazos sobre la pelota y los dedos de los pies sobre el piso, con el cuerpo en línea recta. Meta el estómago, intentando llevar su ombligo hasta la espina dorsal. Mantenga la posición durante 20 segundos, respirando a un ritmo constante. Conforme adquiera resistencia, puede hacer una serie de 60 segundos.

1–2 repeticiones *[Intermedio a avanzado]*

Transverso abdominal

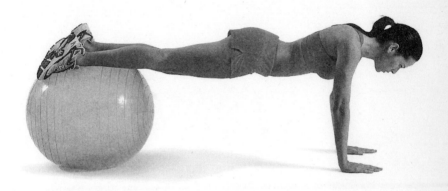

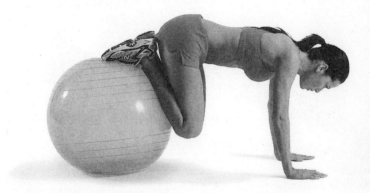

RETRACCIÓN ABDOMINAL CON PELOTA

Sitúese en la posición de plancha (lagartija) —con las manos un poco más separadas que los hombros y alineadas con los mismos— pero en vez de poner los pies en el piso, apoye las espinillas en una pelota suiza. Con los brazos derechos y la espalda plana, su cuerpo debería formar una línea recta desde los hombros hasta los tobillos. Ruede la pelota suiza hacia su pecho. Deténgase y luego regrese la pelota a la posición inicial extendiendo las piernas hasta la posición inicial y rodando la pelota hacia atrás.

5–10 repeticiones *[Intermedio a avanzado]*

Transverso abdominal

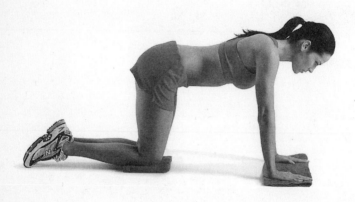

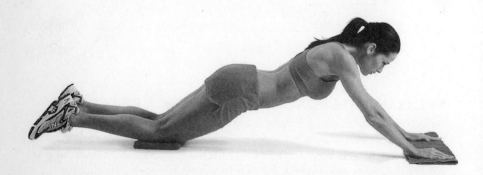

DESLIZAMIENTO ABDOMINAL CON TOALLA

Arrodíllese sobre una toalla o tapete sobre un piso de losas o de madera.
Ponga una toalla en el piso delante de usted y coloque las manos sobre ella.
Deslice la toalla por el piso hasta que su cuerpo esté totalmente extendido.
Su cuerpo deberá lucir como si estuviera en posición de buceo. Deslícese
hacia arriba lentamente.

5–10 repeticiones *[Avanzado]*

Transverso abdominal

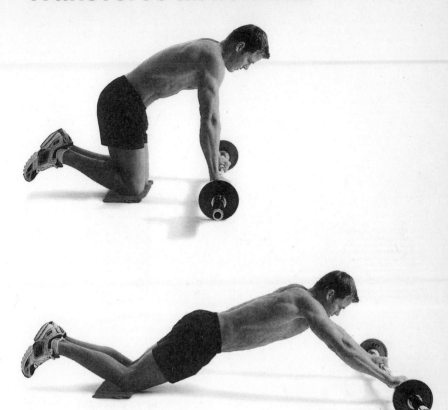

DESLIZAMIENTO ABDOMINAL CON BARRA DE PESAS

Cargue un par de pesas de 5 libras (2 kg) en una barra. Arrodíllese sobre un tapete de ejercicios o una toalla, con los hombros directamente por encima de la barra. Agarre la barra con las palmas mirando hacia abajo y separadas a la misma distancia que el ancho de los hombros. Comience con la espalda arqueada, permitiendo que se extienda a una posición más neutra conforme ejecuta el movimiento. Haga rodar la barra hacia afuera delante de usted, manteniendo las rodillas en su sitio conforme las caderas, el torso y los brazos van hacia adelante. Mantenga los brazos tensos y avance todo lo que pueda sin arquear la espalda ni tocar el piso con ninguna parte del cuerpo por encima de sus rodillas. Deténgase una fracción de segundo y luego échese hacia atrás hasta la posición inicial.

5–10 repeticiones [Avanzado]

Baja espalda

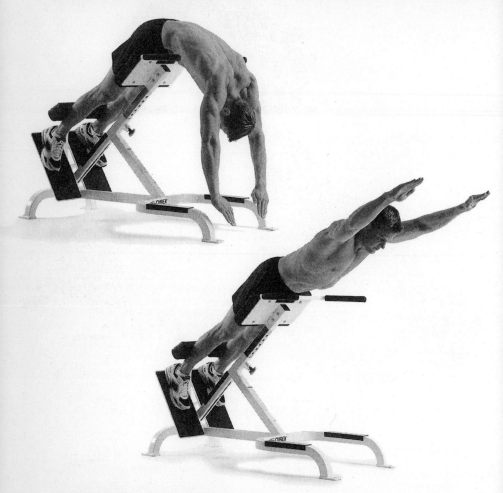

EXTENSIÓN DE ESPALDA

Colóquese en una estación para realizar extensiones de espalda y enganche los pies debajo de la sujeción para las piernas. Mantenga los brazos derechos delante de usted. Su cuerpo debería formar una línea recta desde las manos hasta las caderas. Baje el torso, dejando que la baja espalda se arquee, hasta que quede casi perpendicular al piso. Eleve la parte superior del cuerpo hasta que forme un ángulo de 45 grados con el piso. En este momento, su espalda debería estar ligeramente arqueada y sus omóplatos juntos. Deténgase durante un segundo y luego repita.

12–15 repeticiones *[Principiante a intermedio]*

Baja espalda

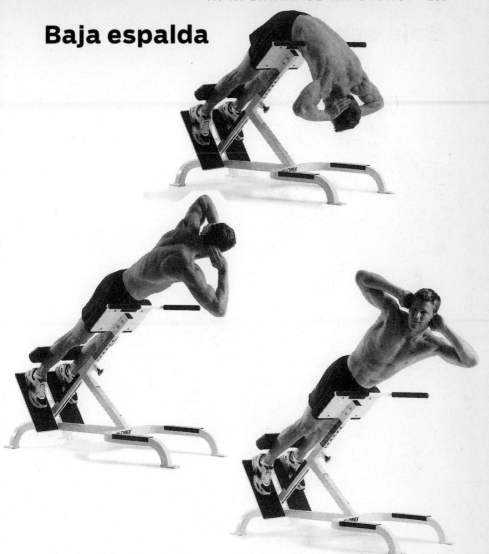

EXTENSIÓN DE ESPALDA CON GIRO

Colóquese en una estación para realizar extensiones de espalda y enganche los pies debajo de la sujeción para las piernas. Ponga los dedos de las manos un poco por detrás o sobre sus orejas. Baje la parte superior de su cuerpo, dejando que su baja espalda se arquee hasta que quede casi perpendicular al piso. Eleve y gire la parte superior del cuerpo hasta que forme un ángulo de 45 grados con el piso y mire a la izquierda. Deténgase y luego baje el torso y repita, esta vez girando a la derecha.

12–15 repeticiones *[Intermedio]*

Baja espalda

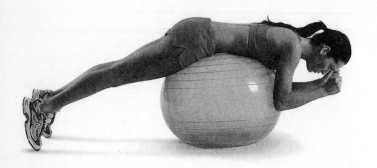

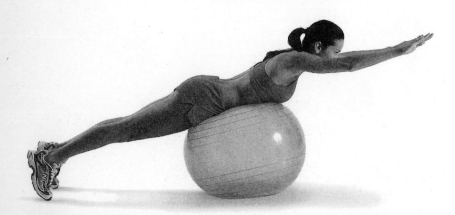

SUPERMUJER CON PELOTA

Acuéstese boca abajo sobre una pelota suiza apretando las caderas contra la pelota y con el torso arqueado sobre la misma. Suba la parte superior de los brazos para que queden paralelos a su cuerpo y doble los codos 90 grados de manera que los dedos apunten hacia delante y los codos hacia atrás. Extienda la espalda lentamente hasta que el pecho quede completamente fuera de la pelota, extienda los brazos hacia delante y mantenga esa posición. Vuelva a poner los brazos en su sitio conforme regresa su torso a la pelota.

12–15 repeticiones *[Intermedio]*

Baja espalda

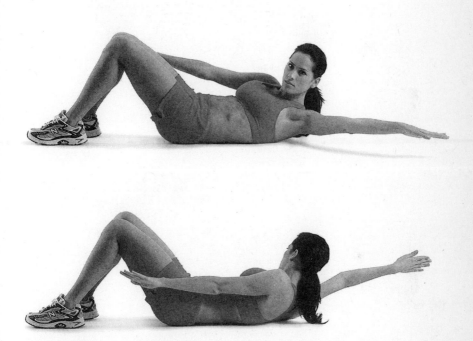

BRAZADA DE ESPALDA

Acuéstese boca arriba sobre el piso, con las rodillas dobladas y los pies planos. Aplane la baja espalda contra el piso. Ahora realice una contracción abdominal para flexionar su tronco hacia delante y elevar sus omóplatos tan lejos del piso como pueda. Manteniendo el pecho alto, realice una brazada de espalda con un brazo cada vez, dejando que el torso gire hacia el brazo que va hacia atrás. Realice 5 repeticiones de 45 segundos cada una, alternando los brazos. Entre más arriba eleve su pecho del piso, mejor funcionará el ejercicio. Agregue mancuernas ligeras cuando el ejercicio llegue a ser demasiado fácil.

1–5 repeticiones [Intermedio a avanzado]

18 EJERCICIOS ABDOMINALES QUE AHORRAN TIEMPO

¿Desea ahorrar incluso más tiempo de su rutina de ejercicio a la vez que se deshace de la grasa de su cintura? Los 18 restantes ejercicios de nuestra Rutina Aplanadora desarrollan diferentes áreas de su estómago simultáneamente. Utilice cualquiera de las siguientes sustituciones para cubrir dos o tres áreas con un ejercicio, ¡y así podrá reducir su rutina a sólo unos cuantos ejercicios en lugar de cinco!

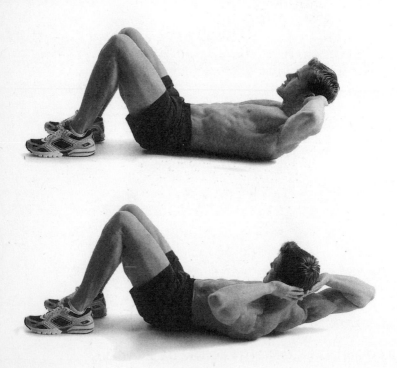

ABDOMINAL CON GIRO LATERAL
Ejercita los abdominales superiores y los oblicuos
Acuéstese boca arriba, con las rodillas dobladas y las manos detrás de las orejas. Elévese de manera que los omóplatos no toquen el piso. Dóblese por la cintura hacia la izquierda, apuntando la axila izquierda hacia la cadera derecha. Póngase derecha y luego dóblese a la derecha.

8 repeticiones a cada lado *[Principiante]*

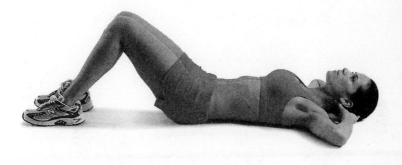

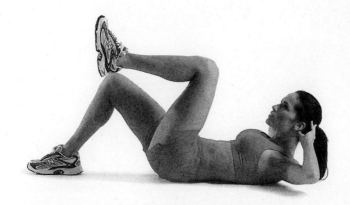

ABDOMINAL CON ELEVACIÓN DE RODILLA
Ejercita los abdominales superiores e inferiores

Acuéstese boca arriba, con las caderas dobladas a 90 grados y los pies planos sobre el piso. Roce los lados de la cabeza con los dedos de las manos y doble los codos. Eleve la cabeza, los hombros y las asentaderas del piso mientras lleva simultáneamente la rodilla izquierda hacia su pecho. Vuelva a bajar el torso y la pierna, luego repita el ejercicio, esta vez levantando la rodilla derecha al hacer la contracción abdominal.

10 repeticiones a cada lado *[Principiante a intermedio]*

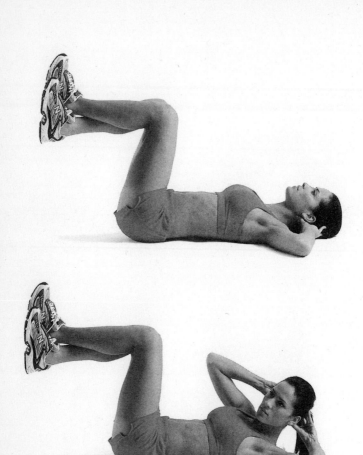

ABDOMINAL CON GIRO

Ejercita los abdominales superiores y los oblicuos

Acuéstese boca arriba sobre el piso, con las manos ahuecadas detrás de las orejas y los codos hacia afuera. Cruce los tobillos, manteniendo las rodillas ligeramente dobladas, y eleve las piernas hasta que los muslos queden perpendiculares a su cuerpo. Levante el hombro derecho del piso conforme cruza el codo derecho sobre la rodilla izquierda. Regrese a la posición inicial y repita, comenzando con el hombro izquierdo y cruzando el codo izquierdo sobre la rodilla derecha.

8 repeticiones a cada lado [Principiante a intermedio]

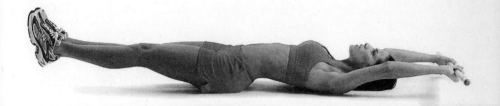

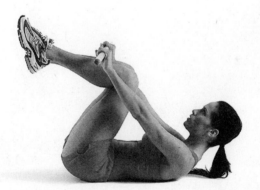

ABDOMINAL CON PALO

Ejercita los abdominales superiores e inferiores

Acuéstese boca arriba, con los pies levantados del piso y las rodillas ligeramente dobladas. Sostenga un palo con ambas manos por detrás de la cabeza, con los brazos extendidos y sin tocar el piso. Eleve el torso y suba las rodillas de manera que el palo se extienda más allá de las rodillas. Deténgase y luego regrese a la posición inicial.

12 repeticiones *[Intermedio]*

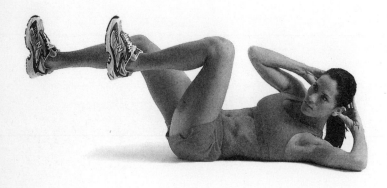

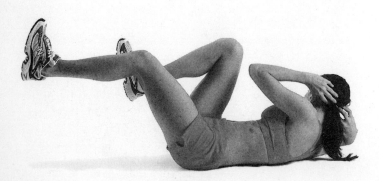

BICICLETA

Ejercita los abdominales superiores e inferiores

Acuéstese boca arriba con las rodillas dobladas a 90 grados y las manos detrás de las orejas. Pedalee con las piernas como si andara en bicicleta, conforme gira el torso de un lado a otro moviendo una axila (no un codo) hacia la rodilla contraria.

20 repeticiones *[Intermedio]*

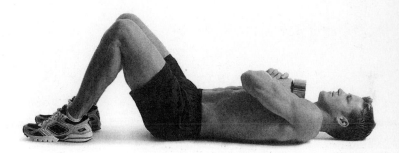

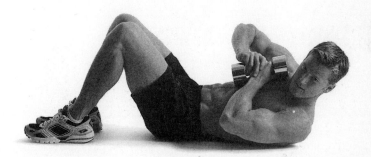

ABDOMINAL "PESADO" CON GIRO
Ejercita los abdominales superiores y los oblicuos

Acuéstese con las rodillas dobladas y los pies planos sobre el piso. Sostenga una mancuerna junto a su hombro derecho con ambas manos. Eleve el torso y gire hacia la izquierda. Baje, termine la serie y luego repita, colocando la mancuerna junto al hombro izquierdo.

8 repeticiones a cada lado *[Intermedio]*

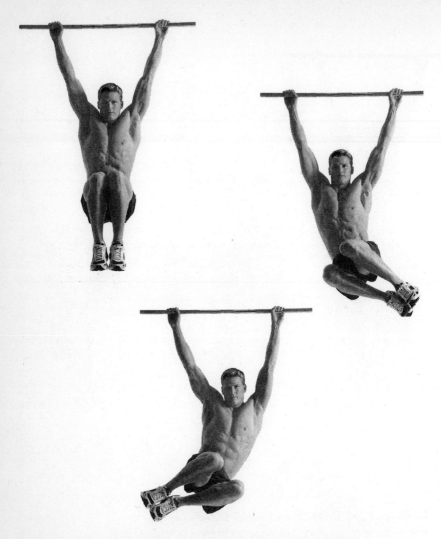

ELEVACIÓN DE RODILLA COLGANTE CON GIRO
Ejercita los abdominales inferiores y los oblicuos

Agarre una barra para hacer jalones con las palmas hacia abajo y cuélguese de ella con los brazos extendidos y con las rodillas dobladas. Mantenga las rodillas dobladas y eleve la cadera izquierda hacia su axila izquierda hasta que la parte inferior de las piernas estén casi paralelas al piso. Deténgase, luego regrese a la posición inicial y eleve la cadera derecha hacia su axila derecha.

10 repeticiones a cada lado *[Intermedio]*

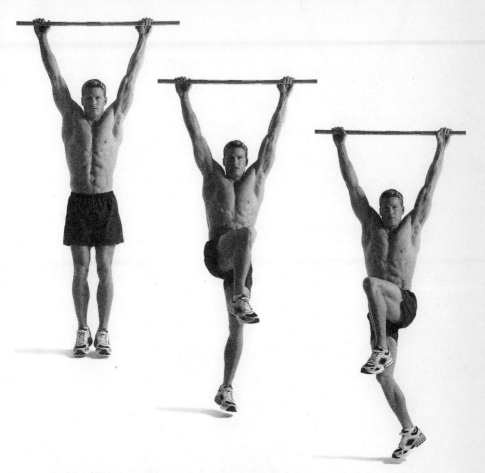

ELEVACIÓN DE RODILLA COLGANTE
Ejercita los abdominales inferiores y los oblicuos

Cuélguese totalmente extendida de una barra para hacer jalones, con las palmas mirando hacia adelante y las manos separadas a una distancia un poco superior al ancho de los hombros. Debería tocar levemente el piso con los pies. Sin balancearse para tomar impulso, eleve la rodilla derecha hacia el hombro izquierdo todo lo que pueda, utilizando los abdominales para ganar potencia. Empuje ligeramente la pelvis hacia delante para ayudarse, pero no se balancee. Mantenga la posición un segundo y luego baje a la posición inicial. Repita con la pierna izquierda, elevándola hacia su hombro derecho.

8–12 repeticiones a cada lado *[Intermedio]*

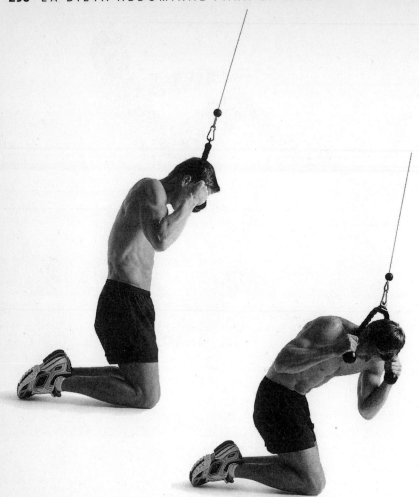

ABDOMINAL ARRODILLADO CON CABLES
Ejercita los abdominales superiores y los oblicuos

Enganche un asa de cuerda a una polea alta. Arrodíllese mirando a la polea y agarre los extremos de la cuerda con las palmas mirando una a la otra. Sostenga la cuerda a los lados de su cara, con los codos ligeramente doblados. Dóblese hacia delante por la cintura, arqueando la espalda y dirigiendo el pecho hacia la pelvis. Deténgase cuando sienta una contracción en sus músculos abdominales. Regrese a la posición inicial y luego repita el movimiento, esta vez dirigiendo el pecho hacia la rodilla izquierda. Deténgase cuando sienta una contracción en sus oblicuos izquierdos. Regrese y luego repita el movimiento hacia su derecha. Eso es una repetición.

8 repeticiones *[Intermedio a avanzado]*

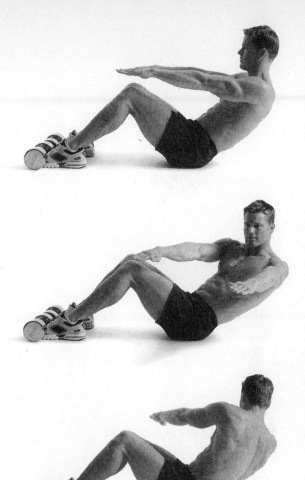

GIRO RUSO
Ejercita los abdominales superiores y los oblicuos
Siéntese en el piso, con las rodillas dobladas y los pies planos. Extienda los brazos delante del pecho, con las palmas hacia abajo. Échese hacia atrás de manera que el torso forme un ángulo de 45 grados con el piso. Gire hacia la izquierda todo lo que pueda, luego revierta el movimiento y gire hacia la derecha todo lo que pueda. Conforme se ponga más fuerte, sostenga una pesa ligera en las manos al hacer al movimiento. (*Nota:* quizás tenga que meter los pies debajo de un juego de pesas para ayudarla a mantener el equilibrio a lo largo del ejercicio).

10 repeticiones a cada lado *[Intermedio a avanzado]*

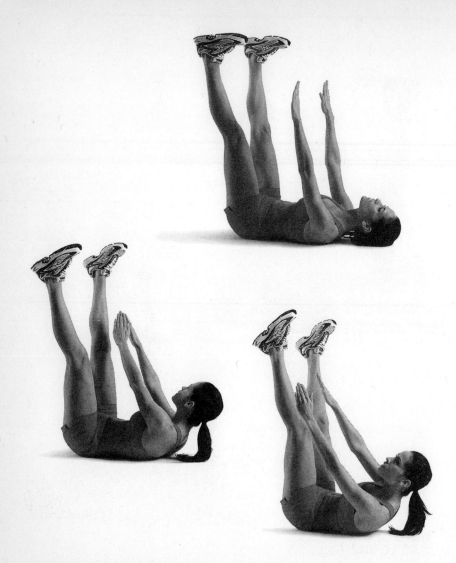

ELEVACIÓN OBLICUA CON ALCANCE
Ejercita los abdominales superiores y los oblicuos

Acuéstese boca arriba con la espalda plana y las piernas extendidas hacia arriba formando una V sin bloquear las rodillas. Eleve los brazos hacia el techo. Suba los omóplatos y toque con las dos manos el pie derecho. Mantenga la posición un segundo, concentrándose en los abdominales, luego baje a la posición inicial. Repita, esta vez intentando tocar el pie izquierdo. No se detenga cuando esté abajo.

12–15 repeticiones *[Intermedio a avanzado]*

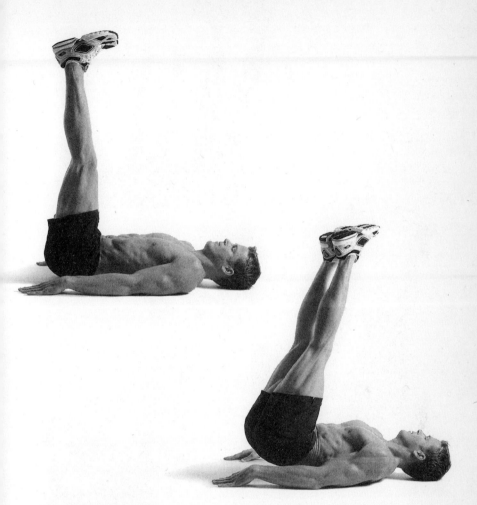

SACACORCHOS

Ejercita los abdominales inferiores y los oblicuos

Acuéstese boca arriba, con las piernas elevadas directamente por encima de las caderas; las rodillas deberían estar ligeramente dobladas. Ponga las manos con las palmas hacia abajo en sus costados. Utilice sus abdominales inferiores para elevar las caderas del piso y hacia su caja torácica, subiendo las caderas hacia el techo. Simultáneamente gire las caderas a la derecha haciendo un movimiento de sacacorchos. Mantenga la posición y luego regrese a la posición inicial. Repita, girando a la izquierda.

10 repeticiones *[Intermedio a avanzado]*

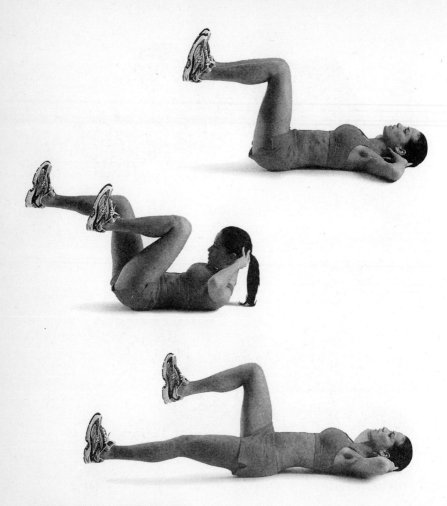

BICICLETA EXTENDIDA
Ejercita los abdominales superiores e inferiores

Acuéstese boca arriba y doble las caderas y las rodillas 90 grados para que los pies queden en el aire. Coloque las manos detrás de las orejas y realice una contracción abdominal levantando la cabeza y los hombros del piso. Al mismo tiempo, eleve la pierna izquierda hacia el pecho. Baje el torso al piso conforme extiende la pierna izquierda, manteniéndola a unas cuantas pulgadas del piso. Repita el ejercicio, esta vez subiendo la rodilla derecha al hacer la contracción. Alterne de izquierda a derecha a lo largo del ejercicio.

10 repeticiones a cada lado [Avanzado]

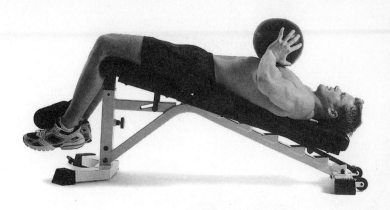

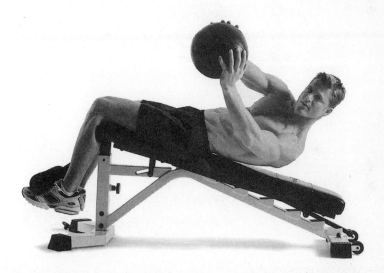

ABDOMINALES LATERALES CON PELOTA MEDICINAL
Ejercita los abdominales superiores y los oblicuos

Ajuste una banca para abdominales a un ángulo de 45 grados. Acuéstese sobre ella y enganche los pies debajo de las barras de apoyo acolchadas. Sostenga una pelota medicinal o una pesa contra el pecho. Al elevarse, gire a la izquierda y extienda los brazos como si fuera a lanzar la pelota o la pesa. Jálela hacia el pecho conforme deshace el giro y baja. Repita, girando a la derecha.

5 repeticiones a cada lado [Avanzado]

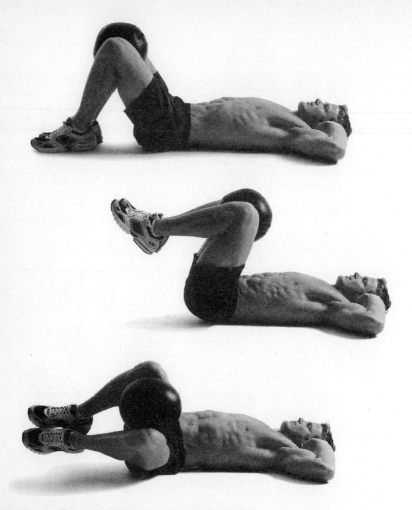

ELEVACIÓN DE RODILLAS CON GIRO
Ejercita los abdominales inferiores y los oblicuos

Acuéstese boca arriba, con las manos detrás de las orejas, las caderas y las rodillas dobladas y los pies sobre el piso. Coloque una pelota medicinal entre las rodillas. Mantenga la baja espalda sobre el piso a lo largo de todo el ejercicio. Contraiga los abdominales y jale las rodillas hacia el pecho. Baje las rodillas a la izquierda, llévelas al centro y luego regrese a la posición inicial. Deje caer las rodillas a la derecha en la siguiente repetición y alterne los lados en cada repetición.

12 repeticiones *[Avanzado]*

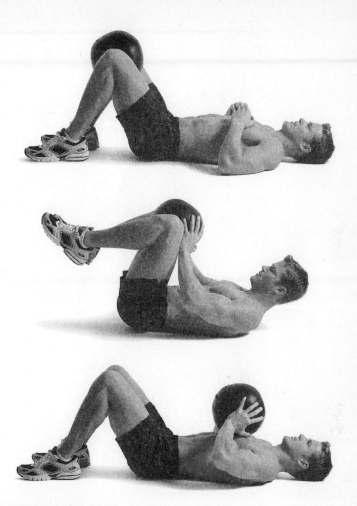

ABDOMINAL DOBLE
Ejercita los abdominales superiores e inferiores

Acuéstese boca arriba, con las caderas y las rodillas dobladas y los pies sobre el piso. Apoye las manos ligeramente sobre el pecho. Coloque una pelota medicinal entre las rodillas. Exhale conforme eleva los hombros del piso y lleva las rodillas a su pecho. Agarre la pelota con las manos y llévela a su pecho a medida que inhala y regresa los hombros y las piernas a la posición inicial. Transfiera la pelota a las piernas en la siguiente repetición y continúe alternando las posiciones de la pelota durante toda la serie.

12 repeticiones *[Avanzado]*

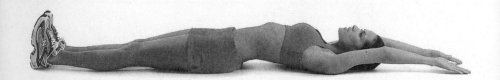

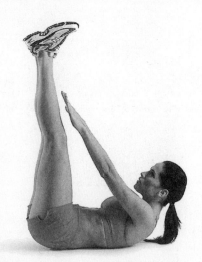

ELEVACIÓN EN V
Ejercita los abdominales superiores e inferiores

Acuéstese boca arriba, con las piernas y los brazos extendidos. Manteniendo las rodillas y los codos inmóviles, eleve simultáneamente la parte superior del cuerpo mientras intenta tocar los dedos de los pies con los dedos de las manos.

5–10 repeticiones *[Avanzado]*

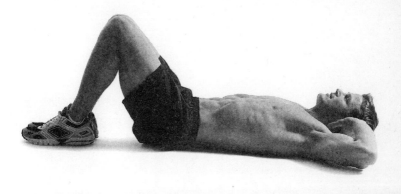

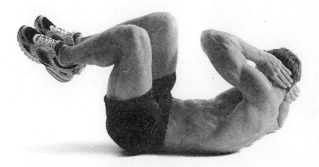

ABDOMINAL DOBLE CON GIRO

Ejercita los abdominales superiores e inferiores, más los oblicuos

Acuéstese boca arriba con las rodillas dobladas, los pies planos sobre el piso, la cabeza y el cuello relajados y las manos detrás de las orejas. Utilice los abdominales inferiores para elevar ambas rodillas y cruzarlas hacia el hombro izquierdo conforme utiliza simultáneamente los abdominales superiores para elevar el hombro izquierdo y cruzarlo hacia la rodilla derecha. Mantenga la posición un segundo. Baje las piernas y el torso a la posición inicial y repita hacia el otro lado.

10 repeticiones a cada lado *[Avanzado]*

LOS EJERCICIOS QUE ELIMINAN EL ESTRÉS

La rutina sencilla que la beneficiará en cuerpo y alma

HOY EN DÍA, TODO SE JUZGA según qué tan rápido puede ser. Comida rápida. Atletas olímpicos. Cámaras digitales. Conexiones al internet. Somos una sociedad que se mueve más rápido que el tráfico de una autopista alemana; no hay límite de velocidad, sólo tiene que cubrir tanta distancia como pueda tan rápido como pueda. Con todo lo que tenemos que hacer, todas las personas a las que tenemos que cuidar y todas las responsabilidades que tenemos, siempre vamos a la carrera. . . intentando sacar el máximo de cada segundo con el trabajo, la familia, y si tenemos suerte, divirtiéndonos un poco. ¿Qué significa eso? Que nuestras mentes están más atestadas que un tren durante la hora punta y algunas veces anhelamos la única cosa que no podemos tener: la oportunidad de dar un paso atrás.

Y. . .

reducir. . .

la velocidad.

Ya sé que usted siempre tiene mucho por hacer, pero también sé el valor de tomarse tiempo para sí misma para relajarse y cargar las pilas. Una de las mejores maneras de calmar su mente (y ejercitar su cuerpo al mismo tiempo) es mediante clases como yoga y Pilates. A un ritmo más suave y lento, ambas pueden ayudarla a aliviar el estrés, y, cuando las hace para complementar su Rutina Aplanadora, aún le proporcionan una rutina de ejercicio lo suficientemente desafiante a lo largo de la semana para agregar quema calórica, tono muscular y una mayor flexibilidad muscular. Cada vez más pruebas demuestran el valor de estos tipos de ejercicio, sin importar dónde los haga. Por lo pronto, unos investigadores del Colegio de Medicina Jefferson tomaron muestras de sangre de principiantes de yoga durante una semana en la que asistieron a una clase de 50 minutos. Los resultados: sus niveles de cortisol (la hormona del estrés) bajaron inmediatamente; incluso tan pronto como el primer día de clase.

CAMINE PARA CALMARSE

¿No le parece una buena idea ponerse a practicar yoga en la cafetería de su trabajo? No importa. Aún puede hacer ejercicio durante su jornada. Simplemente ponga un pie delante del otro. Hay nuevas investigaciones que revelan que no tiene que sudar la gota gorda para que el ejercicio le brinde beneficios en cuanto a la mejora del ánimo. Una caminata a paso rápido aumenta su ritmo cardíaco y por lo tanto, incrementa la circulación sanguínea hacia su cerebro. Eso provoca la liberación de serotonina, la hormona del bienestar que la ayuda a sentirse vigorizada y alerta, no tensa y estresada.

Y también hay pruebas de que el yoga ya no es simplemente un deporte de *spa*. En un estudio de la Universidad de Pittsburgh, los investigadores pusieron a 59 mujeres obesas e inactivas en una dieta baja en grasa. Todas caminaron durante 40 minutos al día 5 días a la semana, pero un tercio de las mujeres hicieron ejercicios de fortalecimiento adicionales, y otro tercio agregaron una rutina de yoga 3 días a la semana. Después de 4 meses, las yoguis adelgazaron un promedio de 27 libras (12 kg); 7 libras (3 kg) más que el grupo que caminó solamente. (El grupo que hizo ejercicios de fortalecimiento adelgazó 23 libras/10 kg).

En este capítulo adicional, le explicaré unos cuantos ejercicios que puede utilizar para complementar sus rutinas de fortalecimiento, de intervalos y de abdominales. Le recomiendo que haga posturas de yoga de una a tres veces por semana. . . para despejar su mente y estirar y ejercitar sus músculos. (A medida

ACTIVIDADES QUE APLANAN

Unos investigadores de la Universidad de Virginia descubrieron que se necesitan 250.000 contracciones abdominales para quemar una libra (0,5 kg) de grasa. Eso son 100 contracciones al día durante 7 años. Hay muchas probabilidades de que no pueda esperar tanto tiempo. No obstante, en la búsqueda de un estómago plano, quemará unas cuantas calorías extra siempre que pueda, como con estás rápidas maneras de quemar 100 calorías.

▶ **Pedalee en una bicicleta fija a 20 mph durante 4 minutos y 52 segundos.**

▶ **Quite la nieve con una pala durante 12 minutos.**

▶ **Camine cuesta arriba durante 13 minutos.**

▶ **Rastrille hojas durante 20 minutos.**

▶ **Dé un masaje de todo el cuerpo durante 19½ minutos.**

▶ **Saque al perro a pasear durante 23 minutos.**

▶ **Baile lento durante 36 minutos.**

▶ **Dé golpecitos con los pies 9.351 veces.**

que usted adquiera un nivel más avanzado en el yoga, puede incluso escoger un estilo más vigoroso, como el yoga dinámico, que ejercita su sistema cardiovascular y le ayuda a entrenar sus músculos aún más. También puede conseguir el mismo efecto en parte realizando algunas posturas y manteniéndolas por períodos de tiempo más largos). Puede hacer las posturas al final de una rutina de ejercicio o como una sesión independiente en los días en que no haga ejercicio. Las principiantes deberán probar todas las posturas una vez para ver cómo se estiran los músculos y luego combinar las posturas con sus rutinas de ejercicios. Durante cada sesión, aspire a hacer de 4 a 6 posturas dos o tres veces, manteniendo cada estiramiento durante dos respiraciones completas (tiene que inspirar y exhalar muy lentamente).

Después de las posturas de yoga, también he incluido una sección detallando algunos movimientos de Pilates; movimientos que ejercitan específicamente su núcleo y la ayudarán a lograr fuerza abdominal. Puede sustituir algunos de estos movimientos de Pilates por su rutina abdominal.

Posturas de yoga

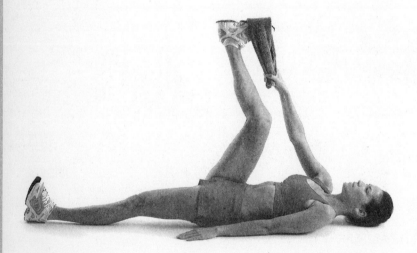

ELEVACIÓN DE PIERNAS

Acuéstese boca arriba y eleve la pierna derecha. Sujete el dedo gordo del pie derecho con los dos primeros dedos de la mano derecha (o sostenga una toalla alrededor del pie) y baje la pierna suavemente hacia el hombro derecho. Baje todo lo que pueda y mantenga la posición. Suelte el pie con suavidad y repita con la pierna y mano izquierdas.

Posturas de yoga

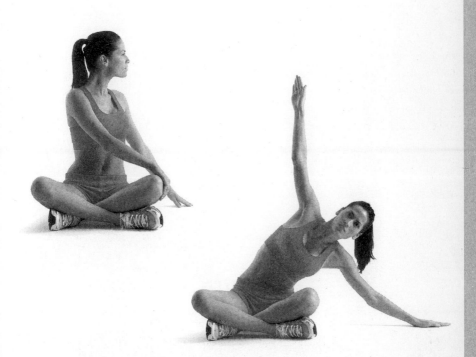

ESTIRAMIENTO DE COLUMNA

Sentada con las piernas cruzadas, apriete los huesos de sus asentaderas contra el piso y alargue la espina dorsal, subiendo la coronilla. Puede sentarse sobre un cojín firme o sobre mantas dobladas si está incómoda. Coloque la mano derecha sobre la rodilla izquierda, inhale y alargue la espina dorsal, luego exhale y gire hacia la izquierda. Respire, regrese al centro, cambie de lado y repita. Deslice la mano izquierda sobre el piso y extienda el brazo derecho por encima de la cabeza. Inhale y lleve los dedos hacia el techo, luego exhale y vaya hacia la izquierda, estirando el lado derecho. Respire, cambie de lado y repita, girando a la derecha.

Posturas de yoga

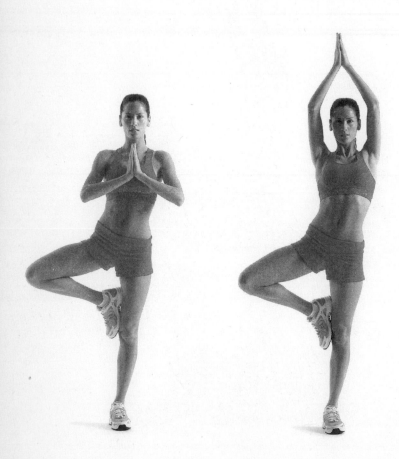

ÁRBOL

Párese con los pies firmemente arraigados en el piso. Manteniendo la pierna izquierda fuerte, doble la pierna derecha y coloque el pie contra el interior de su muslo izquierdo. Una las manos en postura de oración y extienda los brazos hacia el techo. Mantenga la posición y luego cambie de pierna.

Posturas de yoga

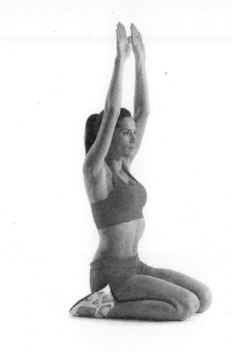

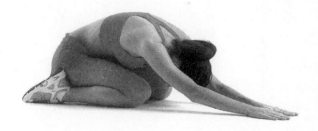

ADORACIÓN

Siéntese sobre los talones, luego deslice los talones hacia los lados de
manera que sus asentaderas toquen el piso. Siéntese derecha, inhale y eleve
ambos brazos, llevando los codos junto a las orejas. Manteniendo las asentaderas sobre el piso, échese hacia delante con el torso y tienda su cuerpo
sobre las rodillas.

Posturas de yoga

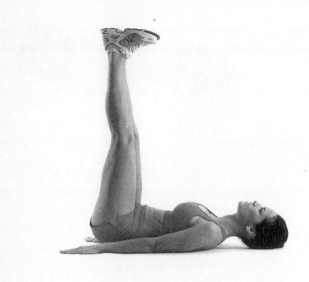

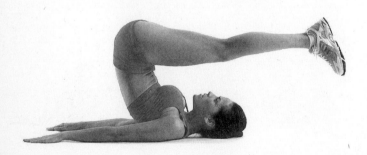

ARADO

Acuéstese boca arriba, con los brazos a los lados y las piernas elevadas de manera que su cuerpo forme un ángulo de 90 grados. Apriete los abdominales, mantenga las piernas derechas y lleve las piernas hacia atrás por encima de la cabeza. Intente tocar el piso con los dedos de los pies. Mantenga la barbilla sin tocar el pecho.

Posturas de yoga

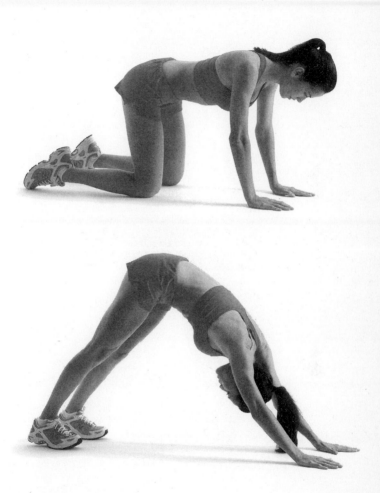

GATO ESTIRADO

Comience poniéndose a gatas con las manos separadas a la misma distancia que el ancho de sus hombros y eleve lentamente las rodillas del piso. Mueva las caderas hacia atrás todo lo que pueda para alargar la columna y estirar las piernas sólo hasta el punto en que su columna pueda permanecer alargada. La postura luce como una V invertida.

Posturas de yoga

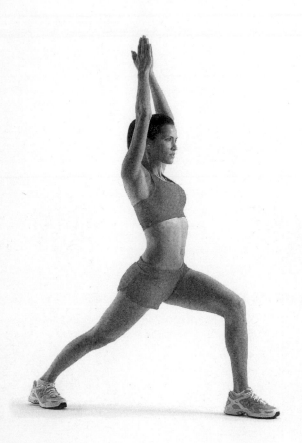

GUERRERA Nº1

Desde la postura "gato estirado", lleve un pie hacia adelante entre las manos de manera que su muslo delantero quede paralelo al piso. Baje su talón trasero y cuadre sus caderas hacia el frente. Abra el pecho elevando los brazos por encima de la cabeza y juntando las palmas. Eche la cabeza hacia atrás y alargue la baja espalda moviendo la rabadilla hacia el piso (mantenga la pierna trasera derecha). Mantenga la posición y luego cambie de lado.

Posturas de yoga

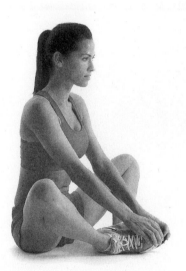 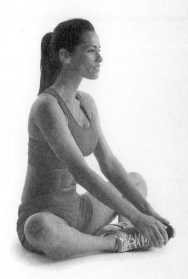

ZAPATERA

Siéntese en el piso o sobre un cojín de yoga o manta con las plantas de los pies juntas. (Puede mantener la espalda contra una pared para obtener más apoyo). Deje caer las rodillas de manera que la parte interna de sus muslos se abra cómodamente.

Posturas de yoga

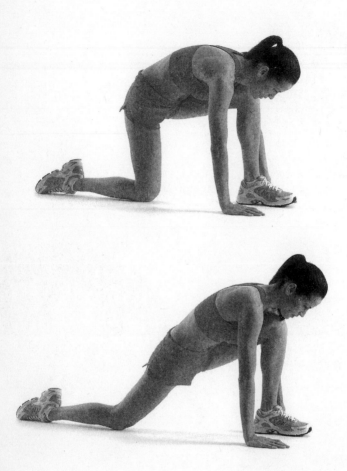

ARCO

Póngase a gatas y dé un paso hacia adelante con el pie izquierdo de manera que los dedos del pie queden alineados con los dedos de las manos y la rodilla esté sobre el tobillo. A continuación, deslice la pierna derecha por detrás de usted con la rodilla sobre el piso. Mantenga la espina dorsal alargada y derecha y los omóplatos abajo. Para intensificar el estiramiento, apriete las caderas hacia delante y hacia abajo y las clavículas hacia arriba. Respire, cambie de lado y repita.

Posturas de yoga

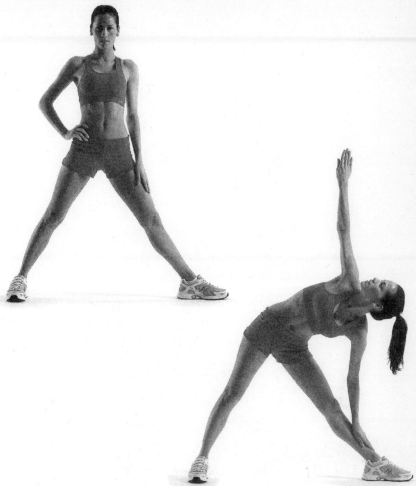

TRIÁNGULO

Párese con las piernas separadas a una distancia superior al ancho de sus
hombros, apunte el dedo del pie izquierdo hacia el lado y el pie derecho
hacia delante. Coloque la mano izquierda sobre la espinilla o el tobillo
izquierdo, y la mano derecha sobre las costillas derechas. Luego gire su torso
hacia la derecha de manera que su hombro quede alineado por encima de su
hombro izquierdo. Si se siente segura, eleve el brazo derecho extendido hacia
el techo de manera que quede alineado con el brazo izquierdo. Mantenga la
columna alargada y mire hacia arriba a su brazo derecho. Si siente molestias
en el cuello, mire hacia delante. Respire, cambie de lado y repita.

Posturas de yoga

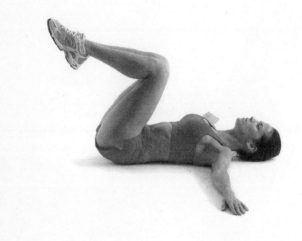

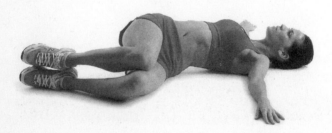

GIRO RECOSTADO

Acuéstese boca arriba con los brazos extendidos. Lleve las rodillas al pecho en un ángulo de unos 45 grados. Con una exhalación, baje las rodillas a la izquierda, manteniéndolas una encima de la otra. Mantenga la posición y luego cambie de lado.

Posturas de yoga

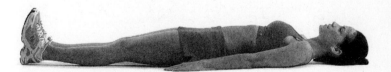

RELAJAMIENTO CLÁSICO

Acuéstese sobre el piso con los ojos cerrados. Deje que los brazos descansen a los lados con los dedos relajados. Relaje las piernas. Tome 10 segundos para inhalar y 10 segundos para exhalar. Continúe el tiempo que desee.

Ejercicios de Pilates

NO ES UN SECRETO que permanecer en buena forma física resulta más difícil conforme envejecemos. (Para demostrarlo: en un estudio de la Universidad de Vermont de mujeres con edades comprendidas entre los 20 y los 60 años, unos investigadores descubrieron que las mayores tenían un 55 por ciento más de grasa abdominal que las más jóvenes). Una de las maneras de contrarrestar los efectos del envejecimiento y las consecuencias de comer demasiadas hamburguesas es mediante el programa de alimentación y ejercicio de La Dieta Abdominal para la Mujer. Los ejercicios abdominales son uno de los componentes que la ayudarán a aplanar y tonificar su estomago, pero usted no se tiene que limitar a los 50 ejercicios abdominales que le pondrán la

VIGORÍCESE

Algunas veces, nuestros cuerpos necesitan el ritmo lento y relajante del yoga o del Pilates, pero otras veces, cuando nos sentimos especialmente aletargadas, necesitamos recargarnos como una batería descargada. . . con un arranque de energía que nos impulse durante el día. Para llenarse de energía en 5 minutos (y para quemar unas cuantas calorías también), realice movimientos de alta intensidad que hagan circular a su sangre, estirarse a sus músculos y preparen su mente para enfrentarse a los niños, a los clientes o a los clientes que se comportan como niños.

Saltitos. Dé un paso hacia delante con el pie izquierdo y al bajar, salte al aire, doblando la rodilla derecha en frente. Caiga con el pie derecho y salte de nuevo. Hágalo durante 2 minutos.

Marcha. Marche en el sitio tan rápido como pueda, dejando que los brazos se balanceen de manera natural. Hágalo durante 30 segundos.

Brincar la cuerda (suiza, cuica). Hágalo durante 30 segundos, cayendo suavemente sobre la parte anterior de las plantas de los pies. ¿No tiene cuerda? Imite el movimiento sin una.

Saltar de cojita. Párese sobre un pie, con las manos en las caderas. Salte, cayendo suavemente con la rodilla doblada. Haga 15 segundos con cada pierna.

panza como una tabla de planchar y que le describí previamente en el libro. Puede aprender mucho tomando una clase de Pilates; una clase que se centra en formar y ejercitar todos los músculos de su núcleo y torso.

Una de las claves de los ejercicios de Pilates es mantener lo que los expertos llaman una "columna neutra": es decir, la posición que mantiene sus músculos abdominales activos pero no demasiado tensos para permitir una distribución igual de la fuerza en todo su torso. Para encontrar esa posición, ubique un lugar a unas 2 pulgadas (5 cm) por debajo de su ombligo. Ahora, meta y suba esos músculos. . . pero no con demasiada fuerza. (Debería sentir como si intentara ponerse unos pantalones que le quedan demasiado ajustados). Así se debe sentir una columna neutra; y es la posición que deberá mantener durante todos sus movimientos. Escoja cuatro o cinco de estos movimientos para el componente abdominal de La Rutina Aplanadora o sustituya uno o dos en su circuito regular.

Ejercicios de Pilates

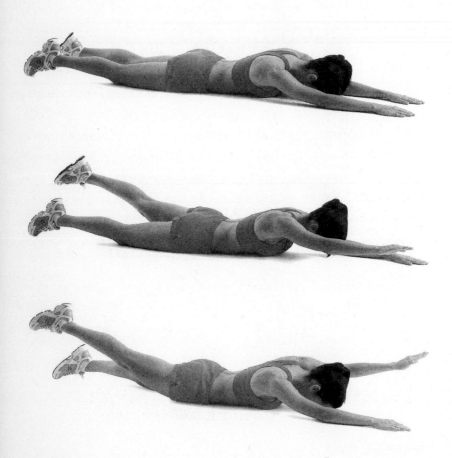

NADO

Acuéstese boca abajo sobre un tapete o un piso alfombrado con las piernas extendidas detrás de usted. Apriete la pelvis contra el piso y meta su ombligo hacia la columna. Eleve el brazo derecho y la pierna izquierda tan alto como pueda y se sienta cómoda. Levante la cabeza y el pecho del piso y comience a alternar los brazos y las piernas en un movimiento rítmico de nado, inhalando y exhalando durante 10 repeticiones por cada lado.

Ejercicios de Pilates

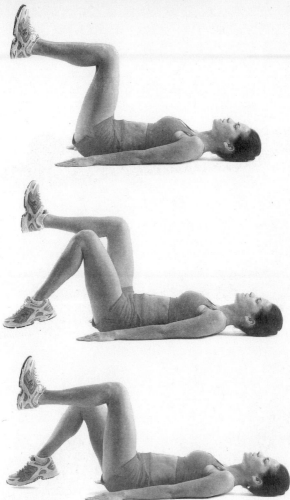

METER LA PATA

Acuéstese boca arriba con las piernas dobladas a 90 grados; los muslos dere-chos y las pantorrillas paralelas al piso. Apoye las manos a los lados, con las palmas hacia abajo. Mantenga los abdominales contraídos y apriete la baja espalda contra el piso. Inhale y baje la pierna izquierda durante la cuenta de dos, moviéndose sólo desde la cadera y bajando los dedos del pie hacia el piso (sin dejar que lo toquen). Exhale y suba la pierna hasta la posición inicial contando hasta dos. Repita con la pierna derecha y continúe alternándolas hasta que haya hecho 12 repeticiones con cada pierna.

Ejercicios de Pilates

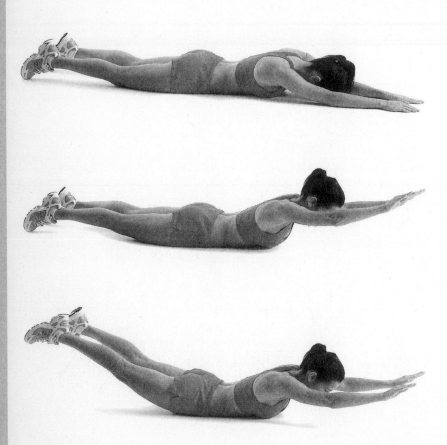

SUPERMUJER

Acuéstese boca abajo sobre un tapete o un piso alfombrado con las piernas extendidas detrás de usted y los empeines de los pies planos sobre el piso. Con los brazos extendidos delante de usted, las manos con las palmas hacia abajo, eleve la parte superior del cuerpo, el pecho y la cabeza. Luego eleve las piernas. Deténgase y luego baje la parte superior del cuerpo, después baje las piernas. Repita 10 veces.

Ejercicios de Pilates

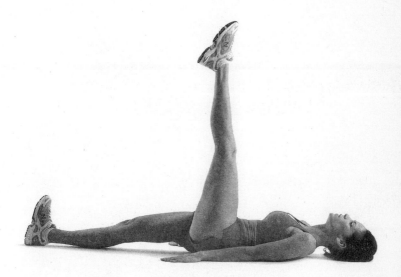

CÍRCULOS

Acuéstese boca arriba con las piernas extendidas sobre el piso. Eleve la pierna izquierda hacia el techo, con los dedos de los pies en punta y las manos a los lados, con las palmas hacia abajo. Mantenga la posición de 10 a 60 segundos. Realice un pequeño círculo sobre el techo con los dedos del pie izquierdo, girando la pierna desde la cadera. Inhale al comenzar el círculo y exhale cuando lo termine. Mantenga el cuerpo tan inmóvil como pueda —sin balancearse— apretando los abdominales. Realice seis círculos, luego revierta la dirección y haga seis más. Repita con la otra pierna.

Ejercicios de Pilates

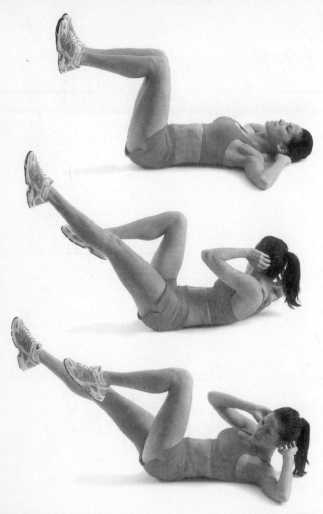

ENTRECRUCE

Comience como en el ejercicio "Meter la pata" en la página 325 pero con las manos detrás de la cabeza y los codos hacia los lados. Dóblese hacia arriba para elevar la cabeza, cuello y hombros del piso. Al inhalar, gire el torso a la derecha, llevando la rodilla derecha y el hombro izquierdo uno hacia el otro y extendiendo la pierna izquierda hacia el techo en una línea diagonal desde las caderas. Al exhalar, gire a la izquierda, llevando la rodilla izquierda hacia el hombro derecho y extendiendo la pierna derecha. Eso es una repetición. Haga seis.

Ejercicios de Pilates

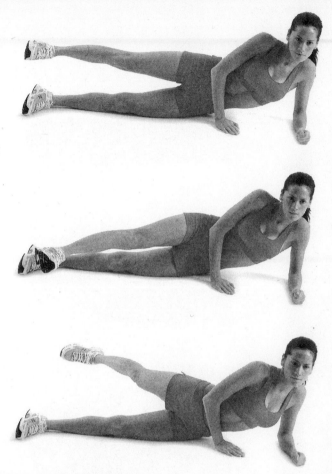

PATADA HACIA ATRÁS

Acuéstese sobre el lado izquierdo con las piernas derechas y juntas de manera que su cuerpo forme una línea larga. Apóyese sobre el codo y el antebrazo izquierdo, elevando las costillas del piso y la cabeza hacia el techo. Coloque la mano derecha ligeramente sobre el piso delante de usted para guardar el equilibrio. Eleve la pierna derecha hasta el nivel de la cadera y flexione el pie de manera que los dedos apunten hacia delante. Exhale al dar una patada, balanceando la pierna derecha hacia delante todo lo que pueda y se sienta cómoda y deteniéndose hasta contar dos. Inhale, estire los dedos del pie, y balancee la pierna hacia atrás sobrepasando la pierna izquierda. Eso es una repetición. Realice seis sin bajar la pierna. Luego cambie de lado y repita.

Ejercicios de Pilates

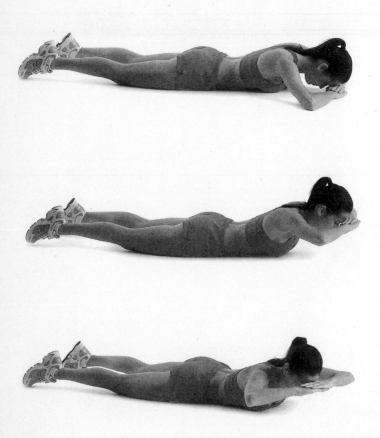

EXTENSIÓN DE ESPALDA CON GIRO

Acuéstese boca abajo con la frente sobre las manos y las palmas sobre el piso. Separe los pies a la misma distancia que el ancho de las caderas. Meta los abdominales. Eleve la cabeza, los hombros y el pecho del piso. Gire la parte superior del cuerpo a la derecha y de vuelta al centro, luego baje. Repita hacia el lado izquierdo y continúe alternando hasta que haya hecho seis giros a cada lado.

Ejercicios de Pilates

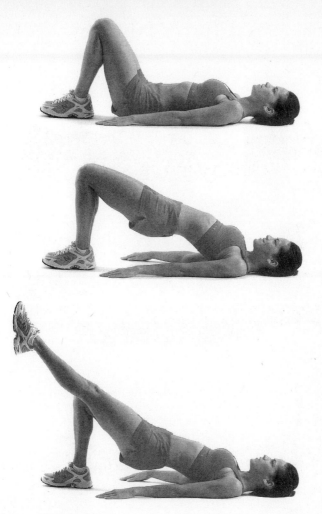

PUENTE EXTENDIDO

Acuéstese boca arriba con las rodillas dobladas, los pies planos sobre el piso y separados a una distancia cómoda y los talones cerca de las asentaderas. Contraiga los glúteos e incline la pelvis hacia delante, elevando las caderas hacia el techo lentamente hasta que su cuerpo forme una línea recta desde los hombros hasta las rodillas. Manteniendo las caderas alineadas, eleve el pie izquierdo del piso y extienda la pierna hacia fuera. Deténgase, luego baje y repita con la pierna derecha. Luego vuelva a bajar el cuerpo lentamente al piso. Repita 10 veces.

La Dieta Abdominal
a largo plazo

U STED HA LOGRADO SU META Y ese es un motivo de celebración. Pero eso no le da permiso para volver a desayunar helado de chocolate. Sin embargo, se ha ganado un aplazamiento. Usted ha desarrollado su cuerpo para quemar grasa y formar músculo. Con esa base, se encuentra en un momento en el que su cuerpo hace gran parte del trabajo por usted. Aquí tiene un manual para mantener el cuerpo que usted ha formado.

TEMA	PAUTA
Principios básicos de la dieta	Usted se ha adaptado bien y puede continuar tomando seis comidas al día centrándose en los Alimentos Archiabdominales. . . y en los superingredientes, como las proteínas, la fibra y los carbohidratos integrales. Siga bebiendo licuados regularmente y agregando una fuente de proteínas a cada merienda.
Hacer trampas	En vez de tener una sola comida en que haga trampas, puede hacerlo durante un día entero y así darse el gusto con lo que quiera. Pero limítese a un día; no lo extienda a varias comidas o a varios días. Eso aumentará las probabilidades de que permanezca centrada y mantenga buenos hábitos alimenticios.

TEMA	PAUTA
Programa de ejercicio	Ahora se encuentra en la fase de mantenimiento. Continúe con el programa si quiere, pero también puede reducirlo a 1 ó 2 días a la semana de ejercicios de fortalecimiento y 1 día a la semana de entrenamiento de intervalos. Investigaciones del Laboratorio del Rendimiento Humano en la Universidad Ball State han demostrado que las personas que levantan pesas pueden mantener su músculo con sólo una rutina a la semana.
Rutina Abdominal	Realice un circuito de ejercicios abdominales antes de sus rutinas de fortalecimiento. Progrese a ejercicios avanzados. Ahora que ya puede ver sus abdominales, querrá aumentar la intensidad. Aun así, para lograr un crecimiento muscular máximo, no debería ejercitar sus abdominales más de 2 ó 3 días por semana.

Tablas nutricionales

LA NUEVA TENDENCIA HACIA LAS dietas bajas en carbohidratos ha hecho que muchos de nosotros consumamos mucha grasa y proteínas. No obstante, muchos estamos perdiendo los valiosos micronutrientes que se encuentran en los cereales integrales, las frutas, las verduras y otros alimentos que están prohibidos en una dieta baja en carbohidratos.

Puede parecer más fácil asegurar sus necesidades diarias de nutrientes tomando un complejo multivitamínico en vez de tener una dieta equilibrada. Pero hay dos problemas con la nutrición que proviene de un frasco de plástico: en primer lugar, los complejos multivitamínicos no tienen fibra, de manera que estará perdiendo este nutriente esencial si lo único que hace para protegerse es tomar una pastilla. En segundo lugar, los alimentos están cargados con muchos nutrientes además de las vitaminas C y E estándares; asimismo, la importancia de muchos de estos nutrientes, conocidos como fitoquímicos, apenas se está comenzando a descubrir. "En una dieta equilibrada, hay miles de antioxidantes. En una pastilla, usted solamente estará obteniendo unos cuantos de esos miles", dice el Dr. Edgar Miller, Ph.D., de la Universidad Johns Hopkins en Baltimore.

Para ver cuán completa es su dieta en términos nutricionales, consulte las siguientes tablas para conocer los valores de vitaminas y minerales de cada alimento y cuadrar su ingesta total. ¿Y si no llega a consumir las Asignaciones Dietéticas Recomendadas (o ADR)? No se preocupe. Sólo coma más alimentos altos en cualesquiera vitaminas o minerales que le falten.

(*Nota*: si encuentra en la siguientes tablas nombres de alimentos que no entiende o que jamás ha visto, favor de remitirse al glosario en la página 400. Hemos utilizado abreviaturas en las tablas siguientes por razones de espacio. He aquí lo que significa cada una: cda. y cdas. significan "cucharada" y "cucharadas", respectivamente; pdzo. significa "pedazo"; mdo., mdos. y mda. significan "mediano", "medianos" y "mediana", respectivamente; cdtas. significa "cucharaditas" y, por último, ADR significa "Asignación Dietética Recomendada").

Valores de vitaminas y minerales

	VITAMINA A (mcg)	VITAMINA B$_1$ (TIAMINA) (mg)	VITAMINA B$_6$ (mg)	FOLATO (mcg)
ADR PARA HOMBRES/MUJERES	900/700	1,2/1,1	1,3/1,3	400/400
Aguacate (1)	122	0,20	0,60	124
Ajo (1 diente)	0	0	0,04	0,09
Albaricoque (1)	67	0,01	0,02	3
Alcachofa (1 mda.)	0	0,10	0,15	87
Aliño, tipo italiano *light* (1 cda.)	0	0	0	0
Almejas fritas (³/₄ de taza)	101	0,11	0,07	41
Almendras (1 onza)	0	0,05	0,03	11
Apio (1 taza, en tiras)	55	0,03	0,10	45
Arándanos (1 pinta)	17	0,11	0,15	17
Arroz blanco (1 taza)	0	0,03	0,15	5
Arroz integral (1 taza)	0	0,20	0,30	8
Avena (1 taza)	0,12	0,12	0,10	13
Bagel (4")	0	0,15	0,05	20
Barra de *granola* (1)	2	0,06	0,02	6
Batata dulce (1)	350	0,09	0,25	9
Berenjena (1 taza)	4	0,08	0,09	14
Berzas (1 taza cocidas)	1.542	0,08	0,24	177
Bistec (diferentes cortes)	0	0,10	0,30	6
Brócoli (1 taza)	213	0,05	0,11	50
Café (1 taza)	0	0	0	5
Camarón (4 grandes)	0	0,01	0,03	0,77
Cantaloup (1 pdzo. mdo.)	345	0,04	0,07	21
Caramelos (1 paquete)	0	0	0	0
Carne de res, molida magra (3 onzas)	0	0,06	0,24	7
Catsup (1 cda.)	7	0	0,02	2

VITAMINA C (mg)	VITAMINA E (mg)	CALCIO (mg)	MAGNESIO (mg)	POTASIO (mg)	SELENIO (mcg)	ZINC (mg)
90/75	15/15	1.000/1.000	420/320	3.500/3.500	55/55	11/8
16	3	22	78	1.204	0,80	0,84
0,90	0	5	0,75	12	0,40	0
3,50	0,30	5	4	90	0,03	0,07
15	0,24	56	77	474	0,26	0,60
0	0	0	0	2	0,20	0
11,25	0	71	16	366	33	2
0	6	71	86	180	0	1
4	0,33	50	14	322	0,50	0,16
28	2	17	17	223	0,30	0,50
0	0,06	16	19	55	12	0,80
0	0,06	20	84	84	19	1
0	0,26	19	51	175	0	1
0	0,04	16	26	90	28	1
0,22	0,32	15	24	82	4	0,50
19	1	41	27	348	0,30	0,30
1	0,40	6	11	122	0,10	0,12
35	2	266	38	220	1	0,50
0	0,11	4	19	250	12	3
66	0,33	34	18	230	2	0,30
0	0,05	2	5	114	0	0,02
0,48	0	9	7	40	9	0,30
37	0,05	9	12	272	0,40	0,18
0	0	0	0	0	0	0
0	0,15	7	19	265	0	4
2	0,20	3	3	57	0,04	0

Valores de vitaminas y minerales *(continuación)*

	VITAMINA A (mcg)	VITAMINA B₁ (TIAMINA) (mg)	VITAMINA B₆ (mg)	FOLATO (mcg)
ADR PARA HOMBRES/MUJERES	900/700	1,2/1,1	1,3/1,3	400/400
Cerdo (3 onzas)	0	0,80	0,30	3
Cereal integral, con pasas (½ taza)	3	0,16	0,10	22
Cerezas dulces, crudas (1 taza)	30	0,07	0,05	6
Cerveza (12 onzas)	0	0,02	0,18	21
Chile crudo (½ chile)	22	0,03	0,23	10
Chili con frijoles (1 taza)	87	0,12	0,30	59
Chocolate (1,45 onzas)	20	0,05	0,01	5
Chucrut (1 taza)	1	0,03	0,18	34
Ciruela (1)	21	0,03	0,05	1
Cóctel de jugo de arándano agrio (1 taza)	1	0,02	0,05	0
Col rizada (1 taza)	955	0,07	0,11	18
Coles de Bruselas (½ taza)	60	0,08	0,14	47
Coliflor (1 taza)	2	0,06	0,22	57
Costillas (3 onzas)	2	0,26	0,22	3
Donut (1)	17	0,10	0,03	24
Ensalada de atún (1 taza)	49	0,06	0,17	16
Ensalada de papas (1 taza)	3	0,20	0,40	19
Ensalada del *chef* sin aliño (1½ tazas)	146	0,40	0,40	101
Ensalada para tacos o relleno para tacos (1½ tazas)	71	0,10	0,20	83
Espaguetis con albóndigas (1½ tazas)	46	0,38	0,43	101
Espárragos (12 mdos.)	144	0,24	0,12	96
Espinacas (1 taza)	140	0,02	0,06	58

VITAMINA C (mg)	VITAMINA E (mg)	CALCIO (mg)	MAGNESIO (mg)	POTASIO (mg)	SELENIO (mcg)	ZINC (mg)
90/75	15/15	1.000/1.000	420/320	3.500/3.500	55/55	11/8
0	0,20	6	15	253	14	2
0,55	0,40	33	70	207	10	1
10	0,20	21	16	325	0,90	0,09
0	0	18	21	89	3	0,04
65	0,30	6	10	145	0,20	0,12
4	1	120	115	934	3	5
0	0,83	78	26	153	2	0,83
21	0,14	43	18	241	0,90	0,30
6	0	3	5	114	0,30	0,07
90	0	8	5	46	0	0,18
33	1	180	23	417	1	0,23
48	0,34	28	16	247	1	0,26
46	0,08	22	15	303	0,60	0,30
0	0,20	30	15	204	24	3
0,09	0,90	21	9	60	4	0,30
5	2	35	39	365	84	1
19	0,14	14	36	551	10	0,60
16	0	235	49	401	37	3
4	192	51	416	4	3	0
24	4	138	66	718	39	5
12	2,16	48	24	384	4,44	1,20
8	0,60	30	24	167	0,30	0,16

Valores de vitaminas y minerales *(continuación)*

	VITAMINA A (mcg)	VITAMINA B₁ (TIAMINA) (mg)	VITAMINA B₆ (mg)	FOLATO (mcg)
ADR PARA HOMBRES/MUJERES	900/700	1,2/1,1	1,3/1,3	400/400
Fiambre, *salami* (3 lonjas)	0	0,10	0,08	0,34
Frambuesas (10)	0,38	0,01	0,01	4
Fresas (1 taza)	2	0,03	0,09	40
Frijoles, al horno (1 taza)	13	0,40	0,34	61
Frijoles blancos pequeños (1 taza, cocidos)	0,36	0,40	0,30	255
Frijoles colorados (1 taza, cocidos)	0	0,28	0,21	230
Frijoles de soya (1 taza, cocidos)	14	0,47	0,10	200
Frijoles negros (1 taza, cocidos)	1	0,40	0,12	256
Frijoles pintos (1 taza, cocidos)	0	0,17	0,16	294
Frijoles refritos (1 taza)	0	0,07	0,36	28
Fruta seca (11 onzas)	380	0,14	0,50	13
Galletas (12)	0	0,17	0	0
Galletas *Graham* (1 trozo grande rectangular)	0	0,03	0,01	6
Galletita, con chispas de chocolate (1)	0,04	0,01	0,01	0,90
Galletitas en barra de higo (2 barras)	3	0,05	0,02	11
Garbanzos (1 taza, cocidos)	4	0,19	0,22	282
Germen de trigo (¼ taza)	0	0,20	0,40	81
Habas blancas (½ taza cocidas)	32	0,12	0,16	22
Hamburguesa, de comida rápida, con aliño y verduras (1)	4	0,30	0,12	52

VITAMINA C (mg)	VITAMINA E (mg)	CALCIO (mg)	MAGNESIO (mg)	POTASIO (mg)	SELENIO (mcg)	ZINC (mg)
90/75	15/15	1.000/1.000	420/320	3.500/3.500	55/55	11/8
0	0,05	1	3	63	4	0,54
5	0,17	5	4	28	0,04	0,08
97	0,50	27	22	253	1	0,20
8	1	127	81	752	12	4
2	0,73	127	107	670	11	2
2	0,05	62	74	717	2	2
31	0,02	261	108	970	3	2
0	0,14	46	120	610	2	2
1	2	72	70	495	19	2
15	0	88	83	675	3	3
12	2	119	121	2.482	2	2
0	0	28	12	48	2	0,20
0	0,05	3	4	19	1	0,10
0	0,26	3	3	14	0	0,06
0,10	0,21	20	9	66	1	0,12
2	0,60	80	79	477	6	3
0	0	27	275	166	91	14
9	0,12	27	63	485	2	0,70
2	0,42	126	23	251	20	2

Valores de vitaminas y minerales *(continuación)*

	VITAMINA A (mcg)	VITAMINA B₁ (TIAMINA) (mg)	VITAMINA B₆ (mg)	FOLATO (mcg)
ADR PARA HOMBRES/MUJERES	900/700	1,2/1,1	1,3/1,3	400/400
Helado (1 porción)	6	0,03	0,04	11
Hígado de res (3 onzas)	8.042	0,16	0,86	215
Hongos (1 taza, picados en rodajas)	0	0,09	0,10	12
Hot dog, de comida rápida (1)	0	0,44	0,09	85
Huevo entero (1 grande)	84	0,03	0,06	22
Jamón (1 lonja)	0	0,20	0,10	1
Jugo de fruta, sin edulcorante (1 taza)	0	0,02	0,06	35
Jugo de uva (1 taza)	1	0,07	0,16	8
Jugo de verduras (1 taza)	188	0,10	0,30	51
Jugos concentrados y congelados de frutas cítricas (12 onzas)	7	0,17	0,30	31
Kiwi (1 mdo.)	3	0,02	0,07	19
Lasaña, con carne (7 onzas)	61	0,19	0,20	16
Leche de soya (1 taza)	0	0,15	0,16	40
Leche descremada (1 taza)	5	0,10	0,10	12
Lechuga repollada (1 taza)	8	0,02	0,03	31
Lechuga romana (½ taza)	81	0,02	0,02	38
Lentejas (1 cda.)	0,05	0,02	0,02	22
Macarrones con queso (8 onzas)	48	0,25	0	0
Maíz (1 taza)	0,26	0,06	0,16	115
Maníes (1 onza)	0	0,12	0,07	41
Mantequilla de maní (2 cdas.)	0	0,03	0,15	24
Manzana (1 mda.)	8	0,02	0,06	4

VITAMINA C (mg)	VITAMINA E (mg)	CALCIO (mg)	MAGNESIO (mg)	POTASIO (mg)	SELENIO (mcg)	ZINC (mg)
90/75	15/15	1.000/1.000	420/320	3.500/3.500	55/55	11/8
0,46	0	72	19	164	2	0,40
2	0,43	5	18	300	31	5
2	0,10	5	10	355	8	0,70
0,09	0,10	108	27	190	29	2
0	0,50	25	5	63	15	0,50
0	0,10	2	5	94	6	0,50
40	0	160	9	154	0	0,20
0,25	0	23	25	334	0,25	0,13
67	12	26	27	467	1	0,50
324	0,24	85	68	1.336	1	0,41
70	1	26	13	237	0,15	0,10
12	0,94	220	41	372	28	3
0	0	80	60	440	3	0,90
2	0,10	301	27	406	5	1
2	0,02	11	4	84	0,28	0,10
7	0,04	9	4	69	0,10	0,06
0,19	0	2	4	46	0,35	0,16
0	0	102	0	111	0	0
12	0,15	8	44	343	2	1
0	2	15	50	186	2	1
0	0	12	51	214	2	1
6	0,25	8	7	148	0	0,06

Valores de vitaminas y minerales *(continuación)*

	VITAMINA A (mcg)	VITAMINA B₁ (TIAMINA) (mg)	VITAMINA B₆ (mg)	FOLATO (mcg)
ADR PARA HOMBRES/MUJERES	900/700	1,2/1,1	1,3/1,3	400/400
Melocotón (1 mdo.)	16	0,02	0,02	4
Melón tipo *honeydew* (1 taza)	5	0,07	0,16	34
Mermelada o confituras (1 cda.)	0,20	0	0	2
Muffin inglés de trigo integral (1)	0,09	0,25	0,05	36
Muffin de arándano (1)	13	0,10	0,01	42
Nectarina (1)	23	0,05	0,03	7
Nuez (1 taza)	37	0,27	0,70	82
Olivas (1 cda.)	2	0	0	0
Ostras (1 mda.)	4	0,01	0,01	1
Palomitas de maíz (1 taza)	0,80	0,02	0,02	2
Pan de carne (1 rebanada)	20	0,10	0,14	12
Pan blanco (1 rebanada)	0	0,11	0,02	28
Pan de centeno (1 rebanada)	0,26	0,14	0,02	35
Pan integral (1 rebanada)	0	0,11	0,10	30
Panecillo de canela (1)	0	0,12	0	17
Panqueques (2)	8	0,16	0,07	28
Papas a la francesa (10)	0	0,07	0,16	8
Papas, puré (1 taza)	8	0,20	0,50	17
Papitas fritas *lite* (1 onza)	0	0,05	0,22	8
Pasas (1,5 onzas)	0	0,05	0,08	1
Pasta con salsa roja (4,5 onzas)	0	0,13	0,10	4
Pasta de queso (1 cda.)	53	0	0	2

VITAMINA C (mg)	VITAMINA E (mg)	CALCIO (mg)	MAGNESIO (mg)	POTASIO (mg)	SELENIO (mcg)	ZINC (mg)
90/75	15/15	1.000/1.000	420/320	3.500/3.500	55/55	11/8
6	0,70	6	9	186	0,10	0,17
32	0,04	11	18	403	1	0,16
2	0	4	0,80	15	0,40	0
0	0,26	101	21	106	17	0,61
0,63	0,47	32	9	70	6	0,30
7	1	8	12	273	0	0,23
4	0	73	253	655	21	4
0	0,14	7	0,30	0,67	0,08	0
0,52	0,12	6	7	22	9	13
0	0	1	11	24	0,80	0,30
0,62	0,10	43	22	295	0	4
0	0,06	38	6	25	4	0,20
0,13	0,11	23	13	53	10	0,36
0,08	0,09	24	14	53	8	0,30
0,06	0,48	10	4	19	5	0,10
0,15	0,65	96	15	133	10	0,30
6	0,12	4	11	211	0,20	0,20
13	0,04	46	38	621	2	0,60
3	0,62	10	18	285	2	0,17
2	0,30	12	13	350	0,26	0,08
6	1	41	13	207	11	0,66
0	0,04	12	1	17	0,40	0,10

Valores de vitaminas y minerales *(continuación)*

	VITAMINA A (mcg)	VITAMINA B₁ (TIAMINA) (mg)	VITAMINA B₆ (mg)	FOLATO (mcg)
ADR PARA HOMBRES/MUJERES	900/700	1,2/1,1	1,3/1,3	400/400
Pastel con glaseado (1 trozo)	10	0,01	0,02	7
Pastelillo para tostadora (1)	148	0,20	0,20	15
Pavo, sin pellejo (½ pechuga)	0	0,16	2,26	31
Pepino con piel (½ taza)	10	0,01	0,02	7
Pera (1 mediana)	2	0,02	0,05	12
Pescado blanco (1 filete)	60	0,26	0,50	26
Pie de manzana (1 trozo)	37	0,03	0,04	32
Pimiento (10 tiras)	78	0,04	0,13	13
Pizza con queso (1 rebanada)	74	0,20	0,04	35
Pizza con verduras (1 rebanada)	58	0,40	0,50	116
Plátano amarillo (1 mdo.)	7	0,04	0,40	24
Pollo, sin pellejo (½ pechuga)	4	0,04	0,32	2
Pretzels (10 rollitos)	0	0,30	0,07	103
Proteínas en polvo a base de suero de leche (2 cdtas.)	0	0	0	0
Queso *Cheddar* (1 lonja)	75	0,01	0,02	5
Queso *ricotta* semidescremado (½ taza)	132	0,03	0,02	16
Refresco con cafeína (12 onzas)	0	0	0	0
Remolacha (½ taza)	3	0,02	0,05	74

VITAMINA C (mg)	VITAMINA E (mg)	CALCIO (mg)	MAGNESIO (mg)	POTASIO (mg)	SELENIO (mcg)	ZINC (mg)
90/75	15/15	1.000/1.000	420/320	3.500/3.500	55/55	11/8
0,04	0	18	14	84	1	0,30
0	0,90	17	12	57	6	0,30
0	0,30	39	109	1.142	95	5
3	0	7	6	75	0	0,10
7	0,20	15	12	198	0,17	0,17
0	0,39	51	65	625	25	2
4	2	13	8	76	1	0,20
70	0,36	7	6	105	0	0
1	0	117	16	113	13	1
79	2	189	65	548	23	2
10	0,12	6	32	422	1	0,20
0,71	0,08	7	16	150	11	0,50
0	0,21	22	21	88	3	0,50
0	0	0	0	260	0	0
0	0,08	204	8	28	4	0,90
0	0,09	337	19	155	21	2
0	0	10	3	3	0,34	0
3	0,03	11	16	221	0,50	0,24

Valores de vitaminas y minerales *(continuación)*

	VITAMINA A (mcg)	VITAMINA B₁ (TIAMINA) (mg)	VITAMINA B₆ (mg)	FOLATO (mcg)
ADR PARA HOMBRES/MUJERES	900/700	1,2/1,1	1,3/1,3	400/400
Requesón, bajo en grasa (1 taza)	25	0,05	0,15	27
Ruedas de cebolla empanadas (10 mdas.)	0,98	0,10	0,07	64
Salchicha (1)	0	0,05	0,01	0,26
Salmón (3 onzas)	10	0,20	0,71	22
Salsa (½ taza)	44	0,05	0,16	21
Salvado de trigo (1 taza)	0	0,14	0,35	14
Sandía (1 trozo)	104	0,20	0,40	6
Sándwich para el desayuno, comida rápida (tocino, huevo y queso)	0	0,53	0,16	73
Sándwich tipo *sub*	71	1	0,10	87
Semillas de girasol (1 taza)	1	0,14	1	303
Sopa de crema de pollo (1 taza)	179	0,07	0,07	7
Sopa de tomate (1 taza)	29	0,09	0,11	15
Tocino (3 lonjas)	0	0,08	0,07	0,40
Tocino canadiense (2 lonjas)	0	0,40	0,20	2
Tofu (½ taza)	5	0,10	0,06	19
Tomate (1 mdo.)	26	0,02	0,05	9
Totopos con queso (6-8)	170	0,20	0,20	12
Vino blanco (3,5 onzas)	0	0	0,01	0
Vino tinto (3,5 onzas)	0	0	0,03	2
Yogur, bajo en grasa (8 onzas)	2	0,10	0,09	24
Zanahoria (1)	734	0,04	0,08	12

VITAMINA C (mg)	VITAMINA E (mg)	CALCIO (mg)	MAGNESIO (mg)	POTASIO (mg)	SELENIO (mcg)	ZINC (mg)
90/75	15/15	1.000/1.000	420/320	3.500/3.500	55/55	11/8
0	0,02	138	11	194	20	0,86
0,68	0,39	86	19	152	3	0,41
0	0,03	1	2	25	2	0,24
0	0,95	11	28	475	35	0,60
18	2	39	17	275	0,50	0,30
0	0,54	26	220	426	28	3
31	0,40	41	31	479	0,30	0,20
2	0,60	160	25	211	36,0	2
12	0	189	68	394	31	3
2	27	89	165	1,088	101	7
1	0,25	181	17	272	8	0,67
66	2	12	7	263	0,50	0,24
0	0,06	2	6	107	12	0,70
0	0,16	5	10	181	11	0,80
0	0,01	434	37	150	11	1
8	0,33	6	7	146	0	0,11
1	0	311	63	196	18	2
0	0	9	10	80	0,20	0,07
0	0	8	13	111	0,20	0,10
2	0	415	37	497	11	2
4	0,40	20	7	195	0,06	0,15

Cargas glucémicas de alimentos comunes

Maníes	1	Pan para hamburguesa	9
Yogur bajo en grasa, con edulcorante artificial	2	Frijoles colorados de lata	9
		Sopa de lentejas	9
Zanahorias	3	Galletitas de avena	9
Toronja	3	Maíz dulce	9
Chícharos verdes	3	Pan de centeno norteamericano	10
Leche descremada	4	
Pera	4	*Tortellini* de queso	10
Sandía	4	*Waffles* congelados	10
Remolacha	5	Miel	10
Naranja	5	Habas blancas congeladas	10
Melocotón	5	Yogur bajo en grasa, endulzado con azúcar	10
Ciruela	5	
Manzana	6	Frijoles pintos	10
Kiwi	6	Pan blanco	10
Sopa de tomate	6	Cereal de la marca *Bran Chex*	11
Frijoles al horno de lata	7	
Garbanzos de lata	7	Jugo de manzana	12
Uvas	7	Plátano amarillo	12
Piña	7	Panecillo *kaiser*	12
Pan de trigo integral	7	Jugo de naranja	12
Palomitas de maíz	8	Galletas saladas *saltines*	12
Leche de soya	8	Galletas de la marca *Stoned Wheat Thins*	12
Envolturas para taco	8	
Cereal de la marca *All-Bran*	9	Cereal de la marca *Bran Flakes*	13
Jugo de toronja	9	Avena	13

Galletas *Graham*	14	Tortitas de arroz	17
Cereal de la marca *Special K*	14	Batata dulce	17
		Cereal de la marca *Total*	17
Galletitas de barquillo de vainilla	14	Arroz integral	18
Muffin de salvado	15	*Fettuccine*	18
Cereal de la marca *Cheerios*	15	Pastel blanco esponjoso	19
Pan francés	15	Cereal *cornflakes*	21
Cereal de la marca *Grape-Nuts*	15	Papas a la francesa	22
		Caramelos de goma	22
Puré de papas	15	Macarrones	22
Cereal de la marca *Shredded Wheat*	15	Cereal de la marca *Rice Krispies*	22
Preparado comercial de relleno de pan	16	Cuscús	23
		Linguine	23
Pizza de queso	16	Arroz de grano largo	23
Espaguetis de trigo integral	16	Arroz blanco	23
Sopa de frijoles negros	17	*Bagel*	25
Muffin de arándanos	17	Papas al horno	26
Frituras de maíz	17	Espaguetis	27
Donut	17	Pasas	28
Cereal de la marca *Grape-Nuts Flakes*	17	Macarrones con queso	32
		Arroz instantáneo	36
Avena instantánea	17		

Cómo utilizar esta tabla

Los números en esta tabla representan las cargas glucémicas (CG) de alimentos comunes. La CG es el producto del valor en el índice glucémico de un alimento y la cantidad de carbohidratos disponibles en cada ración de este. Esencialmente, la CG calcula la elevación proyectada en el nivel de glucosa en la sangre causada por comer un alimento en particular. Mientras más alto sea la CG de un alimento, es más probable que sea alto tanto en calorías como en carbohidratos. Por lo tanto, trate de planear sus comidas con alimentos con un CG de 19 o menos y aspire a que todas sus comidas del día sumen menos de 120.

Diarios de La Dieta Abdominal para la Mujer

Nota: en las siguientes tablas hemos utilizado abreviaturas por razones de espacio. Por lo tanto, REP. OBJ. significa "repeticiones objetivo", DSO. significa "descanso", SER. OBJ. significa "series objetivo", REP. REALES significa "repeticiones reales", SER. REALES significa "series reales" y sgdos. significa "segundos".

SEMANA Nº1

LUNES: Rutina de Fortalecimiento Total con énfasis abdominal

EJERCICIO	REP. OBJ.	DSO.	SER. OBJ.	REP. REALES	SER. REALES	PESO
Circuito Abdominal						
Abdominal tradicional	12–15	nada	1			—
Elevación de rodilla	12–15	nada	1			—
Elevación oblicua	10 a cada lado	nada	1			—
Puente	1 ó 2	nada	1			—
Extensión de espalda	12–15	nada	1			—
Circuito Total Nº1						
Sentadilla	10–12	30 sgdos.	1			
Pres de banca	10	30 sgdos.	1			
Jalón dorsal	10	30 sgdos.	1			
Pres militar	10	30 sgdos.	1			
Remo parado	10	30 sgdos.	1			
Extensión de tríceps en polea	10–12	30 sgdos.	1			
Extensión de piernas	10–12	30 sgdos.	1			

EJERCICIO	REP. OBJ.	DSO.	SER. OBJ.	REP. REALES	SER. REALES	PESO
Curl de bíceps	10	30 sgdos.	1			
Curl de piernas	10–12	30 sgdos.	1			

Descanse 1 ó 2 minutos

Circuito Total Nº2

Sentadilla	10–12	30 sgdos.	1			
Pres de banca	10	30 sgdos.	1			
Jalón dorsal	10	30 sgdos.	1			
Pres militar	10	30 sgdos.	1			
Remo parado	10	30 sgdos.	1			
Extensión de tríceps en polea	10–12	30 sgdos.	1			
Extensión de piernas	10–12	30 sgdos.	1			
Curl de bíceps	10	30 sgdos.	1			
Curl de piernas	10–12	30 sgdos.	1			

MARTES (Opcional): ejercicio cardiovascular ligero como caminar, 30–45 minutos (Intente caminar a paso rápido si puede)

MIÉRCOLES: Rutina de Fortalecimiento Total con énfasis abdominal

EJERCICIO	REP. OBJ.	DSO.	SER. OBJ.	REP. REALES	SER. REALES	PESO

Circuito Abdominal

Abdominal parado	12–15	nada	1			—
Impulso abdominal	12	nada	1			—
Extensión lateral	6–10 a cada lado	nada	1			—
Puente lateral	1 ó 2 a cada lado	nada	1			—
Extensión de espalda	12–15	nada	1			—

EJERCICIO	REP. OBJ.	DSO.	SER. OBJ.	REP. REALES	SER. REALES	PESO
Circuito Total Nº1						
Sentadilla	10–12	30 sgdos.	1			
Pres de banca	10	30 sgdos.	1			
Jalón dorsal	10	30 sgdos.	1			
Pres militar	10	30 sgdos.	1			
Remo parado	10	30 sgdos.	1			
Extensión de tríceps en polea	10–12	30 sgdos.	1			
Extensión de piernas	10–12	30 sgdos.	1			
Curl de bíceps	10	30 sgdos.	1			
Curl de piernas	10–12	30 sgdos.	1			
Descanse 1 ó 2 minutos						
Circuito Total Nº2						
Sentadilla	10–12	30 sgdos.	1			
Pres de banca	10	30 sgdos.	1			
Jalón dorsal	10	30 sgdos.	1			
Pres militar	10	30 sgdos.	1			
Remo parado	10	30 sgdos.	1			
Extensión de tríceps en polea	10–12	30 sgdos.	1			
Extensión de piernas	10–12	30 sgdos.	1			
Curl de bíceps	10	30 sgdos.	1			
Curl de piernas	10–12	30 sgdos.	1			

JUEVES (Opcional): ejercicio cardiovascular ligero como caminar, 30–45 minutos (Intente caminar a paso rápido si puede)

VIERNES: Rutina de Fortalecimiento Total con énfasis en las piernas

EJERCICIO	REP. OBJ.	DSO.	SER. OBJ.	REP. REALES	SER. REALES	PESO

Circuito Total Nº1

EJERCICIO	REP. OBJ.	DSO.	SER. OBJ.	REP. REALES	SER. REALES	PESO
Sentadilla	10–12	30 sgdos.	1			
Pres de banca	10	30 sgdos.	1			
Jalón dorsal	10	30 sgdos.	1			
Arco caminante	10–12 con cada pierna	30 sgdos.	1			
Pres militar	10	30 sgdos.	1			
Remo parado	10	30 sgdos.	1			
Subir escalones	10–12 con cada pierna	30 sgdos.	1			
Extensión de tríceps en polea	10–12	30 sgdos.	1			
Extensión de piernas	10–12	30 sgdos.	1			
Curl de bíceps	10	30 sgdos.	1			
Curl de piernas	10–12	30 sgdos.	1			

Descanse 1 ó 2 minutos

Circuito Total Nº2

EJERCICIO	REP. OBJ.	DSO.	SER. OBJ.	REP. REALES	SER. REALES	PESO
Sentadilla	10–12	30 sgdos.	1			
Pres de banca	10	30 sgdos.	1			
Jalón dorsal	10	30 sgdos.	1			
Arco caminante	10–12 con cada pierna	30 sgdos.	1			
Pres militar	10	30 sgdos.	1			
Remo parado	10	30 sgdos.	1			
Subir escalones	10–12 con cada pierna	30 sgdos.	1			
Extensión de tríceps en polea	10–12	30 sgdos.	1			
Extensión de piernas	10–12	30 sgdos.	1			

EJERCICIO	REP. OBJ.	DSO.	SER. OBJ.	REP. REALES	SER. REALES	PESO
Curl de bíceps	10	30 sgdos.	1			
Curl de piernas	10–12	30 sgdos.	1			

SÁBADO (Opcional): Rutina Abdominal más Rutina de Intervalos

EJERCICIO	REP. OBJ.	DSO.	SER. OBJ.	REP. REALES	SER. REALES	PESO
Circuito Abdominal						
Abdominal tradicional	12–15	nada	1			—
Elevación de rodilla	12	nada	1			—
Elevación oblicua	6–10 a cada lado	nada	1			—
Puente	1 ó 2	nada	1			—
Extensión de espalda	12–15	nada	1			—

Variación de Intervalos I (Estándar: página 242), II (Pirámide: página 243), o III (Más rápido, más difícil: página 243)

DOMINGO: Libre

SEMANA Nº2

LUNES: Rutina de fortalecimiento total con énfasis abdominal

EJERCICIO	REP. OBJ.	DSO.	SER. OBJ.	REP. REALES	SER. REALES	PESO
Circuito Abdominal						
Abdominal tradicional	12–15	nada	1			—
Elevación de rodilla	12–15	nada	1			—
Elevación oblicua	10 a cada lado	nada	1			—
Puente	1 ó 2	nada	1			—
Extensión de espalda	12–15	nada	1			—

EJERCICIO	REP. OBJ.	DSO.	SER. OBJ.	REP. REALES	SER. REALES	PESO
Circuito Total Nº1						
Sentadilla	10–12	30 sgdos.	1			
Pres de banca	10	30 sgdos.	1			
Jalón dorsal	10	30 sgdos.	1			
Pres militar	10	30 sgdos.	1			
Remo parado	10	30 sgdos.	1			
Extensión de tríceps en polea	10–12	30 sgdos.	1			
Extensión de piernas	10–12	30 sgdos.	1			
Curl de bíceps	10	30 sgdos.	1			
Curl de piernas	10–12	30 sgdos.	1			

Descanse 1 ó 2 minutos

EJERCICIO	REP. OBJ.	DSO.	SER. OBJ.	REP. REALES	SER. REALES	PESO
Circuito Total Nº2						
Sentadilla	10–12	30 sgdos.	1			
Pres de banca	10	30 sgdos.	1			
Jalón dorsal	10	30 sgdos.	1			
Pres militar	10	30 sgdos.	1			
Remo parado	10	30 sgdos.	1			
Extensión de tríceps en polea	10–12	30 sgdos.	1			
Extensión de piernas	10–12	30 sgdos.	1			
Curl de bíceps	10	30 sgdos.	1			
Curl de piernas	10–12	30 sgdos.	1			

JUEVES (Opcional): ejercicio cardiovascular ligero como caminar, 30–45 minutos (Intente caminar a paso rápido si puede)

MIÉRCOLES: Rutina de Fortalecimiento Total con énfasis abdominal

EJERCICIO	REP. OBJ.	DSO.	SER. OBJ.	REP. REALES	SER. REALES	PESO
Circuito Abdominal						
Abdominal parado	12–15	nada	1			—
Impulso abdominal	12	nada	1			—
Extensión lateral	6–10 a cada lado	nada	1			—
Puente lateral	1 ó 2 a cada lado	nada	1			—
Extensión de espalda	12–15	nada	1			—
Circuito Total Nº1						
Sentadilla	10–12	30 sgdos.	1			
Pres de banca	10	30 sgdos.	1			
Jalón dorsal	10	30 sgdos.	1			
Pres militar	10	30 sgdos.	1			
Remo parado	10	30 sgdos.	1			
Extensión de tríceps en polea	10–12	30 sgdos.	1			
Extensión de piernas	10–12	30 sgdos.	1			
Curl de bíceps	10	30 sgdos.	1			
Curl de piernas	10–12	30 sgdos.	1			

Descanse 1 ó 2 minutos

EJERCICIO	REP. OBJ.	DSO.	SER. OBJ.	REP. REALES	SER. REALES	PESO
Circuito Total Nº2						
Sentadilla	10–12	30 sgdos.	1			
Pres de banca	10	30 sgdos.	1			
Jalón dorsal	10	30 sgdos.	1			
Pres militar	10	30 sgdos.	1			
Remo parado	10	30 sgdos.	1			
Extensión de tríceps en polea	10–12	30 sgdos.	1			

EJERCICIO	REP. OBJ.	DSO.	SER. OBJ.	REP. REALES	SER. REALES	PESO
Extensión de piernas	10–12	30 sgdos.	1			
Curl de bíceps	10	30 sgdos.	1			
Curl de piernas	10–12	30 sgdos.	1			

JUEVES (Opcional): ejercicio cardiovascular ligero como caminar, 30–45 minutos (Intente caminar a paso rápido si puede)

VIERNES: Rutina de Fortalecimiento Total con énfasis en las piernas

EJERCICIO	REP. OBJ.	DSO.	SER. OBJ.	REP. REALES	SER. REALES	PESO
Circuito Total Nº1						
Sentadilla	10–12	30 sgdos.	1			
Pres de banca	10	30 sgdos.	1			
Jalón dorsal	10	30 sgdos.	1			
Arco caminante	10–12 con cada pierna	30 sgdos.	1			
Pres militar	10	30 sgdos.	1			
Remo parado	10	30 sgdos.	1			
Subir escalones	10–12 con cada pierna	30 sgdos.	1			
Extensión de tríceps en polea	10–12	30 sgdos.	1			
Extensión de piernas	10–12	30 sgdos.	1			
Curl de bíceps	10	30 sgdos.	1			
Curl de piernas	10–12	30 sgdos.	1			

Descanse 1 ó 2 minutos

EJERCICIO	REP. OBJ.	DSO.	SER. OBJ.	REP. REALES	SER. REALES	PESO
Circuito Total Nº2						
Sentadilla	10–12	30 sgdos.	1			
Pres de banca	10	30 sgdos.	1			
Jalón dorsal	10	30 sgdos.	1			

EJERCICIO	REP. OBJ.	DSO.	SER. OBJ.	REP. REALES	SER. REALES	PESO
Arco caminante	10–12 con cada pierna	30 sgdos.	1			
Pres militar	10	30 sgdos.	1			
Remo parado	10	30 sgdos.	1			
Subir escalones	10–12 con cada pierna	30 sgdos.	1			
Extensión de tríceps en polea	10–12	30 sgdos.	1			
Extensión de piernas	10–12	30 sgdos.	1			
Curl de bíceps	10	30 sgdos.	1			
Curl de piernas	10–12	30 sgdos.	1			

SÁBADO (Opcional): Rutina Abdominal más Rutina de Intervalos

EJERCICIO	REP. OBJ.	DSO.	SER. OBJ.	REP. REALES	SER. REALES	PESO
Circuito Abdominal						
Abdominal tradicional	12–15	nada	1			—
Elevación de rodilla	12	nada	1			—
Elevación oblicua	6–10 a cada lado	nada	1			—
Puente	1 ó 2	nada	1			—
Extensión de espalda	12–15	nada	1			—

Variación de Intervalos I (Estándar: página 242), II (Pirámide: página 243), o III (Más rápido, más difícil: página 243)

DOMINGO: Libre

SEMANA Nº3

LUNES: Rutina de Fortalecimiento Total con énfasis abdominal

EJERCICIO	REP. OBJ.	DSO.	SER. OBJ.	REP. REALES	SER. REALES	PESO
Circuito Abdominal						
Abdominal tradicional	12–15	nada	1			—
Elevación de rodilla	12–15	nada	1			—
Elevación oblicua	10 a cada lado	nada	1			—
Puente	1 ó 2	nada	1			—
Extensión de espalda	12–15	nada	1			—
Circuito Total Nº1						
Sentadilla	10–12	30 sgdos.	1			
Pres de banca	10	30 sgdos.	1			
Jalón dorsal	10	30 sgdos.	1			
Pres militar	10	30 sgdos.	1			
Remo parado	10	30 sgdos.	1			
Extensión de tríceps en polea	10–12	30 sgdos.	1			
Extensión de piernas	10–12	30 sgdos.	1			
Curl de bíceps	10	30 sgdos.	1			
Curl de piernas	10–12	30 sgdos.	1			

Descanse 1 ó 2 minutos

EJERCICIO	REP. OBJ.	DSO.	SER. OBJ.	REP. REALES	SER. REALES	PESO
Circuito Total Nº2						
Sentadilla	10–12	30 sgdos.	1			
Pres de banca	10	30 sgdos.	1			
Jalón dorsal	10	30 sgdos.	1			
Pres militar	10	30 sgdos.	1			
Remo parado	10	30 sgdos.	1			
Extensión de tríceps en polea	10–12	30 sgdos.	1			
Extensión de piernas	10–12	30 sgdos.	1			

EJERCICIO	REP. OBJ.	DSO.	SER. OBJ.	REP. REALES	SER. REALES	PESO
Curl de bíceps	10	30 sgdos.	1			
Curl de piernas	10–12	30 sgdos.	1			

Descanse 1 ó 2 minutos

Circuito Total Nº3

EJERCICIO	REP. OBJ.	DSO.	SER. OBJ.	REP. REALES	SER. REALES	PESO
Sentadilla	10–12	30 sgdos.	1			
Pres de banca	10	30 sgdos.	1			
Jalón dorsal	10	30 sgdos.	1			
Pres militar	10	30 sgdos.	1			
Remo parado	10	30 sgdos.	1			
Extensión de tríceps en polea	10–12	30 sgdos.	1			
Extensión de piernas	10–12	30 sgdos.	1			
Curl de bíceps	10	30 sgdos.	1			
Curl de piernas	10–12	30 sgdos.	1			

MARTES (Opcional): ejercicio cardiovascular ligero como caminar, 30–45 minutos (Intente caminar a paso rápido si puede)

MIÉRCOLES: Rutina de Fortalecimiento Total con énfasis abdominal

EJERCICIO	REP. OBJ.	DSO.	SER. OBJ.	REP. REALES	SER. REALES	PESO
Circuito Abdominal						
Abdominal parado	12–15	nada	1			—
Impulso abdominal	12	nada	1			—
Extensión lateral	6–10 a cada lado	nada	1			—
Puente lateral	1 ó 2 a cada lado	nada	1			—
Extensión de espalda	12–15	nada	1			—

EJERCICIO	REP. OBJ.	DSO.	SER. OBJ.	REP. REALES	SER. REALES	PESO
Circuito Total Nº1						
Sentadilla	10–12	30 sgdos.	1			
Pres de banca	10	30 sgdos.	1			
Jalón dorsal	10	30 sgdos.	1			
Pres militar	10	30 sgdos.	1			
Remo parado	10	30 sgdos.	1			
Extensión de tríceps en polea	10–12	30 sgdos.	1			
Extensión de piernas	10–12	30 sgdos.	1			
Curl de bíceps	10	30 sgdos.	1			
Curl de piernas	10–12	30 sgdos.	1			
Descanse 1 ó 2 minutos						
Circuito Total Nº2						
Sentadilla	10–12	30 sgdos.	1			
Pres de banca	10	30 sgdos.	1			
Jalón dorsal	10	30 sgdos.	1			
Pres militar	10	30 sgdos.	1			
Remo parado	10	30 sgdos.	1			
Extensión de tríceps en polea	10–12	30 sgdos.	1			
Extensión de piernas	10–12	30 sgdos.	1			
Curl de bíceps	10	30 sgdos.	1			
Curl de piernas	10–12	30 sgdos.	1			
Descanse 1 ó 2 minutos						
Circuito Total Nº3						
Sentadilla	10–12	30 sgdos.	1			
Pres de banca	10	30 sgdos.	1			
Jalón dorsal	10	30 sgdos.	1			
Pres militar	10	30 sgdos.	1			

EJERCICIO	REP. OBJ.	DSO.	SER. OBJ.	REP. REALES	SER. REALES	PESO
Remo parado	10	30 sgdos.	1			
Extensión de tríceps en polea	10–12	30 sgdos.	1			
Extensión de piernas	10–12	30 sgdos.	1			
Curl de bíceps	10	30 sgdos.	1			
Curl de piernas	10–12	30 sgdos.	1			

JUEVES (Opcional): ejercicio cardiovascular ligero como caminar, 30–45 minutos (Intente caminar a paso rápido si puede)

VIERNES: Rutina de Fortalecimiento Total con énfasis en las piernas

EJERCICIO	REP. OBJ.	DSO.	SER. OBJ.	REP. REALES	SER. REALES	PESO
Circuito Total Nº1						
Sentadilla	10–12	30 sgdos.	1			
Pres de banca	10	30 sgdos.	1			
Jalón dorsal	10	30 sgdos.	1			
Arco caminante	10–12 con cada pierna	30 sgdos.	1			
Pres militar	10	30 sgdos.	1			
Remo parado	10	30 sgdos.	1			
Subir escalones	10–12 con cada pierna	30 sgdos.	1			
Extensión de tríceps en polea	10–12	30 sgdos.	1			
Extensión de piernas	10–12	30 sgdos.	1			
Curl de bíceps	10	30 sgdos.	1			
Curl de piernas	10–12	30 sgdos.	1			

Descanse 1 ó 2 minutos

EJERCICIO	REP. OBJ.	DSO.	SER. OBJ.	REP. REALES	SER. REALES	PESO
Circuito Total Nº2						
Sentadilla	10–12	30 sgdos.	1			
Pres de banca	10	30 sgdos.	1			
Jalón dorsal	10	30 sgdos.	1			
Arco caminante	10–12 con cada pierna	30 sgdos.	1			
Pres militar	10	30 sgdos.	1			
Remo parado	10	30 sgdos.	1			
Subir escalones	10–12 con cada pierna	30 sgdos.	1			
Extensión de tríceps en polea	10–12	30 sgdos.	1			
Extensión de piernas	10–12	30 sgdos.	1			
Curl de bíceps	10	30 sgdos.	1			
Curl de piernas	10–12	30 sgdos.	1			

Descanse 1 ó 2 minutos

EJERCICIO	REP. OBJ.	DSO.	SER. OBJ.	REP. REALES	SER. REALES	PESO
Circuito Total Nº3						
Sentadilla	10–12	30 sgdos.	1			
Pres de banca	10	30 sgdos.	1			
Jalón dorsal	10	30 sgdos.	1			
Arco caminante	10–12 con cada pierna	30 sgdos.	1			
Pres militar	10	30 sgdos.	1			
Remo parado	10	30 sgdos.	1			
Subir escalones	10–12 con cada pierna	30 sgdos.	1			
Extensión de tríceps en polea	10–12	30 sgdos.	1			
Extensión de piernas	10–12	30 sgdos.	1			
Curl de bíceps	10	30 sgdos.	1			
Curl de piernas	10–12	30 sgdos.	1			

SÁBADO (Opcional): Rutina Abdominal más Rutina de Intervalos

EJERCICIO	REP. OBJ.	DSO.	SER. OBJ.	REP. REALES	SER. REALES	PESO
Circuito Abdominal						
Abdominal tradicional	12–15	nada	1			—
Elevación de rodilla	12	nada	1			—
Elevación oblicua	6–10 a cada lado	nada	1			—
Puente	1 ó 2	nada	1			—
Extensión de espalda	12–15	nada	1			—

Variación de Intervalos I (Estándar: página 242), II (Pirámide: página 243), o III (Más rápido, más difícil: página 243)

DOMINGO: Libre

SEMANA Nº4

LUNES: Rutina de Fortalecimiento Total con énfasis abdominal

EJERCICIO	REP. OBJ.	DSO.	SER. OBJ.	REP. REALES	SER. REALES	PESO
Circuito Abdominal						
Abdominal tradicional	12–15	nada	1			—
Elevación de rodilla	12–15	nada	1			—
Elevación oblicua	10 a cada lado	nada	1			—
Puente	1 ó 2	nada	1			—
Extensión de espalda	12–15	nada	1			—
Circuito Total Nº1						
Sentadilla	10–12	30 sgdos.	1			
Pres de banca	10	30 sgdos.	1			
Jalón dorsal	10	30 sgdos.	1			
Pres militar	10	30 sgdos.	1			
Remo parado	10	30 sgdos.	1			

EJERCICIO	REP. OBJ.	DSO.	SER. OBJ.	REP. REALES	SER. REALES	PESO
Extensión de tríceps en polea	10–12	30 sgdos.	1			
Extensión de piernas	10–12	30 sgdos.	1			
Curl de bíceps	10	30 sgdos.	1			
Curl de piernas	10–12	30 sgdos.	1			

Descanse 1 ó 2 minutos

Circuito Total Nº2

Sentadilla	10–12	30 sgdos.	1			
Pres de banca	10	30 sgdos.	1			
Jalón dorsal	10	30 sgdos.	1			
Pres militar	10	30 sgdos.	1			
Remo parado	10	30 sgdos.	1			
Extensión de tríceps en polea	10–12	30 sgdos.	1			
Extensión de piernas	10–12	30 sgdos.	1			
Curl de bíceps	10	30 sgdos.	1			
Curl de piernas	10–12	30 sgdos.	1			

Descanse 1 ó 2 minutos

Circuito Total Nº3

Sentadilla	10–12	30 sgdos.	1			
Pres de banca	10	30 sgdos.	1			
Jalón dorsal	10	30 sgdos.	1			
Pres militar	10	30 sgdos.	1			
Remo parado	10	30 sgdos.	1			
Extensión de tríceps en polea	10–12	30 sgdos.	1			
Extensión de piernas	10–12	30 sgdos.	1			
Curl de bíceps	10	30 sgdos.	1			
Curl de piernas	10–12	30 sgdos.	1			

MARTES (Opcional): ejercicio cardiovascular ligero como caminar, 30–45 minutos (Intente caminar a paso rápido si puede)

MIÉRCOLES: Rutina de Fortalecimiento Total con énfasis abdominal

EJERCICIO	REP. OBJ.	DSO.	SER. OBJ.	REP. REALES	SER. REALES	PESO
Circuito Abdominal						
Abdominal parado	12–15	nada	1			—
Impulso abdominal	12	nada	1			—
Extensión lateral	6–10 a cada lado	nada	1			—
Puente lateral	1 ó 2 a cada lado	nada	1			—
Extensión de espalda	12–15	nada	1			—
Circuito Total Nº1						
Sentadilla	10–12	30 sgdos.	1			
Pres de banca	10	30 sgdos.	1			
Jalón dorsal	10	30 sgdos.	1			
Pres militar	10	30 sgdos.	1			
Remo parado	10	30 sgdos.	1			
Extensión de tríceps en polea	10–12	30 sgdos.	1			
Extensión de piernas	10–12	30 sgdos.	1			
Curl de bíceps	10	30 sgdos.	1			
Curl de piernas	10–12	30 sgdos.	1			

Descanse 1 ó 2 minutos

Circuito Total Nº2						
Sentadilla	10–12	30 sgdos.	1			
Pres de banca	10	30 sgdos.	1			
Jalón dorsal	10	30 sgdos.	1			
Pres militar	10	30 sgdos.	1			

EJERCICIO	REP. OBJ.	DSO.	SER. OBJ.	REP. REALES	SER. REALES	PESO
Remo parado	10	30 sgdos.	1			
Extensión de tríceps en polea	10–12	30 sgdos.	1			
Extensión de piernas	10–12	30 sgdos.	1			
Curl de bíceps	10	30 sgdos.	1			
Curl de piernas	10–12	30 sgdos.	1			

Descanse 1 ó 2 minutos

Circuito Total Nº3

EJERCICIO	REP. OBJ.	DSO.	SER. OBJ.	REP. REALES	SER. REALES	PESO
Sentadilla	10–12	30 sgdos.	1			
Pres de banca	10	30 sgdos.	1			
Jalón dorsal	10	30 sgdos.	1			
Pres militar	10	30 sgdos.	1			
Remo parado	10	30 sgdos.	1			
Extensión de tríceps en polea	10–12	30 sgdos.	1			
Extensión de piernas	10–12	30 sgdos.	1			
Curl de bíceps	10	30 sgdos.	1			
Curl de piernas	10–12	30 sgdos.	1			

JUEVES (Opcional): ejercicio cardiovascular ligero como caminar, 30–45 minutos (Intente caminar a paso rápido si puede)

VIERNES: Rutina de Fortalecimiento Total con énfasis en las piernas

EJERCICIO	REP. OBJ.	DSO.	SER. OBJ.	REP. REALES	SER. REALES	PESO

Circuito Total Nº1

EJERCICIO	REP. OBJ.	DSO.	SER. OBJ.	REP. REALES	SER. REALES	PESO
Sentadilla	10–12	30 sgdos.	1			
Pres de banca	10	30 sgdos.	1			
Jalón dorsal	10	30 sgdos.	1			

EJERCICIO	REP. OBJ.	DSO.	SER. OBJ.	REP. REALES	SER. REALES	PESO
Arco caminante	10–12 con cada pierna	30 sgdos.	1			
Pres militar	10	30 sgdos.	1			
Remo parado	10	30 sgdos.	1			
Subir escalones	10–12 con cada pierna	30 sgdos.	1			
Extensión de tríceps en polea	10–12	30 sgdos.	1			
Extensión de piernas	10–12	30 sgdos.	1			
Curl de bíceps	10	30 sgdos.	1			
Curl de piernas	10–12	30 sgdos.	1			

Descanse 1 ó 2 minutos

Circuito Total Nº2

Sentadilla	10–12	30 sgdos.	1			
Pres de banca	10	30 sgdos.	1			
Jalón dorsal	10	30 sgdos.	1			
Arco caminante	10–12 con cada pierna	30 sgdos.	1			
Pres militar	10	30 sgdos.	1			
Remo parado	10	30 sgdos.	1			
Subir escalones	10–12 con cada pierna	30 sgdos.	1			
Extensión de tríceps en polea	10–12	30 sgdos.	1			
Extensión de piernas	10–12	30 sgdos.	1			
Curl de bíceps	10	30 sgdos.	1			
Curl de piernas	10–12	30 sgdos.	1			

Descanse 1 ó 2 minutos

EJERCICIO	REP. OBJ.	DSO.	SER. OBJ.	REP. REALES	SER. REALES	PESO
Circuito Total Nº3						
Sentadilla	10–12	30 sgdos.	1			
Pres de banca	10	30 sgdos.	1			
Jalón dorsal	10	30 sgdos.	1			
Arco caminante	10–12 con cada pierna	30 sgdos.	1			
Pres militar	10	30 sgdos.	1			
Remo parado	10	30 sgdos.	1			
Subir escalones	10–12 con cada pierna	30 sgdos.	1			
Extensión de tríceps en polea	10–12	30 sgdos.	1			
Extensión de piernas	10–12	30 sgdos.	1			
Curl de bíceps	10	30 sgdos.	1			
Curl de piernas	10–12	30 sgdos.	1			

SÁBADO (Opcional): Rutina Abdominal más Rutina de Intervalos

EJERCICIO	REP. OBJ.	DSO.	SER. OBJ.	REP. REALES	SER. REALES	PESO
Circuito Abdominal						
Abdominal tradicional	12–15	nada	1			—
Elevación de rodilla	12	nada	1			—
Elevación oblicua	6–10 a cada lado	nada	1			—
Puente	1 ó 2	nada	1			—
Extensión de espalda	12–15	nada	1			—

Variación de Intervalos I (Estándar: página 242), II (Pirámide: página 243), o III (Más rápido, más difícil: página 243)

DOMINGO: Libre

Diarios de Rutinas Abdominales

LUNES: Rutina de fortalecimiento total con énfasis abdominal

Vea las páginas 250–305 para enterarse de los ejercicios abdominales específicos y las repeticiones objetivo.

EJERCICIO	REP. OBJ.	DSO.	SER. OBJ.	REP. REALES	SER. REALES	PESO
Circuito Abdominal*						
Abdominales superiores:		nada	1			
Abdominales inferiores:		nada	1			—
Oblicuos:		nada	1			
Transverso abdominal:		nada	1			—
Baja espalda:		nada	1			—
Circuito Total Nº1						
Sentadilla	10–12	30 sgdos.	1			
Pres de banca	10	30 sgdos.	1			
Jalón dorsal	10	30 sgdos.	1			
Pres militar	10	30 sgdos.	1			
Remo parado	10	30 sgdos.	1			
Extensión de tríceps en polea	10–12	30 sgdos.	1			
Extensión de piernas	10–12	30 sgdos.	1			
Curl de bíceps	10	30 sgdos.	1			
Curl de piernas	10–12	30 sgdos.	1			

Descanse 1 ó 2 minutos

EJERCICIO	REP. OBJ.	DSO.	SER. OBJ.	REP. REALES	SER. REALES	PESO

Circuito Total Nº2

EJERCICIO	REP. OBJ.	DSO.	SER. OBJ.			
Sentadilla	10–12	30 sgdos.	1			
Pres de banca	10	30 sgdos.	1			
Jalón dorsal	10	30 sgdos.	1			
Pres militar	10	30 sgdos.	1			
Remo parado	10	30 sgdos.	1			
Extensión de tríceps en polea	10–12	30 sgdos.	1			
Extensión de piernas	10–12	30 sgdos.	1			
Curl de bíceps	10	30 sgdos.	1			
Curl de piernas	10–12	30 sgdos.	1			

Descanse 1 ó 2 minutos

Circuito Total Nº3

EJERCICIO	REP. OBJ.	DSO.	SER. OBJ.			
Sentadilla	10–12	30 sgdos.	1			
Pres de banca	10	30 sgdos.	1			
Jalón dorsal	10	30 sgdos.	1			
Pres militar	10	30 sgdos.	1			
Remo parado	10	30 sgdos.	1			
Extensión de tríceps en polea	10–12	30 sgdos.	1			
Extensión de piernas	10–12	30 sgdos.	1			
Curl de bíceps	10	30 sgdos.	1			
Curl de piernas	10–12	30 sgdos.	1			

MARTES (Opcional): ejercicio cardiovascular ligero como caminar, 30–45 minutos (Intente caminar a paso rápido si puede)

MIÉRCOLES: Rutina de Fortalecimiento Total con énfasis abdominal

Vea las páginas 250–305 para enterarse de los ejercicios abdominales específicos y las repeticiones objetivo.

EJERCICIO	REP. OBJ.	DSO.	SER. OBJ.	REP. REALES	SER. REALES	PESO
Circuito Abdominal*						
Abdominales superiores:		nada	1			
Abdominales inferiores:		nada	1			—
Oblicuos:		nada	1			
Transverso abdominal:		nada	1			—
Baja espalda:		nada	1			—
Circuito Total Nº1						
Sentadilla	10–12	30 sgdos.	1			
Pres de banca	10	30 sgdos.	1			
Jalón dorsal	10	30 sgdos.	1			
Pres militar	10	30 sgdos.	1			
Remo parado	10	30 sgdos.	1			
Extensión de tríceps en polea	10–12	30 sgdos.	1			
Extensión de piernas	10–12	30 sgdos.	1			
Curl de bíceps	10	30 sgdos.	1			
Curl de piernas	10–12	30 sgdos.	1			

Descanse 1 ó 2 minutos

EJERCICIO	REP. OBJ.	DSO.	SER. OBJ.	REP. REALES	SER. REALES	PESO
Circuito Total Nº2						
Sentadilla	10–12	30 sgdos.	1			
Pres de banca	10	30 sgdos.	1			
Jalón dorsal	10	30 sgdos.	1			

EJERCICIO	REP. OBJ.	DSO.	SER. OBJ.	REP. REALES	SER. REALES	PESO
Pres militar	10	30 sgdos.	1			
Remo parado	10	30 sgdos.	1			
Extensión de tríceps en polea	10–12	30 sgdos.	1			
Extensión de piernas	10–12	30 sgdos.	1			
Curl de bíceps	10	30 sgdos.	1			
Curl de piernas	10–12	30 sgdos.	1			

Descanse 1 ó 2 minutos

Circuito Total Nº3

Sentadilla	10–12	30 sgdos.	1			
Pres de banca	10	30 sgdos.	1			
Jalón dorsal	10	30 sgdos.	1			
Pres militar	10	30 sgdos.	1			
Remo parado	10	30 sgdos.	1			
Extensión de tríceps en polea	10–12	30 sgdos.	1			
Extensión de piernas	10–12	30 sgdos.	1			
Curl de bíceps	10	30 sgdos.	1			
Curl de piernas	10–12	30 sgdos.	1			

JUEVES (Opcional): ejercicio cardiovascular ligero como caminar, 30–45 minutos (intente caminar a paso rápido si puede)

VIERNES: Rutina de Fortalecimiento Total con énfasis en las piernas

EJERCICIO	REP. OBJ.	DSO.	SER. OBJ.	REP. REALES	SER. REALES	PESO

Circuito Total Nº1

Sentadilla	10–12	30 sgdos.	1			
Pres de banca	10	30 sgdos.	1			
Jalón dorsal	10	30 sgdos.	1			

EJERCICIO	REP. OBJ.	DSO.	SER. OBJ.	REP. REALES	SER. REALES	PESO
Arco caminante	10–12 con cada pierna	30 sgdos.	1			
Pres militar	10	30 sgdos.	1			
Remo parado	10	30 sgdos.	1			
Subir escalones	10–12 con cada pierna	30 sgdos.	1			
Extensión de tríceps en polea	10–12	30 sgdos.	1			
Extensión de piernas	10–12	30 sgdos.	1			
Curl de bíceps	10	30 sgdos.	1			
Curl de piernas	10–12	30 sgdos.	1			

Descanse 1 ó 2 minutos

Circuito Total Nº2

Sentadilla	10–12	30 sgdos.	1			
Pres de banca	10	30 sgdos.	1			
Jalón dorsal	10	30 sgdos.	1			
Arco caminante	10–12 con cada pierna	30 sgdos.	1			
Pres militar	10	30 sgdos.	1			
Remo parado	10	30 sgdos.	1			
Subir escalones	10–12 con cada pierna	30 sgdos.	1			
Extensión de tríceps en polea	10–12	30 sgdos.	1			
Extensión de piernas	10–12	30 sgdos.	1			
Curl de bíceps	10	30 sgdos.	1			
Curl de piernas	10–12	30 sgdos.	1			

Descanse 1 ó 2 minutos

Circuito Total Nº3

Sentadilla	10–12	30 sgdos.	1			
Pres de banca	10	30 sgdos.	1			

EJERCICIO	REP. OBJ.	DSO.	SER. OBJ.	REP. REALES	SER. REALES	PESO
Jalón dorsal	10	30 sgdos.	1			
Arco caminante	10–12 con cada pierna	30 sgdos.	1			
Pres militar	10	30 sgdos.	1			
Remo parado	10	30 sgdos.	1			
Subir escalones	10–12 con cada pierna	30 sgdos.	1			
Extensión de tríceps en polea	10–12	30 sgdos.	1			
Extensión de piernas	10–12	30 sgdos.	1			
Curl de bíceps	10	30 sgdos.	1			
Curl de piernas	10–12	30 sgdos.	1			

SÁBADO (Opcional): Rutina Abdominal más Rutina de Intervalos

*Vea las páginas 250–305 para enterarse de los ejercicios abdominales específicos y las repeticiones objetivo.

EJERCICIO	REP. OBJ.	DSO.	SER. OBJ.	REP. REALES	SER. REALES	PESO
Circuito Abdominal*						
Abdominales superiores:		nada	1			
Abdominales inferiores:		nada	1			—
Oblicuos:		nada	1			
Transverso abdominal:		nada	1			—
Baja espalda:		nada	1			—

Variación de Intervalos I (Estándar: página 242), II (Pirámide: página 243), o III (Más rápido, más difícil: página 243)

DOMINGO: Libre

RUTINA DE LA SEMANA N°2

LUNES: Rutina de fortalecimiento total con énfasis abdominal

Vea las páginas 250–305 para enterarse de los ejercicios abdominales específicos y las repeticiones objetivo.

EJERCICIO	REP. OBJ.	DSO.	SER. OBJ.	REP. REALES	SER. REALES	PESO
Circuito Abdominal N°1*						
Abdominales superiores:		nada	1			
Abdominales inferiores:		nada	1			—
Oblicuos:		nada	1			
Transverso abdominal:		nada	1			—
Baja espalda:		nada	1			—

Descanse 1 ó 2 minutos

EJERCICIO	REP. OBJ.	DSO.	SER. OBJ.	REP. REALES	SER. REALES	PESO
Circuito Abdominal N°2*						
Abdominales superiores:		nada	1			
Abdominales inferiores:		nada	1			—
Oblicuos:		nada	1			
Transverso abdominal:		nada	1			—
Baja espalda:		nada	1			—

EJERCICIO	REP. OBJ.	DSO.	SER. OBJ.	REP. REALES	SER. REALES	PESO
Circuito Total N°1						
Sentadilla	10–12	30 sgdos.	1			
Pres de banca	10	30 sgdos.	1			
Jalón dorsal	10	30 sgdos.	1			
Pres militar	10	30 sgdos.	1			
Remo parado	10	30 sgdos.	1			
Extensión de tríceps en polea	10–12	30 sgdos.	1			

EJERCICIO	REP. OBJ.	DSO.	SER. OBJ.	REP. REALES	SER. REALES	PESO
Extensión de piernas	10–12	30 sgdos.	1			
Curl de bíceps	10	30 sgdos.	1			
Curl de piernas	10–12	30 sgdos.	1			

Descanse 1 ó 2 minutos

Circuito Total Nº2

Sentadilla	10–12	30 sgdos.	1			
Pres de banca	10	30 sgdos.	1			
Jalón dorsal	10	30 sgdos.	1			
Pres militar	10	30 sgdos.	1			
Remo parado	10	30 sgdos.	1			
Extensión de tríceps en polea	10–12	30 sgdos.	1			
Extensión de piernas	10–12	30 sgdos.	1			
Curl de bíceps	10	30 sgdos.	1			
Curl de piernas	10–12	30 sgdos.	1			

Descanse 1 ó 2 minutos

Circuito Total Nº3

Sentadilla	10–12	30 sgdos.	1			
Pres de banca	10	30 sgdos.	1			
Jalón dorsal	10	30 sgdos.	1			
Pres militar	10	30 sgdos.	1			
Remo parado	10	30 sgdos.	1			
Extensión de tríceps en polea	10–12	30 sgdos.	1			
Extensión de piernas	10–12	30 sgdos.	1			
Curl de bíceps	10	30 sgdos.	1			
Curl de piernas	10–12	30 sgdos.	1			

MARTES (Opcional): ejercicio cardiovascular ligero como caminar, 30–45 minutos (Intente caminar a paso rápido si puede)

MIÉRCOLES: Rutina de Fortalecimiento Total con énfasis abdominal

Vea las páginas 250–305 para enterarse de los ejercicios abdominales específicos y las repeticiones objetivo.

EJERCICIO	REP. OBJ.	DSO.	SER. OBJ.	REP. REALES	SER. REALES	PESO
Circuito Abdominal Nº1*						
Abdominales superiores:		nada	1			
Abdominales inferiores:		nada	1			—
Oblicuos:		nada	1			
Transverso abdominal:		nada	1			—
Baja espalda:		nada	1			—

Descanse 1 ó 2 minutos

EJERCICIO	REP. OBJ.	DSO.	SER. OBJ.	REP. REALES	SER. REALES	PESO
Circuito Abdominal Nº2*						
Abdominales superiores:		nada	1			
Abdominales inferiores:		nada	1			—
Oblicuos:		nada	1			
Transverso abdominal:		nada	1			—
Baja espalda:		nada	1			—

EJERCICIO	REP. OBJ.	DSO.	SER. OBJ.	REP. REALES	SER. REALES	PESO
Circuito Total Nº1						
Sentadilla	10–12	30 sgdos.	1			
Pres de banca	10	30 sgdos.	1			
Jalón dorsal	10	30 sgdos.	1			
Pres militar	10	30 sgdos.	1			
Remo parado	10	30 sgdos.	1			
Extensión de tríceps en polea	10–12	30 sgdos.	1			

EJERCICIO	REP. OBJ.	DSO.	SER. OBJ.	REP. REALES	SER. REALES	PESO
Extensión de piernas	10–12	30 sgdos.	1			
Curl de bíceps	10	30 sgdos.	1			
Curl de piernas	10–12	30 sgdos.	1			

Descanse 1 ó 2 minutos

Circuito Total Nº2

Sentadilla	10–12	30 sgdos.	1			
Pres de banca	10	30 sgdos.	1			
Jalón dorsal	10	30 sgdos.	1			
Pres militar	10	30 sgdos.	1			
Remo parado	10	30 sgdos.	1			
Extensión de tríceps en polea	10–12	30 sgdos.	1			
Extensión de piernas	10–12	30 sgdos.	1			
Curl de bíceps	10	30 sgdos.	1			
Curl de piernas	10–12	30 sgdos.	1			

Descanse 1 ó 2 minutos

Circuito Total Nº3

Sentadilla	10–12	30 sgdos.	1			
Pres de banca	10	30 sgdos.	1			
Jalón dorsal	10	30 sgdos.	1			
Pres militar	10	30 sgdos.	1			
Remo parado	10	30 sgdos.	1			
Extensión de tríceps en polea	10–12	30 sgdos.	1			
Extensión de piernas	10–12	30 sgdos.	1			
Curl de bíceps	10	30 sgdos.	1			
Curl de piernas	10–12	30 sgdos.	1			

JUEVES (Opcional): ejercicio cardiovascular ligero como caminar, 30–45 minutos (Intente caminar a paso rápido si puede)

VIERNES: Rutina de Fortalecimiento Total con énfasis en las piernas

EJERCICIO	REP. OBJ.	DSO.	SER. OBJ.	REP. REALES	SER. REALES	PESO
Circuito Total Nº1						
Sentadilla	10–12	30 sgdos.	1			
Pres de banca	10	30 sgdos.	1			
Jalón dorsal	10	30 sgdos.	1			
Arco caminante	10–12 con cada pierna	30 sgdos.	1			
Pres militar	10	30 sgdos.	1			
Remo parado	10	30 sgdos.	1			
Subir escalones	10–12 con cada pierna	30 sgdos.	1			
Extensión de tríceps en polea	10–12	30 sgdos.	1			
Extensión de piernas	10–12	30 sgdos.	1			
Curl de bíceps	10	30 sgdos.	1			
Curl de piernas	10–12	30 sgdos.	1			

Descanse 1 ó 2 minutos

EJERCICIO	REP. OBJ.	DSO.	SER. OBJ.	REP. REALES	SER. REALES	PESO
Circuito Total Nº2						
Sentadilla	10–12	30 sgdos.	1			
Pres de banca	10	30 sgdos.	1			
Jalón dorsal	10	30 sgdos.	1			
Arco caminante	10–12 con cada pierna	30 sgdos.	1			
Pres militar	10	30 sgdos.	1			
Remo parado	10	30 sgdos.	1			
Subir escalones	10–12 con cada pierna	30 sgdos.	1			
Extensión de tríceps en polea	10–12	30 sgdos.	1			
Extensión de piernas	10–12	30 sgdos.	1			

EJERCICIO	REP. OBJ.	DSO.	SER. OBJ.	REP. REALES	SER. REALES	PESO
Curl de bíceps	10	30 sgdos.	1			
Curl de piernas	10–12	30 sgdos.	1			

Descanse 1 ó 2 minutos

Circuito Total Nº3

Sentadilla	10–12	30 sgdos.	1			
Pres de banca	10	30 sgdos.	1			
Jalón dorsal	10	30 sgdos.	1			
Arco caminante	10–12 con cada pierna	30 sgdos.	1			
Pres militar	10	30 sgdos.	1			
Remo parado	10	30 sgdos.	1			
Subir escalones	10–12 con cada pierna	30 sgdos.	1			
Extensión de tríceps en polea	10–12	30 sgdos.	1			
Extensión de piernas	10–12	30 sgdos.	1			
Curl de bíceps	10	30 sgdos.	1			
Curl de piernas	10–12	30 sgdos.	1			

SÁBADO (Opcional): Rutina Abdominal más Rutina de Intervalos

*Vea las páginas 250–305 para enterarse de los ejercicios abdominales específicos y las repeticiones objetivo.

EJERCICIO	REP. OBJ.	DSO.	SER. OBJ.	REP. REALES	SER. REALES	PESO
Circuito Abdominal Nº1*						
Abdominales superiores:		nada	1			
Abdominales inferiores:		nada	1			—
Oblicuos:		nada	1			
Transverso abdominal:		nada	1			—

EJERCICIO	REP. OBJ.	DSO.	SER. OBJ.	REP. REALES	SER. REALES	PESO
Baja espalda:		nada	1			—

Descanse 1 ó 2 minutos

Circuito Abdominal Nº2*

Abdominales superiores:		nada	1			
Abdominales inferiores:		nada	1			—
Oblicuos:		nada	1			
Transverso abdominal:		nada	1			—
Baja espalda:		nada	1			—

Variación de Intervalos I (Estándar: página 242), II (Pirámide: página 243), o III (Más rápido, más difícil: página 243)

DOMINGO: Libre

RUTINA DE LA SEMANA Nº3

Lunes: Rutina de Fortalecimiento Total con énfasis abdominal

*Vea las páginas 250–305 para enterarse de los ejercicios abdominales específicos y las repeticiones objetivo.

EJERCICIO	REP. OBJ.	DSO.	SER. OBJ.	REP. REALES	SER. REALES	PESO

Circuito Abdominal Nº1*

Abdominales superiores:		nada	1			
Abdominales inferiores:		nada	1			—
Oblicuos:		nada	1			
Transverso abdominal:		nada	1			—

EJERCICIO	REP. OBJ.	DSO.	SER. OBJ.	REP. REALES	SER. REALES	PESO
Baja espalda:		nada	1			—

Descanse 1 ó 2 minutos

Circuito Abdominal Nº2*

Abdominales superiores:		nada	1			
Abdominales inferiores:		nada	1			—
Oblicuos:		nada	1			
Transverso abdominal:		nada	1			—
Baja espalda:		nada	1			—

Circuito Total Nº1

Sentadilla	10–12	30 sgdos.	1			
Pres de banca	10	30 sgdos.	1			
Jalón dorsal	10	30 sgdos.	1			
Pres militar	10	30 sgdos.	1			
Remo parado	10	30 sgdos.	1			
Extensión de tríceps en polea	10–12	30 sgdos.	1			
Extensión de piernas	10–12	30 sgdos.	1			
Curl de bíceps	10	30 sgdos.	1			
Curl de piernas	10–12	30 sgdos.	1			

Descanse 1 ó 2 minutos

Circuito Total Nº2

Sentadilla	10–12	30 sgdos.	1			
Pres de banca	10	30 sgdos.	1			
Jalón dorsal	10	30 sgdos.	1			
Pres militar	10	30 sgdos.	1			

EJERCICIO	REP. OBJ.	DSO.	SER. OBJ.	REP. REALES	SER. REALES	PESO
Remo parado	10	30 sgdos.	1			
Extensión de tríceps en polea	10–12	30 sgdos.	1			
Extensión de piernas	10–12	30 sgdos.	1			
Curl de bíceps	10	30 sgdos.	1			
Curl de piernas	10–12	30 sgdos.	1			

Descanse 1 ó 2 minutos

Circuito Total Nº3

EJERCICIO	REP. OBJ.	DSO.	SER. OBJ.	REP. REALES	SER. REALES	PESO
Sentadilla	10–12	30 sgdos.	1			
Pres de banca	10	30 sgdos.	1			
Jalón dorsal	10	30 sgdos.	1			
Pres militar	10	30 sgdos.	1			
Remo parado	10	30 sgdos.	1			
Extensión de tríceps en polea	10–12	30 sgdos.	1			
Extensión de piernas	10–12	30 sgdos.	1			
Curl de bíceps	10	30 sgdos.	1			
Curl de piernas	10–12	30 sgdos.	1			

MARTES (Opcional): ejercicio cardiovascular ligero como caminar, 30–45 minutos (Intente caminar a paso rápido si puede)

MIÉRCOLES: Rutina de Fortalecimiento Total con énfasis abdominal

Vea las páginas 250–305 para enterarse de los ejercicios abdominales específicos y las repeticiones objetivo.

EJERCICIO	REP. OBJ.	DSO.	SER. OBJ.	REP. REALES	SER. REALES	PESO
Circuito Abdominal Nº1*						
Abdominales superiores:		nada	1			
Abdominales inferiores:		nada	1			—

EJERCICIO	REP. OBJ.	DSO.	SER. OBJ.	REP. REALES	SER. REALES	PESO
Oblicuos:		nada	1			
Transverso abdominal:		nada	1			—
Baja espalda:		nada	1			—

Descanse 1 ó 2 minutos

Circuito Abdominal Nº2*

Abdominales superiores:		nada	1			
Abdominales inferiores:		nada	1			—
Oblicuos:		nada	1			
Transverso abdominal:		nada	1			—
Baja espalda:		nada	1			—

Circuito Total Nº1

Sentadilla	10–12	30 sgdos.	1			
Pres de banca	10	30 sgdos.	1			
Jalón dorsal	10	30 sgdos.	1			
Pres militar	10	30 sgdos.	1			
Remo parado	10	30 sgdos.	1			
Extensión de tríceps en polea	10–12	30 sgdos.	1			
Extensión de piernas	10–12	30 sgdos.	1			
Curl de bíceps	10	30 sgdos.	1			
Curl de piernas	10–12	30 sgdos.	1			

Descanse 1 ó 2 minutos

Circuito Total Nº2

Sentadilla	10–12	30 sgdos.	1			
Pres de banca	10	30 sgdos.	1			

EJERCICIO	REP. OBJ.	DSO.	SER. OBJ.	REP. REALES	SER. REALES	PESO
Jalón dorsal	10	30 sgdos.	1			
Pres militar	10	30 sgdos.	1			
Remo parado	10	30 sgdos.	1			
Extensión de tríceps en polea	10–12	30 sgdos.	1			
Extensión de piernas	10–12	30 sgdos.	1			
Curl de bíceps	10	30 sgdos.	1			
Curl de piernas	10–12	30 sgdos.	1			

Descanse 1 ó 2 minutos

Circuito Total Nº3

Sentadilla	10–12	30 sgdos.	1			
Pres de banca	10	30 sgdos.	1			
Jalón dorsal	10	30 sgdos.	1			
Pres militar	10	30 sgdos.	1			
Remo parado	10	30 sgdos.	1			
Extensión de tríceps en polea	10–12	30 sgdos.	1			
Extensión de piernas	10–12	30 sgdos.	1			
Curl de bíceps	10	30 sgdos.	1			
Curl de piernas	10–12	30 sgdos.	1			

JUEVES (Opcional): ejercicio cardiovascular ligero como caminar, 30–45 minutos (Intente caminar a paso rápido si puede)

VIERNES: Rutina de Fortalecimiento Total con énfasis en las piernas

EJERCICIO	REP. OBJ.	DSO.	SER. OBJ.	REP. REALES	SER. REALES	PESO
Circuito Total Nº1						
Sentadilla	10–12	30 sgdos.	1			
Pres de banca	10	30 sgdos.	1			

EJERCICIO	REP. OBJ.	DSO.	SER. OBJ.	REP. REALES	SER. REALES	PESO
Jalón dorsal	10	30 sgdos.	1			
Arco caminante	10–12 con cada pierna	30 sgdos.	1			
Pres militar	10	30 sgdos.	1			
Remo parado	10	30 sgdos.	1			
Subir escalones	10–12 con cada pierna	30 sgdos.	1			
Extensión de tríceps en polea	10–12	30 sgdos.	1			
Extensión de piernas	10–12	30 sgdos.	1			
Curl de bíceps	10	30 sgdos.	1			
Curl de piernas	10–12	30 sgdos.	1			

Descanse 1 ó 2 minutos

Circuito Total Nº2

Sentadilla	10–12	30 sgdos.	1			
Pres de banca	10	30 sgdos.	1			
Jalón dorsal	10	30 sgdos.	1			
Arco caminante	10–12 con cada pierna	30 sgdos.	1			
Pres militar	10	30 sgdos.	1			
Remo parado	10	30 sgdos.	1			
Subir escalones	10–12 con cada pierna	30 sgdos.	1			
Extensión de tríceps en polea	10–12	30 sgdos.	1			
Extensión de piernas	10–12	30 sgdos.	1			
Curl de bíceps	10	30 sgdos.	1			
Curl de piernas	10–12	30 sgdos.	1			

Descanse 1 ó 2 minutos

EJERCICIO	REP. OBJ.	DSO.	SER. OBJ.	REP. REALES	SER. REALES	PESO

Circuito Total Nº3

EJERCICIO	REP. OBJ.	DSO.	SER. OBJ.	REP. REALES	SER. REALES	PESO
Sentadilla	10–12	30 sgdos.	1			
Pres de banca	10	30 sgdos.	1			
Jalón dorsal	10	30 sgdos.	1			
Arco caminante	10–12 con cada pierna	30 sgdos.	1			
Pres militar	10	30 sgdos.	1			
Remo parado	10	30 sgdos.	1			
Subir escalones	10–12 con cada pierna	30 sgdos.	1			
Extensión de tríceps en polea	10–12	30 sgdos.	1			
Extensión de piernas	10–12	30 sgdos.	1			
Curl de bíceps	10	30 sgdos.	1			
Curl de piernas	10–12	30 sgdos.	1			

SÁBADO (Opcional): Rutina Abdominal más Rutina de Intervalos

Vea las páginas 250–305 para enterarse de los ejercicios abdominales específicos y las repeticiones objetivo.

Circuito Abdominal Nº1*

EJERCICIO	REP. OBJ.	DSO.	SER. OBJ.	REP. REALES	SER. REALES	PESO
Abdominales superiores:		nada	1			
Abdominales inferiores:		nada	1			—
Oblicuos:		nada	1			
Transverso abdominal:		nada	1			—
Baja espalda:		nada	1			—

Descanse 1 ó 2 minutos

EJERCICIO	REP. OBJ.	DSO.	SER. OBJ.	REP. REALES	SER. REALES	PESO
Circuito Abdominal Nº2*						
Abdominales superiores:		nada	1			
Abdominales inferiores:		nada	1			—
Oblicuos:		nada	1			
Transverso abdominal:		nada	1			—
Baja espalda:		nada	1			—

Variación de Intervalos I (Estándar: página 242), II (Pirámide: página 243), o III (Más rápido, más difícil: página 243)

DOMINGO: Libre

RUTINA DE LA SEMANA Nº4

LUNES: Rutina de Fortalecimiento Total con énfasis abdominal

*Vea las páginas 250–305 para enterarse de los ejercicios abdominales específicos y las repeticiones objetivo.

EJERCICIO	REP. OBJ.	DSO.	SER. OBJ.	REP. REALES	SER. REALES	PESO
Circuito Abdominal Nº1*						
Abdominales superiores:		nada	1			
Abdominales inferiores:		nada	1			—
Oblicuos:		nada	1			
Transverso abdominal:		nada	1			—
Baja espalda:		nada	1			—

Descanse 1 ó 2 minutos

EJERCICIO	REP. OBJ.	DSO.	SER. OBJ.	REP. REALES	SER. REALES	PESO
Circuito Abdominal Nº2*						
Abdominales superiores:		nada	1			
Abdominales inferiores:		nada	1			—
Oblicuos:		nada	1			
Transverso abdominal:		nada	1			—
Baja espalda:		nada	1			—
Descanse 1 ó 2 minutos						
Circuito Abdominal Nº3*						
Abdominales superiores:		nada	1			
Abdominales inferiores:		nada	1			—
Oblicuos:		nada	1			
Transverso abdominal:		nada	1			—
Baja espalda:		nada	1			—
Circuito Total Nº1						
Sentadilla	10–12	30 sgdos.	1			
Pres de banca	10	30 sgdos.	1			
Jalón dorsal	10	30 sgdos.	1			
Pres militar	10	30 sgdos.	1			
Remo parado	10	30 sgdos.	1			
Extensión de tríceps en polea	10–12	30 sgdos.	1			
Extensión de piernas	10–12	30 sgdos.	1			
Curl de bíceps	10	30 sgdos.	1			

EJERCICIO	REP. OBJ.	DSO.	SER. OBJ.	REP. REALES	SER. REALES	PESO
Curl de piernas	10–12	30 sgdos.	1			

Descanse 1 ó 2 minutos

Circuito Total Nº2

Sentadilla	10–12	30 sgdos.	1			
Pres de banca	10	30 sgdos.	1			
Jalón dorsal	10	30 sgdos.	1			
Pres militar	10	30 sgdos.	1			
Remo parado	10	30 sgdos.	1			
Extensión de tríceps en polea	10–12	30 sgdos.	1			
Extensión de piernas	10–12	30 sgdos.	1			
Curl de bíceps	10	30 sgdos.	1			
Curl de piernas	10–12	30 sgdos.	1			

Descanse 1 ó 2 minutos

Circuito Total Nº3

Sentadilla	10–12	30 sgdos.	1			
Pres de banca	10	30 sgdos.	1			
Jalón dorsal	10	30 sgdos.	1			
Pres militar	10	30 sgdos. 1				
Remo parado	10	30 sgdos.	1			
Extensión de tríceps en polea	10–12	30 sgdos.	1			
Extensión de piernas	10–12	30 sgdos.	1			
Curl de bíceps	10	30 sgdos.	1			
Curl de piernas	10–12	30 sgdos.	1			

MARTES (Opcional): ejercicio cardiovascular ligero como caminar, 30–45 minutos (Intente caminar a paso rápido si puede)

MIÉRCOLES: Rutina de Fortalecimiento Total con énfasis abdominal

Vea las páginas 250–305 para enterarse de los ejercicios abdominales específicos y las repeticiones objetivo.

EJERCICIO	REP. OBJ.	DSO.	SER. OBJ.	REP. REALES	SER. REALES	PESO
Circuito Abdominal Nº1*						
Abdominales superiores:		nada	1			
Abdominales inferiores:		nada	1			—
Oblicuos:		nada	1			
Transverso abdominal:		nada	1			—
Baja espalda:		nada	1			—

Descanse 1 ó 2 minutos

EJERCICIO	REP. OBJ.	DSO.	SER. OBJ.	REP. REALES	SER. REALES	PESO
Circuito Abdominal Nº2*						
Abdominales superiores:		nada	1			
Abdominales inferiores:		nada	1			—
Oblicuos:		nada	1			
Transverso abdominal:		nada	1			—
Baja espalda:		nada	1			—

Descanse 1 ó 2 minutos

EJERCICIO	REP. OBJ.	DSO.	SER. OBJ.	REP. REALES	SER. REALES	PESO
Circuito Abdominal Nº3*						
Abdominales superiores:		nada	1			
Abdominales inferiores:		nada	1			—
Oblicuos:		nada	1			

EJERCICIO	REP. OBJ.	DSO.	SER. OBJ.	REP. REALES	SER. REALES	PESO
Transverso abdominal:		nada	1			—
Baja espalda:		nada	1			—

Circuito Total Nº1

EJERCICIO	REP. OBJ.	DSO.	SER. OBJ.	REP. REALES	SER. REALES	PESO
Sentadilla	10–12	30 sgdos.	1			
Pres de banca	10	30 sgdos.	1			
Jalón dorsal	10	30 sgdos.	1			
Pres militar	10	30 sgdos.	1			
Remo parado	10	30 sgdos.	1			
Extensión de tríceps en polea	10–12	30 sgdos.	1			
Extensión de piernas	10–12	30 sgdos.	1			
Curl de bíceps	10	30 sgdos.	1			
Curl de piernas	10–12	30 sgdos.	1			

Descanse 1 ó 2 minutos

Circuito Total Nº2

EJERCICIO	REP. OBJ.	DSO.	SER. OBJ.	REP. REALES	SER. REALES	PESO
Sentadilla	10–12	30 sgdos.	1			
Pres de banca	10	30 sgdos.	1			
Jalón dorsal	10	30 sgdos.	1			
Pres militar	10	30 sgdos.	1			
Remo parado	10	30 sgdos.	1			
Extensión de tríceps en polea	10–12	30 sgdos.	1			
Extensión de piernas	10–12	30 sgdos.	1			
Curl de bíceps	10	30 sgdos.	1			
Curl de piernas	10–12	30 sgdos.	1			

Descanse 1 ó 2 minutos

EJERCICIO	REP. OBJ.	DSO.	SER. OBJ.	REP. REALES	SER. REALES	PESO
Circuito Total Nº3						
Sentadilla	10–12	30 sgdos.	1			
Pres de banca	10	30 sgdos.	1			
Jalón dorsal	10	30 sgdos.	1			
Pres militar	10	30 sgdos.	1			
Remo parado	10	30 sgdos.	1			
Extensión de tríceps en polea	10–12	30 sgdos.	1			
Extensión de piernas	10–12	30 sgdos.	1			
Curl de bíceps	10	30 sgdos.	1			
Curl de piernas	10–12	30 sgdos.	1			

JUEVES (Opcional): ejercicio cardiovascular ligero como caminar, 30–45 minutos (Intente caminar a paso rápido si puede)

VIERNES: Rutina de Fortalecimiento Total con énfasis en las piernas

EJERCICIO	REP. OBJ.	DSO.	SER. OBJ.	REP. REALES	SER. REALES	PESO
Circuito Total Nº1						
Sentadilla	10–12	30 sgdos.	1			
Pres de banca	10	30 sgdos.	1			
Jalón dorsal	10	30 sgdos.	1			
Arco caminante	10–12 con cada pierna	30 sgdos.	1			
Pres militar	10	30 sgdos.	1			
Remo parado	10	30 sgdos.	1			
Subir escalones	10–12 con cada pierna	30 sgdos.	1			
Extensión de tríceps en polea	10–12	30 sgdos.	1			
Extensión de piernas	10–12	30 sgdos.	1			

EJERCICIO	REP. OBJ.	DSO.	SER. OBJ.	REP. REALES	SER. REALES	PESO
Curl de bíceps	10	30 sgdos.	1			
Curl de piernas	10–12	30 sgdos.	1			

Descanse 1 ó 2 minutos

Circuito Total Nº2

Sentadilla	10–12	30 sgdos.	1			
Pres de banca	10	30 sgdos.	1			
Jalón dorsal	10	30 sgdos.	1			
Arco caminante	10–12 con cada pierna	30 sgdos.	1			
Pres militar	10	30 sgdos.	1			
Remo parado	10	30 sgdos.	1			
Subir escalones	10–12 con cada pierna	30 sgdos.	1			
Extensión de tríceps en polea	10–12	30 sgdos.	1			
Extensión de piernas	10–12	30 sgdos.	1			
Curl de bíceps	10	30 sgdos.	1			
Curl de piernas	10–12	30 sgdos.	1			

Descanse 1 ó 2 minutos

Circuito Total Nº3

Sentadilla	10–12	30 sgdos.	1			
Pres de banca	10	30 sgdos.	1			
Jalón dorsal	10	30 sgdos.	1			
Arco caminante	10–12 con cada pierna	30 sgdos.	1			
Pres militar	10	30 sgdos.	1			
Remo parado	10	30 sgdos.	1			
Subir escalones	10–12 con cada pierna	30 sgdos.	1			

EJERCICIO	REP. OBJ.	DSO.	SER. OBJ.	REP. REALES	SER. REALES	PESO
Extensión de tríceps en polea	10–12	30 sgdos.	1			
Extensión de piernas	10–12	30 sgdos.	1			
Curl de bíceps	10	30 sgdos.	1			
Curl de piernas	10–12	30 sgdos.	1			

SÁBADO (Opcional): Rutina Abdominal más Rutina de Intervalos

Vea las páginas 250–305 para enterarse de los ejercicios abdominales específicos y las repeticiones objetivo.

EJERCICIO	REP. OBJ.	DSO.	SER. OBJ.	REP. REALES	SER. REALES	PESO
Circuito Abdominal Nº1*						
Abdominales superiores:		nada	1			
Abdominales inferiores:		nada	1			—
Oblicuos:		nada	1			
Transverso abdominal:		nada	1			—
Baja espalda:		nada	1			—

Descanse 1 ó 2 minutos

EJERCICIO	REP. OBJ.	DSO.	SER. OBJ.	REP. REALES	SER. REALES	PESO
Circuito Abdominal Nº2*						
Abdominales superiores:		nada	1			
Abdominales inferiores:		nada	1			—
Oblicuos:		nada	1			
Transverso abdominal:		nada	1			—
Baja espalda:		nada	1			—

Descanse 1 ó 2 minutos

EJERCICIO	REP. OBJ.	DSO.	SER. OBJ.	REP. REALES	SER. REALES	PESO
Circuito Abdominal Nº3*						
Abdominales superiores:		nada	1			
Abdominales inferiores:		nada	1			—
Oblicuos:		nada	1			
Transverso abdominal:		nada	1			—
Baja espalda:		nada	1			—

Variación de Intervalos I (Estándar: página 242), II (Pirámide: página 243), o III (Más rápido, más difícil: página 243)

DOMINGO: Libre

Glosario

Algunos de los términos usados en este libro no son muy comunes o se conocen bajo distintos nombres en diferentes regiones de América Latina. Por lo tanto, hemos preparado este glosario para ayudarle. Para algunos términos, una definición no es necesaria, así que sólo incluimos los términos que usamos en este libro, sus sinónimos y sus nombres en inglés. Esperamos que le sea útil.

Aceite de alazor. Sinónimo: aceite de cártamo. En inglés: *safflower oil.*

Aceite de *canola*. Este aceite se deriva de la semilla de la colza, la cual es baja en grasa saturada. Sinónimo: aceite de colza.

Ají. *Vea* **Pimiento.**

Albaricoque. Sinónimos: chabacano, damasco. En inglés: *apricot.*

Aliño. Un tipo de salsa, muchas veces hecha a base de vinagre y de algún tipo de aceite, que se les echa a las ensaladas para darles más sabor. Sinónimo: aderezo. En inglés: *salad dressing.*

Almíbar de arce. Sinónimo: miel de maple. En inglés: *maple syrup.* En este libro, se recomienda en lugar del *pancake syrup* porque no contiene sirope de maíz alto en fructosa. Vea la página 157 para más información al respecto.

Arándano. Baya azul pariente del arándano agrio. En inglés: *blueberry.*

Arándano agrio. Baya roja de sabor agrio usada para elaborar postres y bebidas. Sinónimo: arándano rojo. En inglés: *cranberry.*

Arroz silvestre. Una hierba de grano largo que crece en pantanos. Tiene un sabor a frutos secos y una textura correosa. Se consigue en las tiendas de productos naturales. En inglés: *wild rice.*

Arugula. Una verdura de origen italiano empleada en las ensaladas. Tiene un sabor a mostaza picante y se consigue en ciertos supermercados y en tiendas de productos naturales.

Bacalao negro. En inglés: *sablefish.*

Bagel. Panecillo en forma de rosca que se prepara al hervirse y luego hornearse. Se puede preparar con una gran variedad de sabores y normalmente se sirve con queso crema.

Batatas dulces. Tubérculos cuyas cáscaras y pulpas tienen el mismo color amarillo-naranja. No se deben confundir con las batatas de Puerto Rico (llamadas "boniatos" en Cuba), que son tubérculos redondeados con una cáscara rosada y una pulpa blanca. Sinónimos de batata dulce: boniato, camote, moniato. En inglés: *sweet potatoes*.

Biscuit. Un tipo de panecillo que la mayoría de las veces se hace con polvo de hornear en vez de levadura. Tiene una textura tierna y ligera y es muy popular en los EE. UU., especialmente en el sur.

Butternut squash. Vea **Squash.**

Caballa. Sinónimo: escombro. En inglés: *mackerel*.

Cacerola. Comida horneada en un recipiente hondo tipo cacerola. Sinónimo: guiso. En inglés: *casserole*. También puede ser un recipiente metálico de forma cilíndrica que se usa para cocinar. Por lo general, no es muy hondo y tiene un mango o unas asas. Sinónimo: cazuela. En inglés: *saucepan*.

Cantaloup. Melón de cáscara grisosa-beige con un patrón parecido a una red. Su pulpa es de color naranja pálida y es muy jugosa y dulce.

Carnes tipo fiambre. Carnes cocidas y a veces curadas que se comen frías, por lo general en sándwiches (emparedados) a la hora de almuerzo. Ejemplos de las carnes tipo fiambre incluyen el jamón, la salchicha de boloña, el *salami* y el rosbif. En inglés: *lunchmeats*.

Cebollín. Variante de la familia de las cebollas. Tiene una base blanca que todavía no se ha convertido en bulbo y hojas verdes que son largas y rectas. Ambas partes son comestibles. Son parecidos a los chalotes, y la diferencia está en que los chalotes tienen el bulbo ya formado y son más maduros. Sinónimos: escalonia, cebolla de cambray. En inglés: *scallion*.

Cebollino. Hierba que es pariente de la cebolla cuyas hojas altas y finas dan un ligero sabor a cebolla a los alimentos. Uno de sus usos comunes es como ingrediente de salsas cremosas. También se agrega a las papas horneadas. Debido a las variaciones regionales entre los hispanohablantes, a veces se confunde al cebollino con el cebollín. Vea las definiciones de estos en este glosario para evitar equivocaciones. Sinónimo: cebolleta. En inglés: *chives*.

Cereales integrales. *Vea* **Integral**.

Chalote. Hierba que es pariente de la cebolla y de los puerros (poros). Sus bulbos están agrupados y sus tallos son huecos y de un color verde vívido. De sabor suave, se recomienda agregarlo al final del proceso de cocción. Es muy utilizado en la cocina francesa. En inglés: *shallots*.

Champiñón. Vea **Hongo**.

Chícharos. Semillas verdes de una planta leguminosa euroasiática. Sinónimos: alverjas, arvejas, guisantes, *petit pois*. En inglés: *peas*.

Chicken pot pie. Un tipo de *pie* (vea la página 408) que lleva pollo, no frutas en conserva, dentro de una masa de hojaldre. Es típico de los EE. UU. y no se recomienda como parte de La Dieta Abdominal para la Mujer debido a su alto contenido de grasa y calorías.

Chile. *Vea* **Pimiento**.

Chili. Un guiso (estofado) oriundo del suroeste de los Estados Unidos que consiste en carne de res molida, chiles, frijoles (habichuelas) y otros condimentos.

Coleslaw. Ensalada de col (repollo) con mayonesa.

Comelotodo. Un tipo de legumbre con una vaina delgada de color verde brillante que contiene semillas pequeñas que son tiernas y dulces. Es un alimento de rigor de la cocina china. Son parecidos a los tirabeques (vea la página 410) pero la diferencia está en que las vainas de los comelotodos son más planas y sus semillas no son tan dulces como las de la otra verdura. En inglés: *snow peas*.

Crema half and half. Mezcla comercial de partes iguales de crema y de leche que en los EE. UU. se echa al café matutino.

Croissant. Sinónimos: medialuna, cuernito, cachito.

Curry. Un condimento indio utilizado en la India oriental para sazonar diferentes platos. También se puede referir a un plato preparado con este condimento.

Dip. Una salsa o mezcla blanda (como el guacamole, por ejemplo), en que se mojan los alimentos para picar, como por ejemplo fri-

turas de maíz, papitas fritas, totopos (tostaditas, nachos), zanahorias o apio.

Donut. Un pastelito con forma de rosca que se prepara con
levadura o polvo de hornear. Se puede hornear pero normalmente
se fríe. Hay muchas variedades de *donuts*; algunas se cubren con
una capa de chocolate y otras se rellenan con jalea o con crema.

Ejotes. *Vea* **Habichuelas verdes.**

Flank steak. Un corte de carne obtenido del costado del ganado,
entre las costillas y la pierna. Los cortes latinoamericanos son
diferentes a los norteamericanos, por lo que no hay un equivalente exacto en español. Se consigue en cualquier supermercado
de los EE. UU. bajo su nombre en inglés.

Frijoles. Una de las variedades de plantas con frutos en vaina del
género *Phaselous*. Vienen en muchos colores: rojos, negros, blancos,
etcétera. Sinónimos: alubia, arvejas, caraotas, fasoles, fríjoles,
habas, habichuelas, judías, porotos, trijoles. En inglés: *beans*.

Frijoles *cannellini*. Frijoles de origen italiano de color blanco que
típicamente se utilizan en ensaladas y en sopas. Se consiguen en
la mayoría de los supermercados y en las tiendas de productos
gourmet.

Frijoles de caritas. Frijoles pequeños de color beige con una
"carita" negra. Sinónimos: guandúes, judías de caritas. En inglés:
blackeyed peas.

Frittata. *Véase* **Omelette.**

Fruto seco. Alimento común que consiste en una semilla comestible encerrada en una cáscara. Entre los ejemplos más comunes
de este alimento están las almendras, las avellanas, los cacahuates (maníes), los pistachos y las nueces. Aunque muchas personas utilizan el termino "nueces" para referirse a los frutos secos
en general, en realidad "nuez" significa un tipo común de fruto
seco en particular.

Galletas y galletitas. Tanto "galletas" como "galletitas" se usan en
Latinoamérica para referirse a dos tipos de comidas. El primer
tipo es un barquillo delgado no dulce (en muchos casos es salado)
hecho de trigo que se come como merienda (refrigerio, tentempié)
o que acompaña una sopa. El segundo tipo es un tipo de pastel
(véase la página 408) plano y dulce que normalmente se come

como postre o merienda. En este libro, usamos "galleta" para describir los barquillos salados y "galletita" para los pastelitos pequeños y dulces. En inglés, una galleta se llama *"cracker"* y una galletita se llama *"cookie"*.

Galletas *Graham*. Galletas dulces hechas de harina de trigo integral y típicamente saborizadas con miel.

Galletitas *gingersnap*. Galletitas crujientes hechas de jengibre y saborizadas con melado (melaza).

***Granola*.** Una mezcla de copos de avena y otros ingredientes como azúcar morena, pasas, cocos y frutos secos. Se prepara al horno y se sirve en pedazos o en barras.

***Gravy*.** Una salsa hecha del jugo (zumo) de la carne asada.

***Great Northern beans*.** Un tipo de frijoles oriundo del centro de los EE.UU. Los *Great Northern beans* son blancos y algo parecidos a las habas blancas (véase más abajo) pero con un sabor algo diferente. Se consiguen en la mayoría de los supermercados tanto secos como enlatados. De hecho, la empresa alimenticia Goya los vende bajo su nombre en inglés y los ofrece en ambas formas.

Guiso. Un plato que generalmente consiste en carne y verduras (o a veces tubérculos) que se cocina en una olla a una temperatura baja con poco líquido. Sinónimo: estofado. En inglés: *stew*.

Habas. Frijoles (véase la página anterior) planos de color oscuro y de origen mediterráneo que se consiguen en las tiendas de productos naturales. En inglés: *fava beans*.

Habas blancas. Frijoles planos de color verde pálido, originalmente cultivados en la ciudad de Lima en el Perú. Sinónimos: alubias, ejotes verdes chinos, frijoles de Lima, judías blancas, porotos blancos. En inglés: *lima beans*.

Habichuelas verdes. Frijoles verdes, largos y delgados. Sinónimos: habichuelas tiernas, ejotes. En inglés: *green beans* o *string beans*.

***Half and half*.** Vea **Crema *half and half*.**

Harina pastelera integral. Una harina para preparar panes, pasteles y *pies* (vea la página 408 para ambos). A diferencia de la harina pastelera blanca, la integral aporta más fibra y vitaminas. Este tipo de harina se consigue en algunos supermercados y en la mayoría de las tiendas de productos naturales. En inglés: *whole wheat pastry flour*.

Hongo. En este libro usamos este término para los hongos grandes como el *portobello*. Usamos "champiñones" para referirnos a la variedad pequeña y blanca, la que se conoce como "seta" en Puerto Rico. En inglés esta variedad se llama *"button mushroom"* mientras que *"mushroom"* se usa para referirse a los hongos en general.

Hummus. Una pasta hecha de garbanzos aplastados y mezclados con jugo de limón, aceite de oliva, ajo y aceite de sésamo (ajonjolí). Es muy común en la cocina del Medio Oriente, donde se come con pan árabe (pan de *pita*).

Integral. Este término se refiere a la preparación de los cereales (granos) como arroz, maíz, avena, pan, etcétera. En su estado natural, los cereales tienen una capa exterior muy nutritiva que aporta fibra dietética, carbohidratos complejos, vitaminas del complejo B, vitamina E, hierro, zinc y otros minerales. No obstante, para que tengan una presentación más atractiva, muchos fabricantes les quitan las capas exteriores a los cereales. La mayoría de los nutriólogos y médicos recomiendan que comamos los cereales integrales (excepto en el caso del alforjón o trigo sarraceno) para aprovechar los nutrientes que nos aportan. Estos productos se consiguen en algunos supermercados y en las tiendas de productos naturales. Entre los productos integrales más comunes están el arroz integral (*brown rice*), pan integral (*whole-wheat bread* o *whole-grain bread*), cebada integral (*whole-grain barley*) y avena integral (*whole oats*).

Kielbasa. Un tipo de salchicha de origen polaco. Muchas veces se encuentra en la sección del supermercado donde están el tocino y los embutidos.

Lechuga *mâche*. Una verdura de origen europeo con hojas oscuras muy tiernas. Tiene un sabor picante parecido al de los frutos secos. Se utiliza en ensaladas o se prepara al vapor como una guarnición. Se consigue en algunos supermercados y en la mayoría de las tiendas de productos *gourmet*. En inglés se conoce bajo varios nombres, entre ellos, mâche, *corn salad, field lettuce* y *field salad*.

Lechuga repollada. Cualquiera de los diversos tipos de lechugas que tienen cabezas compactas de hojas grandes y crujientes que se enriscan. En inglés: *iceberg lettuce*.

Lechuga romana. Variedad de lechuga con un tallo largo y grueso central y hojas verdes y estrechas. Sinónimo: orejona. En inglés: *romaine lettuce*.

Licuadora. Sinónimo: batidora. En inglés: *blender*.

Liquid smoke. Un saborizante comercial de carnes que les da un sabor ahumado. Se consigue en la sección de condimentos de los supermercados.

London Broil. Vea ***Round***.

Lonja. Sinónimo: lasca.

Magdalena. Una especie de pastel (véase la página 408) pequeño que normalmente se prepara al hornear la masa en un molde con espacios individuales, parecido a los moldes para hacer panecillos. Por lo general las magdalenas son de chocolate y a veces se rellenan con crema. Sinónimo: mantecada. En inglés: *cupcake*.

Magro(a). Bajo en grasa. Típicamente se emplea con relación a las carnes, en particular con la carne molida. Por lo general, las carnes magras dirán *"lean"* en la etiqueta.

Mancuernas. Pesas de mano. En inglés: *dumbbells*.

Maní. Sinónimos: cacahuate, cacahuete. En inglés: *peanut*.

Manta del cielo. Un tipo de tela utilizada para escurrir ciertos alimentos. También sirve para formar un paquetito de especias que luego se puede echar a una sopa o a un guiso (estofado). Sinónimos: bambula, estopilla. En inglés: *cheesecloth*.

Mantequilla de maní. Una pasta para untar hecha de maníes (cacahuates). También conocida como crema de cacahuate. En inglés: *peanut butter*.

Margarina sin transgrasas. Un tipo de margarina que no contiene transgrasas, un tipo de grasa que ha sido vinculada con el desarrollo de las enfermedades cardíacas. Por lo general este tipo de margarina lleva las palabras *"trans-free"* ("libre de transgrasas") o *"no transfats"* (sin transgrasas) en el envase.

Melocotón. Fruta originaria de la China que tiene un color amarillo rojizo y cuya piel es velluda. Sinónimo: durazno. En inglés: *peach*.

Merienda. En este libro, es una comida entre las comidas principales del día, sin importar ni lo que se come ni a la hora en que se come. Sinónimos: bocadillo, bocadito, botana, refrigerio, tentempié. En inglés: *snack*.

Miel de maple. Sinónimo: almíbar de arce. En inglés: *maple syrup*. En este libro, se recomienda en lugar del *pancake syrup* porque no contiene sirope de maíz alto en fructosa. Vea la página 157 para más información al respecto.

Mostaza *Dijon*. Un tipo de mostaza francesa con una base de vino blanco. En inglés: *Dijon mustard*.

Muesli. Un cereal para el desayuno que consiste en una combinación de diferentes cereales tostados (como por ejemplo avena, trigo o cebada), frutos secos, salvado de avena, germen de trigo, frutas secas y azúcar. Al igual que el cereal comercial, se toma con leche. Se consigue en la mayoría de los supermercados.

Muffin. Un tipo de panecillo que se puede preparar con una variedad de harinas y que muchas veces contiene frutas y frutos secos. La mayoría de los *muffins* norteamericanos se hacen con polvo de hornear en vez de levadura. Sin embargo, el *muffin* inglés sí se hace con levadura y tienen una textura más fina que el norteamericano. Son muy comunes como comida de desayuno en los EE. UU.

Naranja. Sinónimo: china. En inglés: *orange*.

Omelette. Plato a base de huevos con relleno. Para preparar un *omelette*, se baten huevos hasta que tengan una consistencia cremosa y después se cocinan en un sartén, sin revolverlos, hasta que se cuajen. El *omelette* se sirven doblado a la mitad con un relleno (como jamón, queso o espinacas) colocado en el medio. Algunos hispanohablantes usan el término "tortilla" para referirse al *omelette*. Una *frittata* es un tipo de *omelette* en que el relleno se agrega a los huevos batidos antes de que se cocinen. Típicamente esta se hornea y no se sirve doblada.

Palomitas de maíz. Granos de maíz cocidos en aceite o a presión hasta que formen palomitas blancas. Sinónimos: rositas de maíz, rosetas de maíz, copos de maíz, cotufo, canguil.

Pan árabe. Pan plano originario del Medio Oriente que se prepara sin levadura. Sinónimo: pan de *pita*. En inglés: *pita bread*.

Panecillo tipo *hoagie*. *Vea* **Sándwich tipo *sub*.**

Panko. Un tipo de pan molido japonés. Es más grueso que el pan molido estadounidense, por lo que crea una cubierta sabrosa y crujiente cuando se utiliza para empanizar (empanar) los alimentos. Por lo general se consigue en las tiendas que venden productos asiáticos o bien en la sección de productos asiáticos de algunos supermercados.

Panqueque. Un pastel (véase la definición de este abajo) plano generalmente hecho de alforjón (trigo sarraceno) que se dora por ambos lados en una plancha o en un sartén engrasado.

Papas a la francesa. En este libro usamos este término para referirnos a las tiras largas de papas que se fríen en cantidades abundantes de aceite. En muchos países se conocen como papitas fritas y por lo general se sirven como acompañantes para las hamburguesas o los *hot dogs*. En inglés: *French fries*.

Papitas fritas. En este libro usamos este término para referirnos a las rodajas redondas u ovaladas de papas que se fríen en cantidades abundantes de aceite y que se venden en bolsas en las tiendas de comestibles. En inglés: *potato chips*.

Parrilla. Esta rejilla de hierro fundido se usa para asar diversos alimentos sobre brasas o sobre una fuente de calor de gas o eléctrica en toda Latinoamérica, particularmente en Argentina y en Uruguay. En inglés: *grill*. También puede ser un utensilio de cocina utilizado para poner dulces hasta que se enfríen. Sinónimo: rejilla. En inglés: *rack*.

Pastel. El significado de esta palabra varía según el país. En Puerto Rico, un pastel es un tipo de empanada servida durante las fiestas navideñas. En otros países, un pastel es una masa de hojaldre horneada que está rellena de frutas en conserva. No obstante, en este libro, un pastel es un postre horneado generalmente preparado con harina, mantequilla, edulcorante y huevos. Sinónimos: bizcocho, cake. En inglés: *cake*.

Pie. Una masa de hojaldre horneada que está rellena de frutas en conserva. Sinónimos: pay, pastel, tarta. En inglés: *pie*.

Pimiento. Fruto de las plantas *Capsicum*. Hay muchísimas variedades de esta hortaliza. Los que son picantes se conocen en México como chiles picantes, y en otros países como pimientos o ajíes picantes. Por lo general, en este libro nos referimos a los chiles picantes o a los pimientos rojos o verdes que tienen forma de campana, los cuales no son nada picantes. En muchas partes de México, estos se llaman pimientos morrones. En el Caribe, se conocen como ajíes rojos o verdes. En inglés, estos se llaman *bell peppers*.

Pimiento asado. Por lo general se trata de un pimiento no picante, como el que tiene forma de campana u otra variedad parecida, asado y empacado en un tarro. Se consigue en los supermercados. En inglés: *roasted pepper*.

Plátano amarillo. Fruta cuya cáscara es amarilla y que tiene un sabor dulce. Sinónimos: banana, banano, cambur y guineo. No lo confunda con el plátano verde, que si bien es su pariente, es una fruta distinta.

Pretzel. Merienda (refrigerio, tentempié) hecha de una pasta de harina y agua. A la pasta se le da la forma de una soga, se le hace un nudo, se le echa sal y se hornea. Es una merienda muy popular en los EE. UU.

Pumpernickel. Un tipo de pan de centeno de origen alemán; es de color oscuro y su sabor es algo agrio.

Queso azul. Un queso suave con vetas de moho comestible de color azul verdoso. En inglés: *blue cheese*.

Queso *feta*. Un queso griego hecho de leche de cabra. Es blanco, salado y muy desmenuzable.

Queso *ricotta*. Un tipo de queso italiano blanco con una consistencia parecida a la del yogur. Es húmedo y tiene un sabor ligeramente dulce, por lo que se presta para hacer postres. En inglés: *ricotta cheese*.

Rejilla. *Véase* **Parrilla.**

Repollo. Una planta verde cuyas hojas se agrupan en forma compacta y que varía en cuanto a su color. Puede ser casi blanco, verde o rojo. Sinónimo: col. En inglés: *cabbage*.

Requesón. Un tipo de queso hecho de leche descremada. No es seco y tiene relativamente poca grasa y calorías. En inglés: *cottage cheese*.

Round. Corte de carne de res estadounidense que abarca desde el trasero del animal hasta el tobillo. Es menos tierno que otros cortes, ya que la pierna del animal ha sido fortalecida por el ejercicio. El *top round* es un corte del *round* que se encuentra en el interior de la pierna y es el más tierno de todos los cortes de esta sección del animal. A los cortes gruesos del *top round* frecuentemente se les dice *London Broil* y a los cortes finos de esta zona se les dice *top round steak*. El *eye round* es el corte menos tierno de esta sección pero tiene un sabor excelente. Todos estos cortes requieren cocción lenta con calor húmedo.

Salchichonerías. Tiendas donde se venden carnes tipo fiambre como *salami*, salchicha de boloña, jamón, etc., así como quesos, embutidos y sándwiches (emparedados). Muchas veces las salchichonerías se encuentran en los supermercados. Sinónimos: salsamentarias, charcuterías. En inglés: *delis* o *delicatessens*.

Salsa *chunky*. Un tipo de salsa de tomate que lleva trozos (*chunks* en inglés) de tomates (jitomates) y verduras. Típicamente se usa para mojar totopos (tostaditas, nachos).

Salsa *Worcestershire*. Una salsa muy condimentada cuyos ingredientes incluyen salsa de soya, vinagre, melado, anchoas, cebolla, chiles y jugo de tamarindo. La salsa se cura antes de embotellarla.

Sándwich. Sinónimo: emparedado. En inglés: *sandwich*.

Sándwich tipo *sub*. Un sandwich (emparedado) que consiste en un panecillo italiano largo con forma de submarino (de ahí su nombre) que típicamente se llena de carnes tipo fiambre como *salami*, salchicha de bolonia, rosbif y jamón, además de queso, lechuga y tomate. El sándwich tipo *sub* también se conoce como *hero* o *hoagie*. Así que cuando mencionamos un "panecillo para *hoagie*" en ciertas recetas, nos referimos a los que tienen forma de submarino. Por lo general este tipo de panecillo se consigue en cualquier supermercado o tienda de comestibles y dirá "*sub roll*", "*hoagie roll*" o "*hero roll*" en la etiqueta.

Sirope de maíz. Un edulcorante común que se agrega a muchos de los alimentos preempaquetados vendidos en los EE. UU. En este libro se recomienda que se evite el tipo que es alto en fructosa, el cual se utiliza en la mayoría de los refrescos (sodas). Hay que revisar las listas de ingredientes de los alimentos para asegurar que no los contengan. En inglés: *high-fructose corn syrup*. Para más información al respecto, vea la página 157.

Squash. Nombre genérico de varios tipos de calabaza oriundos de América. Los squash se dividen en dos categorías: *summer squash* (el veraniego) y *winter squash* (el invernal). Los veraniegos tienen cáscaras finas y comestibles, una pulpa blanda, un sabor suave y requieren poca cocción. Entre los ejemplos de estos está el *zucchini.* Los invernales tienen cáscaras dulces y gruesas, su pulpa es de color entre amarillo y naranja y más dura que la de los veraniegos. Por lo tanto, requieren más tiempo de cocción. Entre las variedades comunes de los *squash* invernales están los *acorn squash*, el *spaghetti squash* y el *butternut squash.* Aunque la mayoría de los *squash* se consiguen todo el año en los EE. UU., los invernales comprados en el otoño y en el invierno tienen mejor sabor.

Suero de leche. El líquido que queda despues de que se haya cuajado leche para producir queso. Aparte de ser usado para producir queso *ricotta*, el suero de leche se utiliza para crear suplementos proteínicos. Estos típicamente se venden en forma de polvos con los cuales se preparan licuados (batidos) y se recomiendan estos productos en este libro. Los polvos a base de suero de leche se consiguen en las tiendas de productos naturales o en las que venden suplementos. Dirán "*whey*", lo cual significa suero de leche, en la etiqueta.

Tazón. Recipiente cilíndrico sin asas usado para mezclar ingredientes, especialmente al hacer postres y panes. Sinónimos: recipiente, bol. En inglés: *bowl.*

Tipo fiambre. Véase **Carnes tipo fiambre.**

Tirabeque. Una variedad de chícharos (vea la definición de estos en la página 402) en vaina que se come completo, es decir, tanto la vaina como las semillas (los chícharos). Es parecido al comelotodo (véase la página 402), pero su vaina es más gorda que la del comelotodo y su sabor es más dulce. En inglés: *sugar snap peas.*

Tocino canadiense. Carne de cerdo ahumada y baja en grasa que se toma del lomo del animal. Viene en pedazos cilíndricos que se pueden picar como se desee. Cuesta un poco más que el tocino normal pero es más saludable porque contiene menos grasa. En inglés: *Canadian bacon.*

Tofu. Un alimento un poco parecido al queso que se hace de la leche de soya cuajada. Es soso pero cuando se cocina junto con otros alimentos, adquiere el sabor de estos.

Toronja. Esta fruta tropical es de color amarillo y muy popular en los EE.UU. como una comida en el desayuno. Sinónimos: pamplemusa, pomelo. En inglé: *grapefruit*.

Tortellini. Un tipo de pasta parecido a los ravioles que se rellena con queso, carne o espinacas.

Totopos. Sinónimos: tostaditas, nachos. En inglé: *nachos*.

Waffles. Una especie de pastel hecho de una masa líquida horneada en una plancha especial cuyo interior tiene la forma de un panal. Los *waffles* se hornean en la plancha y se sirven con almíbar de arce (miel de maple). También se pueden comprar congelados y prepararlos con una tostadora de pan. Sinónimos: wafles, gofres.

Zanahorias cambray. Zanahorias pequeñas, delgadas y tiernas que son 1½" (4 cm) de largo. En inglés: *baby carrots*.

Zucchini. Un tipo de calabaza con forma de cilindro un poco curvo y que es un poco más chico en la parte de abajo que en la parte de arriba. Su color varía entre un verde claro y un verde oscuro, y a veces tiene marcas amarillas. Su pulpa es color hueso y su sabor es ligero y delicado. Sinónimos: calabacín, calabacita, hoco, zambo, zapallo italiano. En inglés: *zucchini*.

Índice de términos

Las referencias de páginas **en negritas** indican que hay una fotografía del tema o término en la página correspondiente. Las referencias de páginas <u>subrayadas</u> indican que el tema o término se encuentra dentro de un recuadro en la página correspondiente. Las referencias de páginas *en cursivas* indican que el tema o término se encuentra en una tabla en la página correspondiente.